JN348359

편입생물비밀병기

chunking 시리즈

유형별 문제집

season 1

노용관 편저

도서출판 오스틴북스

contents

편입생물 비밀병기
chunking 시리즈 유형별 문제집
시즌 1

편입생물의 기출 출제유형

연 | 습 | 문 | 제

단원별 106가지 chunking 유형별 정리

유형 001 ▶ 생물의 특성

001 **다음은 페니실린에 대한 자료이다.**

페니실린은 ㉠ 세균의 세포벽 합성을 억제하는 항생제이다. 과거에는 세균에 페니실린을 처리하면 대부분의 세균이 죽었으나, ㉡ 현재에는 페니실린에 죽는 세균의 비율이 크게 줄었다.

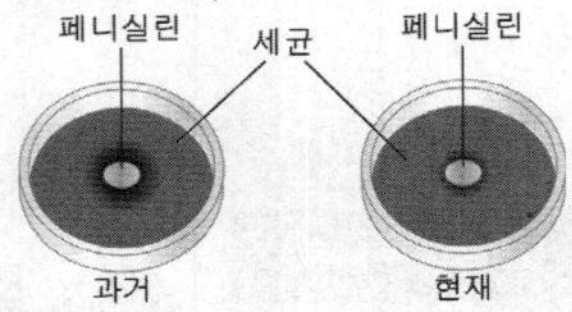

㉠과 ㉡에 나타난 생명 현상의 특성과 가장 관련이 깊은 것을 옳게 짝지은 것은?

	㉠	㉡
①	물질대사	적응과 진화
②	물질대사	자극에 대한 반응
③	생식과 유전	적응과 진화
④	생식과 유전	자극에 대한 반응
⑤	발생과 생장	생식과 유전

002 **그림은 생명 현상의 특성을 (가)와 (나)로 분류한 것이다.**

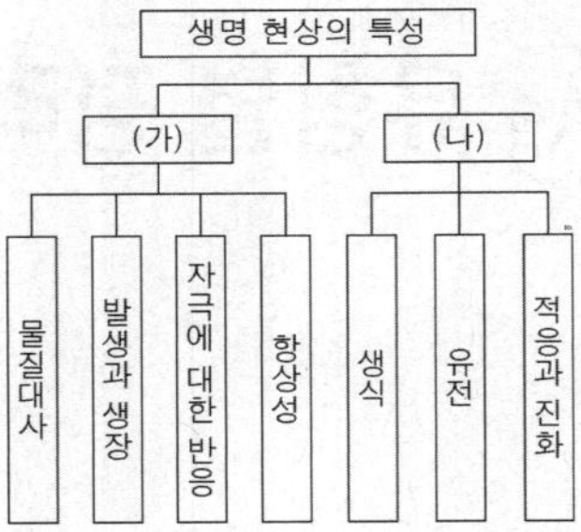

(가)와 (나)에 대한 설명으로 옳은 것을 〈보기〉에서 모두 고른 것은?

보기
ㄱ. (가)는 개체를 유지하기 위한 특성이다.
ㄴ. 고양이의 동공이 밝은 곳에서 작아지고, 어두운 곳에서 커지는 것은 (나)와 관련이 있다.
ㄷ. 선인장이 잎이 변해서 된 가시를 가지고 줄기에 물을 저장하는 것은 (가)와 관련이 있다.

① ㄱ ② ㄴ ③ ㄷ
④ ㄱ, ㄴ ⑤ ㄴ, ㄷ

003 **다음은 화성 토양에 생명체가 살고 있는지 확인하기 위한 세 가지 실험을 나타낸 것이다. ^{14}C는 방사성 동위원소이다.**

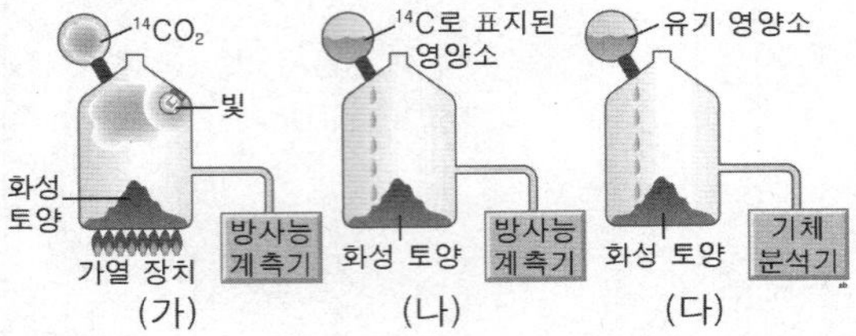

이에 대한 설명으로 옳은 것만을 있는 대로 고른 것은?

ㄱ. (가) 실험은 광합성이 일어나는지 여부를 확인하기 위한 것이다.
ㄴ. (나) 실험은 영양소의 분해 과정이 일어나는지 여부를 확인하기 위한 것이다.
ㄷ. (다)의 기체 분석기에서 기체의 성분 비율의 변화가 측정되었다면 화성 토양의 생명체는 다세포 생물이라고 판단할 수 있다.

① ㄱ ② ㄷ
③ ㄱ, ㄴ ④ ㄴ, ㄷ
⑤ ㄱ, ㄴ, ㄷ

004 **(가)~(다)는 생명 현상의 특성에 대한 예이다. (가)~(다)에 해당하는 생명 현상의 특성과 가장 관련이 깊은 것은?**

(가) 색맹인 어머니로부터 색맹인 아들이 태어난다.
(나) 뜨거운 물체에 손이 닿으면 반사적으로 손을 뗀다.
(다) 선인장은 사막에 적응하여 잎이 변한 가시를 가진다.

	(가)	(나)	(다)
①	물질 대사	적응과 진화	발생과 생장
②	물질 대사	자극에 대한 반응	적응과 진화
③	생식과 유전	발생과 생장	물질 대사
④	생식과 유전	자극에 대한 반응	적응과 진화
⑤	생식과 유전	발생과 생장	자극에 대한 반응

005 그림은 (가)는 강아지 로봇을, (나)는 강아지를 나타낸 것이다.

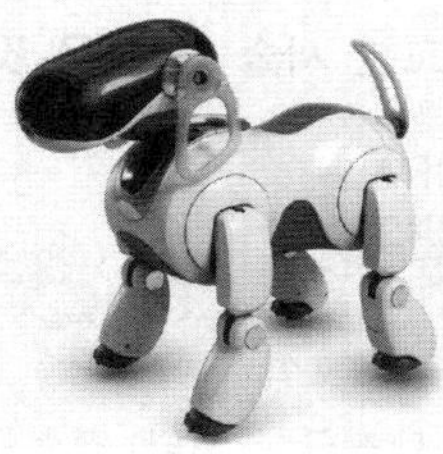
(가)

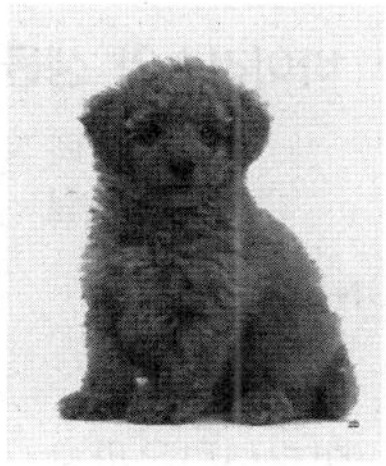
(나)

이에 대한 설명으로 옳은 것만을 〈보기〉에서 있는 대로 고른 것은?

보기
ㄱ. (가)는 물질대사를 통해 에너지를 소모한다.
ㄴ. (가)와 (나)는 모두 자극에 반응한다.
ㄷ. (나)는 자신과 닮은 자손을 만든다.

① ㄱ ② ㄴ ③ ㄱ, ㄷ
④ ㄴ, ㄷ ⑤ ㄱ, ㄴ, ㄷ

006 그림은 어느 행성 A의 토양에 생명체가 살고 있는지 알아보기 위해 실시한 두 가지 실험 (가)와 (나)를 나타낸 것이다.

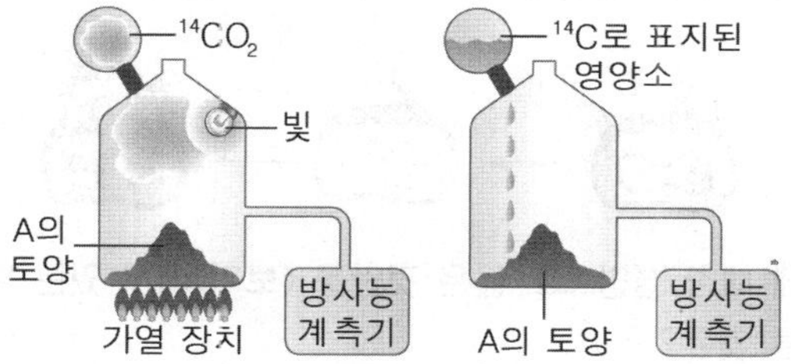

(가) (나)

이에 대한 설명으로 옳은 것만을 〈보기〉에서 있는 대로 고른 것은?

보기
ㄱ. (가)와 (나)의 기본 전제는 '생물은 물질대사를 한다.'이다.
ㄴ. (가)는 이화 작용을 하는 생물이 있는지 알아보기 위한 실험이다.
ㄷ. (나)의 방사능 계측기는 $^{14}CO_2$의 발생을 알아보기 위한 장치이다.

① ㄴ ② ㄷ ③ ㄱ, ㄴ
④ ㄱ, ㄷ ⑤ ㄱ, ㄴ, ㄷ

007 다음은 갈라파고스 제도의 핀치새에 대한 자료이다.

갈라파고스 제도의 각 섬은 연결되어 있지 않아서 자연환경이 서로 다르다. 이 지역의 ㉠ 핀치새는 먹이의 종류에 따라 핀치새의 부리가 다른 모양을 갖게 되었다.

㉠에 나타난 생물의 특성과 가장 관련이 깊은 것은?

① 아메바는 이분법으로 번식한다.
② 식물은 빛이 비치는 쪽으로 굽어 자란다.
③ 효모는 포도당을 분해하여 에너지를 얻는다.
④ 개구리의 수정란이 올챙이를 거쳐 개구리가 된다.
⑤ 선인장은 잎이 가시로 변해 건조한 환경에서 살기에 적합하다.

008 다음은 인체에서 일어나는 변화를 나타낸 것이다.

체온이 내려가면 피부의 모세 혈관과 입모근이 수축되어 소름이 돋게 되고 땀 분비를 억제한다.

위 자료와 가장 관련이 있는 생명 현상의 특성은?

① 사람의 미토콘드리아에서는 세포 호흡에 의해 많은 ATP가 생성된다.
② 뜨거운 물체에 손이 닿으면 자동적으로 손을 떼게 된다.
③ 식사 후에는 혈당량을 감소시키기 위해 인슐린의 분비가 증가한다.
④ 수정 후 3~6개월 지나면 인간의 신체 조직과 기관이 완성된다.
⑤ 추운 지방에 사는 동물은 지방층이 발달되어 있다.

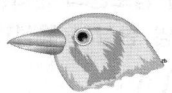

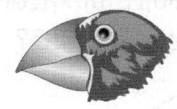

009 그림은 체온 조절 과정에서 일어나는 피부 모세혈관과 입모근의 변화를 나타낸 것이다. 이 자료에 나타난 생명 현상의 특성과 가장 관련이 깊은 것은?

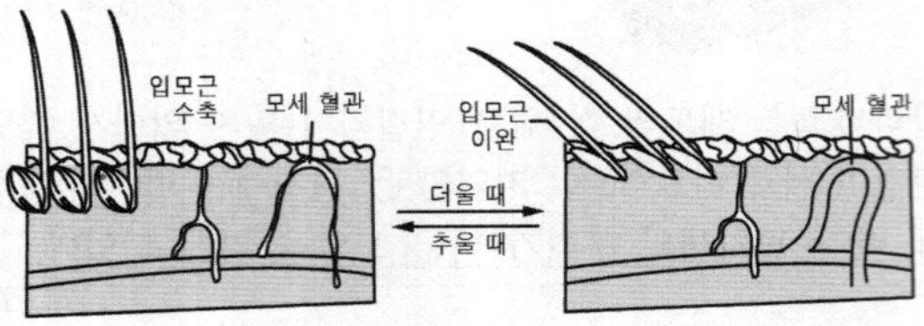

① 심해어류의 시각이 퇴화되었다.
② A형 어머니와 A형 아버지로부터 O형 자녀가 태어날 수 있다.
③ 빛의 세기에 따라 개구리밥의 엽록체 분포가 바뀐다.
④ 평지에서 홀로 자란 소나무의 가지는 숲속에서 자란 것보다 넓게 퍼진다.
⑤ 식충식물은 소화액을 분비하여 벌레를 소화시킨다.

유형 002 ▶ 바이러스

010 바이러스와 생물을 비교한 서술 중 옳은 것은?

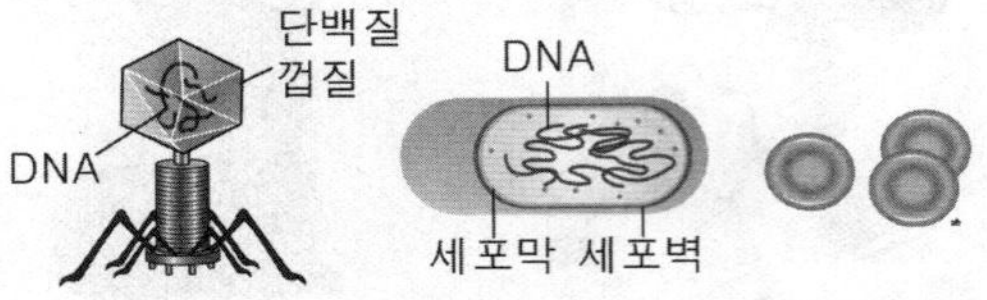

(가) 박테리오파지 (나) 대장균 (다) 적혈구

① (가)는 스스로 물질대사를 한다.
② 모두 세포막을 갖고 있다.
③ 모두 효소를 갖고 있어 물질대사를 할 수 있다.
④ 모두 핵을 갖고 있지 않다.
⑤ (다)는 세포분열을 통해 증식한다.

011 그림은 세균과 바이러스 사이에서 일어나는 어떤 과정 중 일부를 나타낸 것이다. A와 B는 각각 세균과 바이러스 중 하나이다.

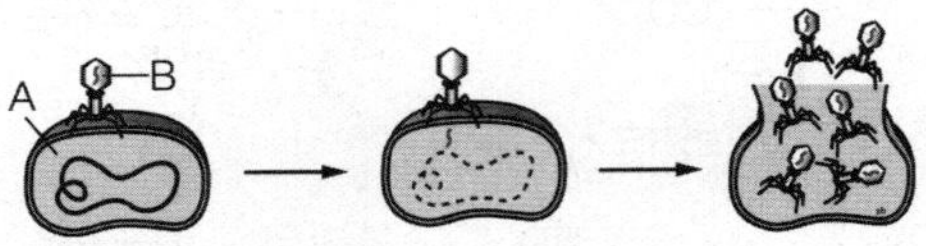

이에 대한 설명으로 옳은 것만을 〈보기〉에서 있는 대로 고른 것은?

보기
ㄱ. A는 유전 물질을 가진다.
ㄴ. B는 세포 분열을 통해 증식한다.
ㄷ. A와 B는 스스로 물질대사를 한다.

① ㄱ ② ㄴ
③ ㄱ, ㄴ ④ ㄴ, ㄷ
⑤ ㄱ, ㄴ, ㄷ

012 그림은 정자, 세균, 바이러스의 공통점과 차이점을, 표는 특징 ㉠~㉢을 순서 없이 나타낸 것이다. A~C는 각각 정자, 세균, 바이러스 중 하나이다. 이에 대한 설명으로 옳은 것만을 〈보기〉에서 있는 대로 고른 것은?

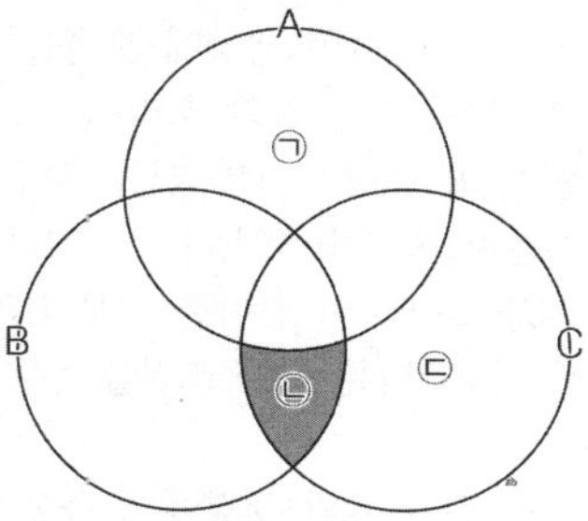

특징 ㉠~㉢
• ⓐ가 일어난다. • 세포막을 가진다. • 분열을 통해 증식한다.

보기
ㄱ. ㉢은 '분열을 통해 증식한다.'이다.
ㄴ. '돌연변이'는 ⓐ에 해당한다.
ㄷ. A와 B는 도두 독립적으로 물질대사를 한다.

① ㄱ ② ㄴ
③ ㄱ, ㄴ ④ ㄴ, ㄷ
⑤ ㄱ, ㄴ, ㄷ

013 그림 (가)와 (나)는 각각 결핵과 후천성 면역 결핍 증후군(AIDS)의 병원체를 나타낸 것이다.

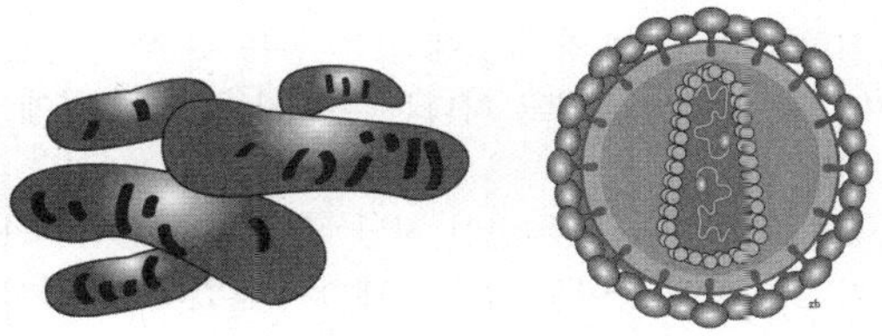

(가) (나)

이에 대한 설명으로 옳은 것만을 〈보기〉에서 있는 대로 고른 것은?

보기
ㄱ. (가)는 세포로 되어 있다.
ㄴ. (나)는 독립적으로 물질대사를 한다.
ㄷ. (가)와 (나)는 모두 단백질을 가지고 있다.

① ㄱ ② ㄷ
③ ㄱ, ㄴ ④ ㄱ, ㄷ
⑤ ㄴ, ㄷ

014 그림은 바이러스 A와 A의 숙주세포 B를 나타낸 것이다.

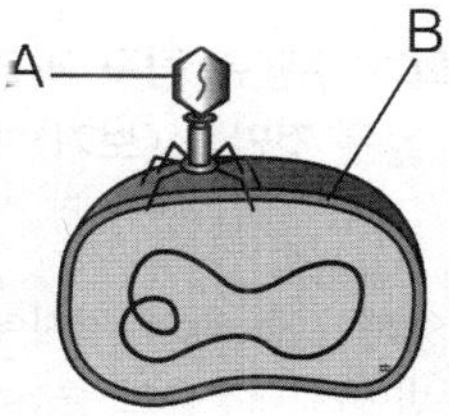

이에 대한 옳은 설명만을 〈보기〉에서 있는 대로 고른 것은?

보기
ㄱ. A는 세포분열로 증식한다.
ㄴ. A와 B는 모두 유전 물질을 가지고 있다.
ㄷ. A가 증식하는 과정에서 돌연변이가 나타날 수 있다.

① ㄱ ② ㄴ
③ ㄱ, ㄷ ④ ㄴ, ㄷ
⑤ ㄱ, ㄴ, ㄷ

015 다음은 독감 바이러스 X에 대한 자료이다.

- 독감에 걸린 닭에서 추출한 독감 바이러스 X가 세균 여과기를 빠져 나왔다.
- 독감 바이러스 X는 생물체 밖에서는 단백질 결정체로 존재한다.
- 독감 바이러스 X를 닭에게 주입하였더니 변형된 독감 바이러스 X가 발견되었다.

독감 바이러스 X의 생물적 특징만을 〈보기〉에서 있는 대로 고른 것은?

보기
ㄱ. 세균보다 크기가 크다.
ㄴ. 생물체 밖에서 물질대사를 할 수 있다.
ㄷ. 돌연변이가 일어난다.

① ㄱ ② ㄴ
③ ㄷ ④ ㄱ, ㄷ
⑤ ㄱ, ㄴ, ㄷ

유형 003 ▶ 생명 과학의 탐구 방법

016 다음은 영희가 수행한 탐구 과정의 일부이다. 이에 대한 설명으로 옳은 것만을 〈보기〉에서 있는 대로 고른 것은?

(가) 대장균을 배양하던 중 배양 접시에 우연히 떨어진 쑥 추출물 주변에서 대장균이 증식하지 못하는 것을 관찰하였다.
(나) ______________________.
(다) 대장균 배양 접시를 준비한 다음 쑥 추출액을 묻힌 종이 원반을 올려놓고 37℃에서 배양하였다.
(라) 쑥 추출액을 묻힌 종이 원반 주변에서 대장균이 증식하지 못하였다.

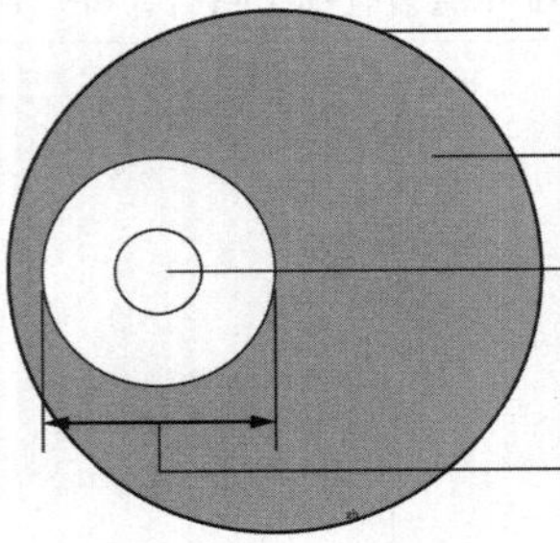

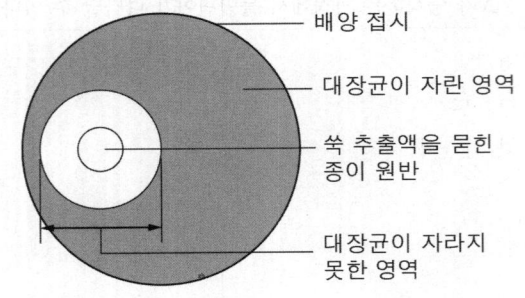

보기
ㄱ. '쑥 추출물은 대장균의 증식을 억제할 것이다.'는 (나)에 해당한다.
ㄴ. (다)에서 대조 실험이 진행되었다.
ㄷ. 귀납적 탐구 방법이다.

① ㄱ ② ㄱ, ㄴ ③ ㄱ, ㄷ ④ ㄴ, ㄷ ⑤ ㄱ, ㄴ, ㄷ

017 다음은 곰팡이 A가 식물 B의 생장에 미치는 영향을 알아보기 위해 철수가 수행한 탐구 과정을 순서 없이 나열한 것이다. 이 탐구 과정에 대한 설명으로 옳은 것만을 〈보기〉에서 있는 대로 고른 것은?

(가) 곰팡이 A는 식물 B의 생장에 도움을 줄 것이다.
(나) 산에 올라갔다가 식물 B의 뿌리에 곰팡이 A가 자라는 것을 보고, 곰팡이 A가 식물 B의 생장에 어떤 영향을 주는지 생각해 보았다.
(다) 화분 10개를 준비하여 발아한 식물 B와 곰팡이 A를 섞어서 심고, 다른 생장 조건을 동일하게 처리하였다.
(라) 곰팡이 A는 식물 B의 생장에 도움을 준다.
(마) 모든 화분에서 식물 B가 잘 자랐다.

보기
ㄱ. 탐구 과정의 순서는 (나) → (가) → (다) → (마) → (라)이다.
ㄴ. (다) 단계에서 대조실험이 이루어지지 않았다.
ㄷ. (다) 단계에서 화분의 반은 빛이 있는 곳에, 나머지 화분은 암실에 보관해야 한다.

① ㄱ ② ㄷ ③ ㄱ, ㄴ ④ ㄴ, ㄷ ⑤ ㄱ, ㄴ, ㄷ

018 다음은 철수가 수행한 탐구 과정의 일부이다.

- 관찰 및 문제 인식 : 더운 여름에 음식물을 냉장고에 보관하면 그렇지 않은 경우보다 더 오래 보관할 수 있었다. 왜 이런 현상이 일어났을까?
- 가설 : (   )
- 실험 수행 : 2개의 그릇에 밥을 넣은 후 하나는 온도가 2℃인 곳에, 다른 하나는 온도가 25℃인 곳에 놓아두었다.
- 실험 결과 : 일정 시간이 지난 후 관찰하였더니 온도가 2℃ 곳에 놓아둔 밥은 부패하지 않았지만, 25℃인 곳에 놓아둔 밥은 부패하였다.

이 실험에 대한 설명으로 옳은 것만을 〈보기〉에서 있는 대로 고른 것은?

보기
ㄱ. 실험 결과는 가설을 지지한다.
ㄴ. 온도는 통제 변인이고, 부패 여부는 종속 변인이다.
ㄷ. 철수는 '온도가 낮으면 부패 속도가 느릴 것이다'는 가설을 세웠다.

① ㄱ ② ㄴ ③ ㄷ ④ ㄱ, ㄷ ⑤ ㄱ, ㄴ, ㄷ

019 다음은 먹이 섭취량이 동물 종 ⓐ의 생존에 미치는 영향을 알아보기 위한 실험이다.

[실험 과정]
(가) 유전적으로 동일하고 같은 시기에 태어난 ⓐ의 수컷 개체 200마리를 준비하여, 100마리씩 집단 A와 B로 나눈다.
(나) A에는 충분한 양의 먹이를 제공하고 B에는 먹이 섭취량을 제한하면서 배양한다. 한 개체당 먹이 섭취량은 A의 개체가 B의 개체보다 많다.
(다) A와 B에서 시간에 따른 ⓐ의 생존 개체 수를 조사한다.
[실험 결과]
그림은 A와 B에서 시간에 따른 ⓐ의 생존 개체 수를 나타낸 것이다.

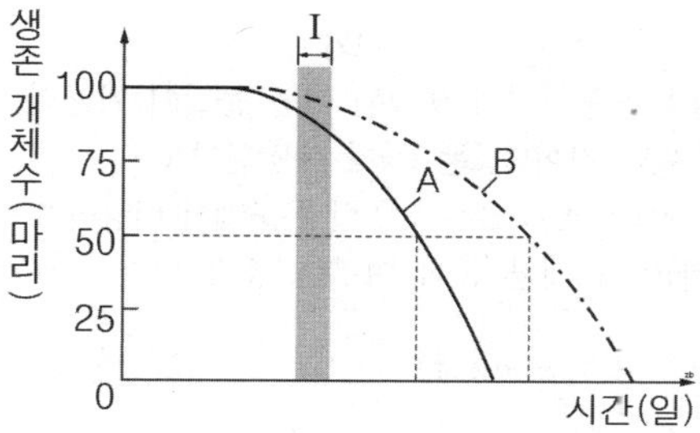

이에 대한 설명으로 옳은 것만을 〈보기〉에서 있는 대로 고른 것은?(단, 제시된 조건 이외는 고려하지 않는다.)

보기
ㄱ. 구간 Ⅰ에서 사망한 ⓐ의 개체 수는 A가 B보다 많다.
ㄴ. 각 집단에서 ⓐ의 생존 개체 수가 50마리가 되는 데 걸린 시간은 A가 B보다 짧다.
ㄷ. 이 실험에서의 조작 변인은 먹이 섭취량이고 종속 변인은 ⓐ의 생존 개체 수이다.

① ㄱ
② ㄴ
③ ㄱ, ㄷ
④ ㄴ, ㄷ
⑤ ㄱ, ㄴ, ㄷ

020 어느 과학자가 폐렴에 걸린 생쥐에서 세균 A를 발견하였다. 이 과학자는 세균 A가 폐렴을 일으킨다는 사실을 증명하기 위하여 다음과 같이 실험을 설계하였다.

(가) 폐렴에 걸린 생쥐에서 세균 A를 분리하여 배양한다.
(나) 배양한 세균 A를 실험용 생쥐에게 접종한 후 사육한다.
(다) 세균A가 접종된 생쥐에서 폐렴 증상을 확인한다.
(라) 폐렴 증상이 나타난 생쥐에서 세균 A의 존재를 확인한다.

위의 (나) 항목에서 보완해야 할 내용으로 타당한 것만을 〈보기〉에서 있는 대로 고른 것은?

보기
ㄱ. 독성이 제거된 세균 A를 실험군에 접종한다.
ㄴ. 세균 A를 접종하지 않은 생쥐를 대조군으로 둔다.
ㄷ. 실험군과 대조군을 전혀 다른 조건의 장소에 격리해서 사육한다.

① ㄱ
② ㄴ
③ ㄱ, ㄷ
④ ㄴ, ㄷ
⑤ ㄱ, ㄴ, ㄷ

021 다음은 물질 A가 세균을 죽이는지 알아보기 위해 수행한 탐구 과정을 순서 없이 나열한 것이다.

(가) 물질 A는 세균을 죽게 한다.
(나) 물질 A가 있는 용액을 떨어뜨린 배지에서는 세균이 죽었으나, 물질 A가 없는 용액을 떨어뜨린 배지에서는 세균이 죽지 않았다.
(다) 물질 A가 세균을 죽게 할 것이라고 가정하였다.
(라) 완전히 멸균된 2개의 배지에 세균을 배양하고 한 배지에서는 물질 A가 있는 용액을, 다른 배지에는 물질 A가 없는 용액을 떨어뜨린 다음 적당한 온도를 유지하였다.

다음 〈보기〉에 탐구 과정에 대한 설명으로 옳은 것만을 〈보기〉에서 있는 대로 고른 것은?

보기
ㄱ. 위의 탐구 과정 순서는 (다)→(나)→(라)→(가)이다.
ㄴ. 위 탐구에서 실험군은 '물질 A가 있는 용액을 떨어뜨린 세균 배양 배지'이다.
ㄷ. 온도, 세균의 양 등은 통제 변인이다.

① ㄱ
② ㄴ
③ ㄷ
④ ㄱ, ㄴ
⑤ ㄴ, ㄷ

022 다음 중 연역적 연구가 이루어지는 각 단계에 대한 설명으로 옳은 것을 모두 고르시오.

① 관찰 및 문제 인식 - 실험 결과 분석을 토대로 가설 판단
② 가설 설정 - 의문에 잠정적인 결론을 내림
③ 탐구 설계 및 수행 - 어떤 현상을 관찰하여 의문을 가짐
④ 탐구 결과 정리 및 해석 - 가설 확인 위해 실험 설계 및 수행
⑤ 결론 도출 - 가설이 옳다고 판단되면 결론 도출

023 다음은 철수가 수행한 탐구 과정이다. 이에 대한 설명으로 〈보기〉에서 옳은 것만을 있는 대로 고른 것은?(단, 제시된 조건 이외의 모든 실험 조건은 동일하게 한다.)

[가설]
소화 효소 X는 녹말을 분해할 것이다.
[탐구 설계 및 수행]
같은 양의 녹말 용액이 들어 있는 시험관 Ⅰ과 Ⅱ를 준비한 후 표와 같은 조건으로 물질을 첨가하고 37℃에서 반응시킨다.

시험관	Ⅰ	Ⅱ
첨가한 물질	㉠	㉡

[결과]
시험관 Ⅱ에서만 녹말이 분해되었다.
[결론]
소화 효소 X는 녹말을 분해한다.

보기
ㄱ. 시험관 Ⅰ은 대조군이다.
ㄴ. ㉡에 들어갈 물질은 녹말 + 증류수이다.
ㄷ. ㉠에 들어갈 물질은 소화 효소 X + 증류수이다.

① ㄱ ② ㄴ
③ ㄷ ④ ㄱ, ㄴ
⑤ ㄱ, ㄷ

024 다음은 푸른곰팡이와 세균의 번식에 관한 탐구 과정 중 일부이다.

(가) 세균을 배양하던 중 배양 접시에 우연히 푸른곰팡이가 생겼는데 푸른곰팡이 주변에는 세균이 증식하지 못하였다.
(나) 가설 : (㉠)
(다) 배양 접시 A와 B를 준비하고, A에는 푸른곰팡이를 접종하고 B에는 푸른곰팡이를 접종하지 않고 세균을 배양하였다.
(라) 배양 접시 A의 푸른곰팡이 주변에서는 세균이 증식하지 못하였고, B에서는 세균이 잘 증식하였다.

이에 대한 설명으로 옳은 것만을 〈보기〉에서 있는 대로 고른 것은?

보기
ㄱ. '푸른곰팡이에서 생성된 어떤 물질이 세균의 증식을 억제할 것이다.'는 ㉠에 해당한다.
ㄴ. (다)에서 A와 B는 동일한 온도에서 배양하여야 한다.
ㄷ. (라)에서 세균 증식 여부는 종속 변인이다.

① ㄱ ② ㄷ ③ ㄱ, ㄴ
④ ㄴ, ㄷ ⑤ ㄱ, ㄴ, ㄷ

025 철수는 여름에 냉장고에 음식물을 보관하면 더 오래 보관할 수 있는 이유를 알아보기 위해 탐구하였다. 다음은 철수가 수행한 탐구과정을 순서 없이 나열한 것이다.

(가)온도가 낮으면 부패 속도가 느리다.
(나)온도가 낮으면 부패 속도가 느릴 것이다.
(다)2개의 그릇에 밥을 넣은 후 하나는 온도가 2℃인 곳에, 다른 하나는 온도가 25℃인 곳에 놓아두었다.
(라)일정한 시간이 지난 후 관찰하였더니 온도가 2℃인 곳에 놓아둔 밥은 부패하지 않았지만, 25℃인 곳에 놓아둔 밥은 부패하였다.

이에 대한 설명으로 옳은 것만을 〈보기〉에서 있는 대로 고른 것은?

보기
ㄱ. 철수의 탐구과정은 (나)→(다)→(라)→(가)순이다.
ㄴ. (나)는 가설, (라)는 결론 도출에 해당한다.
ㄷ. (다)에서 온도는 종속변인이다.

① ㄱ ② ㄷ ③ ㄱ, ㄴ
④ ㄴ, ㄷ ⑤ ㄱ, ㄴ, ㄷ

026 표는 연역적 탐구 과정과 각 과정에서의 활동 내용 중 일부를 순서 없이 나타낸 것이다.

과정	활동 내용
자연 현상 관찰	자연에서 일어나는 생명 현상 관찰
㉠	실험군과 대조군 설정
㉡	'왜 그럴까?' 의문을 가짐
㉢	탐구 결과 정리 및 경향성 또는 규칙성 분석
㉣	문제에 관한 잠정적인 결론을 내림
결론 도출 및 일반화	결과 종합, 법칙이나 원리 성립

이에 대한 설명으로 옳은 것만을 〈보기〉에서 있는 대로 고른 것은?

보기

ㄱ. ㉡에서 변인 통제가 이루어진다.
ㄴ. ㉢에서 문제 인식이 이루어진다.
ㄷ. ㉠~㉣을 탐구 순서대로 나열하면 ㉡→㉣→㉠→㉢이다.

① ㄱ
② ㄷ
③ ㄱ, ㄴ
④ ㄴ, ㄷ
⑤ ㄱ, ㄴ, ㄷ

※ 다음은 플레밍의 페니실린 발견과정을 순서 없이 나열한 것이다. 물음에 답하시오.

(가) 여러 개의 세균 배양 접시 중 일부 배양 접시에는 푸른곰팡이를 접종하여 배양하고, 나머지 배양 접시에는 푸른곰팡이를 접종하지 않고 세균을 배양하였다.
(나) 플레밍은 푸른곰팡이가 핀 배양 접시를 골라내다가 푸른 곰팡이 주변에는 세균이 증식하지 않은 것을 발견하고 '외 그럴까?'라는 의문을 품었다.
(다) 플레밍은 실험 결과를 토대로 '푸른곰팡이에서 나온 물질이 세균 증식을 억제하는 효과가 있다.'라는 결론을 내렸다. 이후 이 물질에 '페니실린'이라는 이름을 붙였다.
(라) 플레밍은 세균을 연구하던 중 세균을 배양하던 접시를 잘못 관리하여 배양 접시에 푸른곰팡이가 생긴 것을 발견하였다.
(마) 푸른곰팡이를 접종한 배양 접시에서는 세균이 증식하지 않았고, 푸른곰팡이를 접종하지 않은 배양 접시에서는 세균이 증식하였다.

027 이 과정에는 가설 설정 단계가 빠져 있다. 탐구 과정을 순서대로 정렬하였을 때, 가설 설정 단계가 들어갈 시기를 고르시오. (단, 가설 설정 바로 전 단계와 다음 단계만을 표시한다.)

① (가)와 (다) 사이
② (가)와 (마) 사이
③ (나)와 (가) 사이
④ (나)와 (라) 사이
⑤ (다)와 (라) 사이

유형 004 ▶ 생명체의 구성 단계와 거대분자

028 그림은 사람의 위와 위를 구성하는 조직의 일부를 나타낸 것이다. A ~ C는 각각 근육조직, 신경조직, 상피조직 중 하나이다.

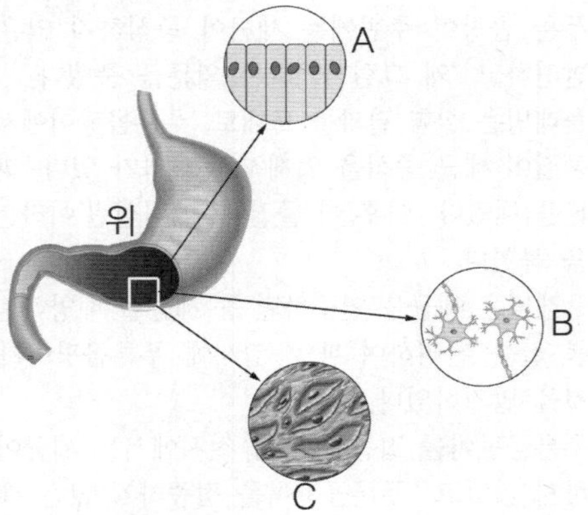

이에 대한 설명으로 옳은 것만을 〈보기〉에서 있는 대로 고른 것은?

보기
ㄱ. C는 근육 조직이다. ㄴ. B는 자극을 받아 전달한다. ㄷ. 사람의 위와 식물의 뿌리는 모두 생명체의 구성 단계 중 기관에 해당한다.

① ㄱ　② ㄷ　③ ㄱ, ㄴ　④ ㄴ, ㄷ　⑤ ㄱ, ㄴ, ㄷ

029 다음은 동물의 구성 단계를 나타낸 것이다.

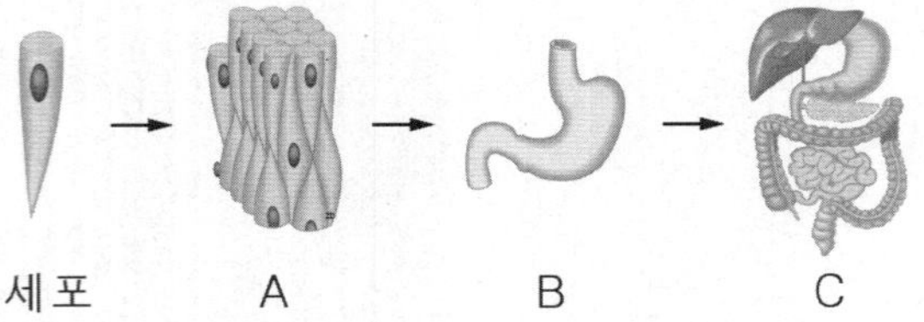

이에 대한 설명으로 옳은 것은?

① 식물은 세포 단계가 없다.
② A에 해당하는 단계는 조직계이다.
③ 보호 상피, 힘줄, 심장근은 B 단계에 속한다.
④ 비슷한 기능을 수행하는 기관들이 모여 C 단계를 이룬다.
⑤ 식물도 C와 같은 단계를 가진다.

030 다음은 사람 몸의 구성 단계를 나타낸 것이다.

세포 → (가) → (나) → (다) → 개체

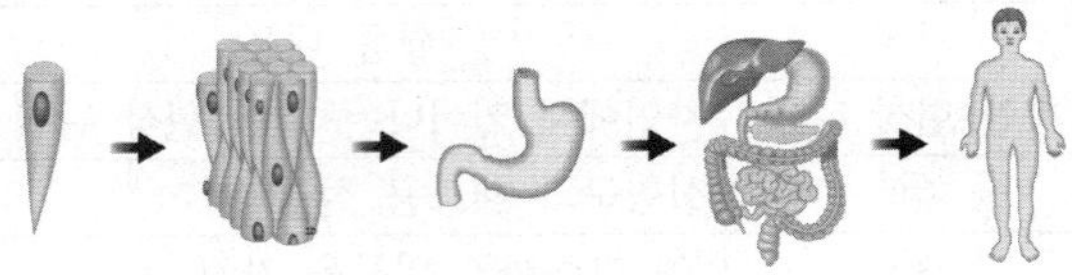

이에 대한 설명으로 옳지 <u>않은</u> 것은?

① (가)는 조직으로 모양과 기능이 비슷한 세포의 모임이다.
② (나)에는 위, 혈액, 폐, 심장 등이 속한다.
③ (나)는 모양과 기능이 다양한 조직으로 구성된다.
④ (다)는 동물체에만 있는 구성 단계다.
⑤ (다)는 영양소의 분해 및 흡수를 담당하는 소화계를 나타낸다.

031 그림은 생명체에 있는 물질 (가)~(다)를 나타낸 것이다. (가)~(다)는 DNA, 녹말, 단백질을 순서 없이 나타낸 것이다.

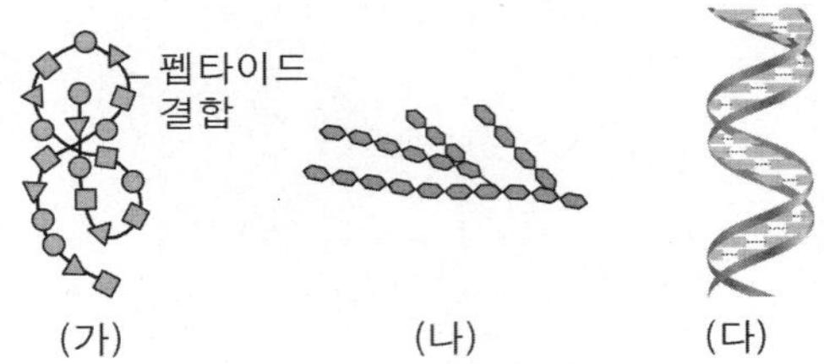

이에 대한 설명으로 옳은 것만을 〈보기〉에서 있는 대로 고른 것은?

보기
ㄱ. (가)는 인체 내에서 에너지를 내는데 가장 우선적으로 사용되는 영양소이다. ㄴ. (나)는 효소, 항체의 주성분이다. ㄷ. (다)에는 유전 정보가 저장되어 있다.

① ㄴ　② ㄷ　③ ㄱ, ㄴ　④ ㄱ, ㄷ　⑤ ㄱ, ㄴ, ㄷ

032 그림은 생명체에 있는 물질 A ~ C의 공통점과 차이점을 나타낸 것이다. A ~ C는 단백질, 인지질, 핵산을 순서 없이 나타낸 것이다.

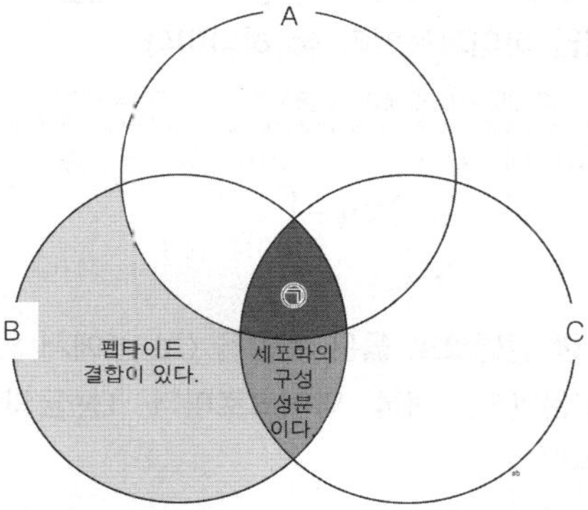

이에 대한 설명으로 옳은 것만을 〈보기〉에서 있는 대로 고른 것은?

보기
ㄱ. A는 핵산이다.
ㄴ. 스테로이드도 B에 속한다.
ㄷ. '구성 원소 중에 탄소, 수소, 산소가 있다.'는 ㉠에 해당한다.

① ㄱ ② ㄴ ③ ㄱ, ㄷ ④ ㄴ, ㄷ ⑤ ㄱ, ㄴ, ㄷ

033 그림은 생명체에 있는 물질 (가)~(다)를 나타낸 것이다. (가)~(다)는 중성 지방, 단백질, 글리코젠 중 하나이다.

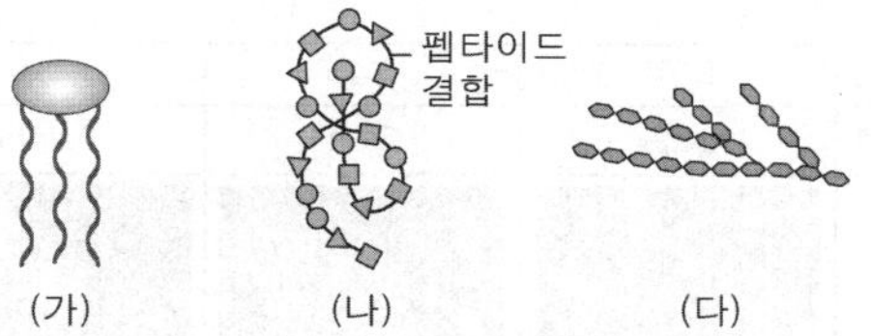

이에 대한 설명으로 옳은 것만을 〈보기〉에서 있는 대로 고른 것은?

보기
ㄱ. (가)는 세포막의 주요 구성 성분이다.
ㄴ. (다)의 기본 단위는 아미노산이다.
ㄷ. (가)~(다)의 구성 원소에 모두 탄소, 수소, 산소가 있다.

① ㄱ ② ㄷ ③ ㄱ, ㄴ ④ ㄱ, ㄷ ⑤ ㄴ, ㄷ

034 그림은 핵산의 구조를 나타낸 것이다.

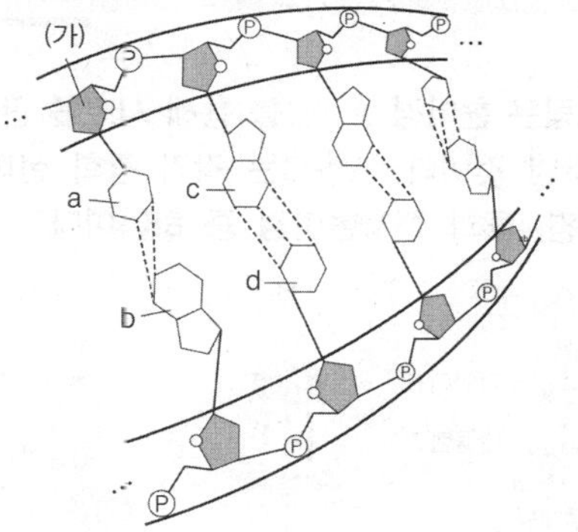

이에 대한 설명으로 옳지 <u>않은</u> 것은?

① (가)는 5탄당으로 리보스이다.
② 이 핵산은 DNA로 핵 속에 존재한다.
③ 유전정보를 저장하는 기능을 담당한다.
④ 염기, 인산, 당이 1:1:1로 결합한 뉴클레오타이드가 기본단위이다.
⑤ a, b, c, d는 염기로 각각 아데닌, 구아닌, 사이토신, 타이민 중 하나이다.

035 그림은 사람을 구성하고 있는 물질의 상대적 함량비를 나타낸 것이다.

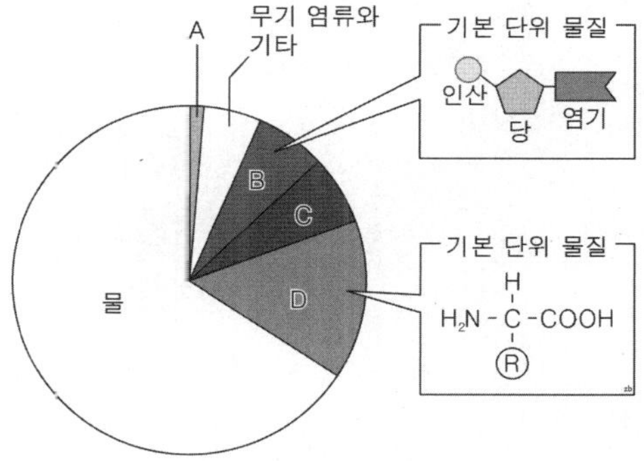

이에 대한 설명으로 옳은 것만을 〈보기〉에서 있는 대로 고른 것은?(단, A, C는 에너지원으로 사용된다.)

보기
ㄱ. 설탕, 엿당, 과당은 이당류로 A에 포함된다.
ㄴ. B와 C의 구성원소에는 N(질소)가 포함된다.
ㄷ. 핵에는 B와 D가 들어 있다.
ㄹ. C와 D는 세포막의 구성성분이다.

① ㄱ, ㄴ ② ㄱ, ㄷ ③ ㄴ, ㄷ ④ ㄴ, ㄹ ⑤ ㄷ, ㄹ

유형 005 ▶ 현미경

036 그림은 현미경 A~C를 통해 시료를 관찰하는 원리를 나타낸 것이다. A~C는 각각 광학 현미경, 주사 전자현미경, 투과 전자현미경 중 하나이다.

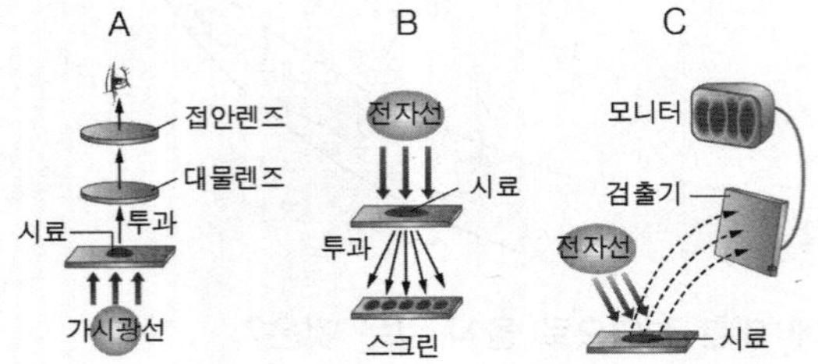

이에 대한 설명으로 옳은 것만을 〈보기〉에서 있는 대로 고른 것은?

보기
ㄱ. A로 살아있는 세포를 관찰하는 것이 가능하다. ㄴ. B는 시료의 표면을 관찰할 때 사용하는 현미경이다. ㄷ. 현미경의 해상력은 사용하는 빛의 파장이 길수록 좋다.

① ㄱ　② ㄷ　③ ㄱ, ㄴ　④ ㄴ, ㄷ　⑤ ㄱ, ㄴ, ㄷ

037 그림 (가)는 150배의 현미경 배율에서 대물 마이크로미터와 접안 마이크로미터의 눈금이 일치된 부분을, (나)는 (가)의 현미경에서 같은 배율로 세포 A를 관찰한 결과를 나타낸 것이다. ⓐ와 ⓑ는 각각 대물 마이크로미터와 접안 마이크로미터 중 하나이다.

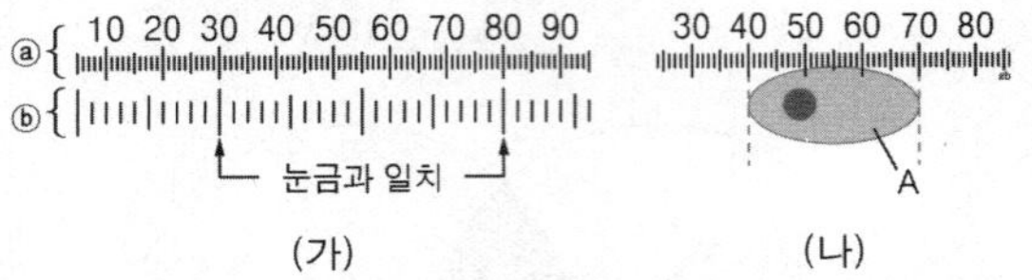

이에 대한 설명으로 옳은 것만을 〈보기〉에서 있는 대로 고른 것은?(단, 대물 마이크로미터 1눈금의 길이는 10㎛이다.)

보기
ㄱ. ⓐ는 접안 마이크로미터이다. ㄴ. (나)에서 측정한 A의 길이는 30㎛이다. ㄷ. 600배의 현미경 배율에서 A는 접안 마이크로미터 120눈금과 겹친다.

① ㄱ　② ㄴ　③ ㄱ, ㄷ　④ ㄴ, ㄷ　⑤ ㄱ, ㄴ, ㄷ

038 표는 현미경 (가)~(다)의 해상력과 각 현미경으로 짚신벌레를 관찰한 결과를 나타낸 것이다. (가)~(다)는 각각 광학 현미경, 주사 전자 현미경, 투과 전자 현미경 중 하나이다.

현미경	(가)	(나)	(다)
해상력	0.2㎛	5nm	0.2nm
관찰 결과	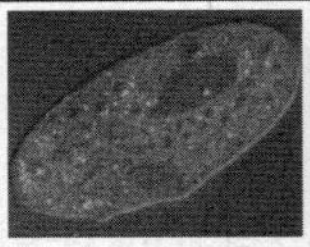	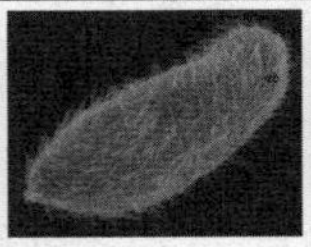	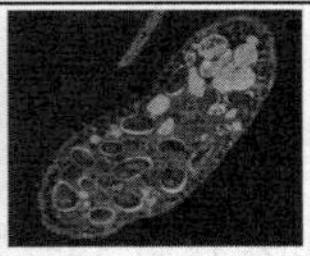

이에 대한 옳은 설명만을 〈보기〉에서 있는 대로 고른 것은?

보기
ㄱ. 리보솜의 내부 구조를 관찰할 때 (가)를 사용한다. ㄴ. (나)는 시료의 입체 구조를 관찰하기에 적합하다. ㄷ. (다)는 시료의 단면을 통과한 전자선을 이용한다.

① ㄱ　② ㄷ　③ ㄱ, ㄴ　④ ㄴ, ㄷ　⑤ ㄱ, ㄴ, ㄷ

유형 006 ▶ 세포 분획법

039 그림은 식물 세포를 파쇄한 후 원심분리기를 이용하여 세포 소기관 A ~ C를 분리하는 과정을 나타낸 것이다. A ~ C는 각각 엽록체, 세포벽, 핵 중 하나이다.

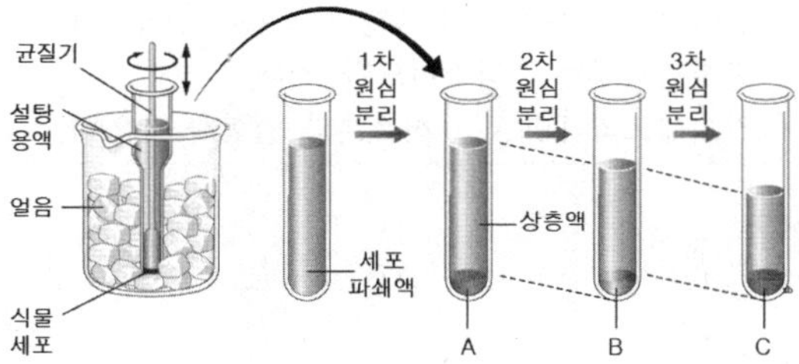

이에 대한 설명으로 옳은 것만을 〈보기〉에서 있는 대로 고른 것은?

보기
ㄱ. 조직배양법에 해당한다.
ㄴ. A는 B보다 크기가 크고 무겁다.
ㄷ. 핵, 엽록체, 세포벽 순으로 분리가 된다.

① ㄱ ② ㄴ
③ ㄷ ④ ㄱ, ㄷ
⑤ ㄱ, ㄴ, ㄷ

040 그림은 원심 분리기를 이용하여 식물 파쇄액으로부터 서로 다른 세포 소기관 ㉠~㉢을 분리하는 과정을 나타낸 것이다. ㉠~㉢은 각각 미토콘드리아, 엽록체, 핵 중 하나이다.

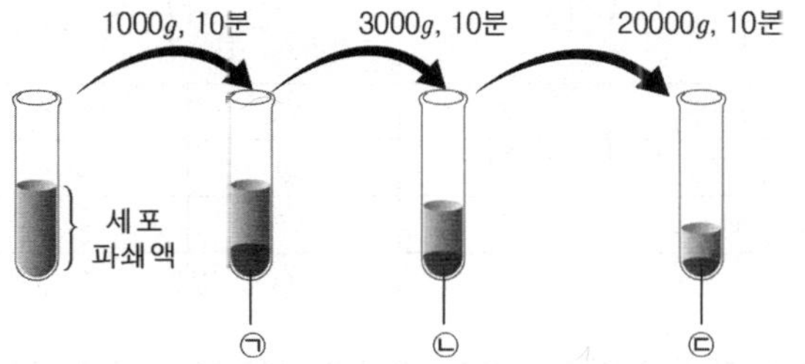

이에 대한 설명으로 옳은 것만을 〈보기〉에서 있는 대로 고른 것은?

보기
ㄱ. ㉠에서 rRNA가 합성된다.
ㄴ. ㉡에 크리스타가 있다.
ㄷ. ㉢에는 광합성 색소가 있다.

① ㄱ ② ㄷ ③ ㄱ, ㄴ
④ ㄱ, ㄷ ⑤ ㄴ, ㄷ

041 그림 (가)는 동물 세포를 파쇄한 후 원심 분리기를 이용하여 세프 소기관 A~C를 분리하는 과정을, (나)는 전자 현미경 ㉠으로 세포 소기관 X의 단면을 관찰한 결과를 나타낸 것이다. A~C는 각각 미토콘드리아, 소포체, 핵 중 하나이며, X는 A~C 중 하나이다.

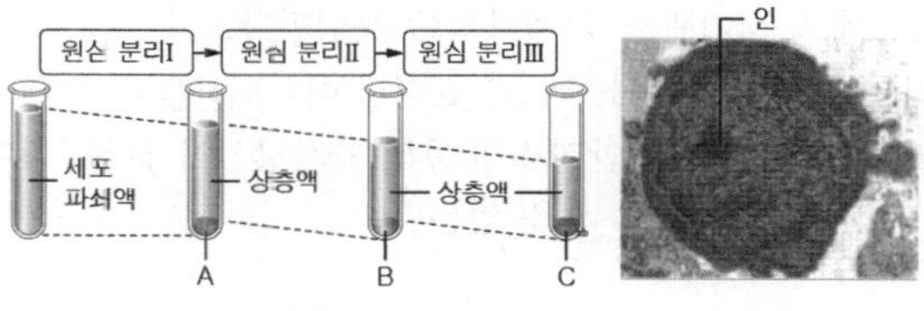

(가) (나)

이에 대한 설명으로 옳은 것만을 〈보기〉에서 있는 대로 고른 것은?

보기
ㄱ. X는 A이다.
ㄴ. 원심 분리 속도의 크기는 Ⅰ > Ⅱ > Ⅲ이다.
ㄷ. ㉠은 시료에 전자선을 반사시켜 상을 얻는다.

① ㄱ ② ㄴ
③ ㄷ ④ ㄱ, ㄴ
⑤ ㄴ, ㄷ

042 그림은 동물 세포를 파쇄한 후 원심 분리기를 이용하여 세포 소기관 ㉠~㉢을 분리하는 과정을 나타낸 것이다. ㉠~㉢은 핵, 리보솜, 미토콘드리아를 순서 없이 나타낸 것이다.

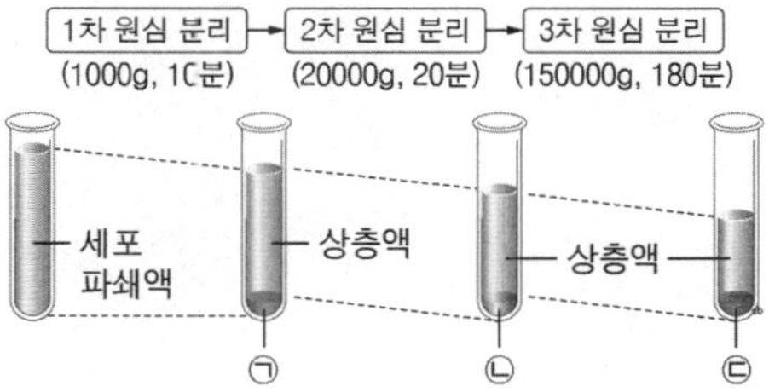

이에 대한 설명으로 옳은 것만을 〈보기〉에서 있는 대로 고른 것은?

보기
ㄱ. ㉠은 핵이다.
ㄴ. ㉡은 DNA를 갖는다.
ㄷ. ㉢에서 단백질 합성이 일어난다.

① ㄱ ② ㄴ
③ ㄱ, ㄷ ④ ㄴ, ㄷ
⑤ ㄱ, ㄴ, ㄷ

유형 007 ▶ 자기 방사법

043 다음은 세포를 연구하는 방법에 대한 설명이다.

(가) 세포를 균질기로 부순 다음 원심 분리기를 사용하여 세포 소기관을 단계적으로 분리한다.
(나) 방사성 동위원소 ^{14}C로 표지된 아미노산을 추적한다.
(다) 대물렌즈와 접안렌즈를 통해 가시광선이 굴절, 확대되면서 커다란 상을 얻는다.

이에 대한 설명으로 옳은 것만을 〈보기〉에서 있는 대로 고른 것은?

보기

ㄱ. (가)에서 균질기를 사용할 때 세포를 뜨거운 물에 넣어 세포 파쇄액을 얻는다.
ㄴ. (나)에서 ^{14}C로 표지된 아미노산은 골지체에서 관찰이 가능하다.
ㄷ. (다)는 살아 있는 세포를 관찰할 때 쓰인다.

① ㄱ ② ㄴ
③ ㄱ, ㄷ ④ ㄴ, ㄷ
⑤ ㄱ, ㄴ, ㄷ

유형 008 ▶ 원핵 세포와 진핵 세포

044 원핵세포와 진핵세포의 유전체에 대한 설명으로 옳은 것만을 〈보기〉에서 있는 대로 고른 것은?

보기

ㄱ. 원핵세포의 유전체는 원형 DNA로 구성된다.
ㄴ. 진핵세포에는 플라스미드가 있다.
ㄷ. 진핵세포의 DNA는 히스톤과 결합하고 있다.

① ㄱ ② ㄷ
③ ㄱ, ㄴ ④ ㄱ, ㄷ
⑤ ㄴ, ㄷ

045 그림 (가)와 (나)는 각각 대장균과 생쥐의 간세포 중 하나이고, 표는 (가)와 (나)에서 핵, 리보솜, 세포벽의 유무를 나타낸 것이다.

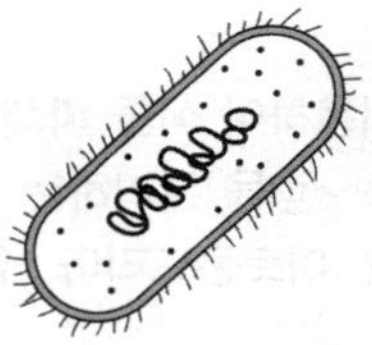
(가)

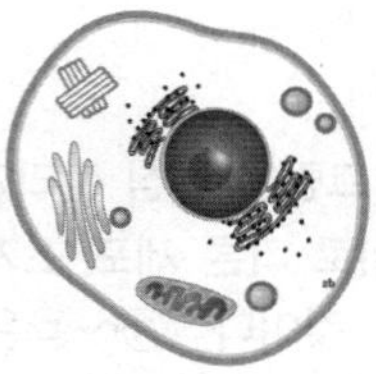
(나)

구분	핵	리보솜	세포벽
(가)	ⓐ	ⓑ	○
(나)	○	○	ⓒ

(○: 있음, ×: 없음)

이에 대한 설명으로 옳은 것만을 〈보기〉에서 있는 대로 고른 것은?

보기

ㄱ. ⓐ~ⓒ는 모두 '×'이다.
ㄴ. (가)와 (나) 모두 유전 물질이 있다.
ㄷ. (나)에서 광합성을 통해 포도당이 합성된다.

① ㄱ ② ㄴ
③ ㄱ, ㄴ ④ ㄱ, ㄷ
⑤ ㄴ, ㄷ

046 그림 (가)와 (나)는 원핵세포와 진핵세포를 순서 없이 나타낸 것이다.

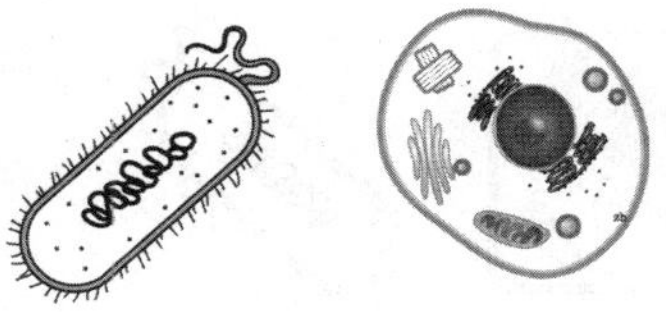

(가) (나)

이에 대한 설명으로 옳은 것만을 〈보기〉에서 있는 대로 고른 것은?

보기
ㄱ. (가)는 원형 DNA가 세포질에 응축되어 있다. ㄴ. (나)에는 막성 세포 소기관이 있다. ㄷ. (가)와 (나) 모두 전사는 핵에서, 번역은 세포질에서 일어난다.

① ㄱ ② ㄷ
③ ㄱ, ㄴ ④ ㄴ, ㄷ
⑤ ㄱ, ㄴ, ㄷ

047 진핵생물의 유전체에 대한 설명으로 옳지 <u>않은</u> 것은?

① 유전체의 크기와 예상되는 유전자 수는 비례하지 않는다.
② 유전체의 전체 크기와 각 유전자의 크기를 모두 합한 크기는 같지 않다.
③ 생물마다 정도의 차이는 있지만 유전체의 일부분만 단백질을 암호화하고 있다.
④ 사람의 유전체는 다른 종과의 유사성을 보이지 않으며 약 60퍼센트가 RNA로 전사된다.
⑤ 예상되는 유전자의 수와 유전자의 평균 크기를 곱하면 진핵생물에서는 유전체의 크기에 비해 유전자의 수가 훨씬 작다는 것을 알 수 있다.

048 그림 (가)와 (나)는 각각 세균과 식물 세포 중 하나이다.

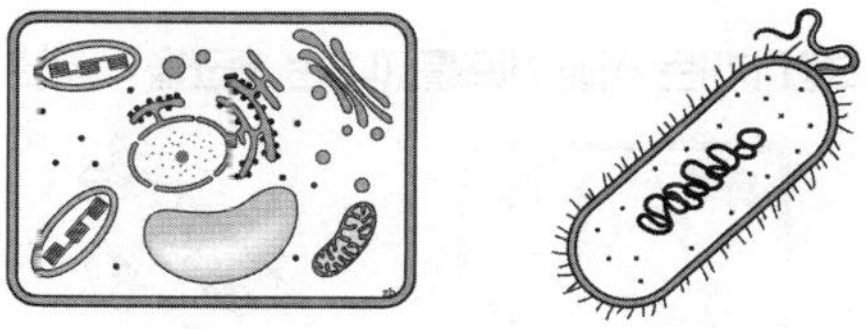

(가) (나)

이에 대한 설명으로 옳지 <u>않은</u> 것은?

① (가)는 DNA가 있다.
② (나)는 물질대사를 한다.
③ (가)와 (나)는 진핵세포이다.
④ (나)는 세포막과 피막을 갖는다.
⑤ (가)와 (나)는 모두 세포벽을 갖는다.

유형 009 ▶ 동물 세포와 식물 세포

049 그림 (가)는 식물 세포를, (나)는 세균을 나타낸 것이다.

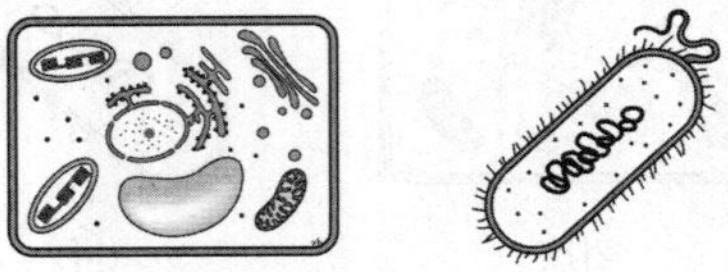

(가) (나)

(가)와 (나)의 공통점으로 옳은 것은?

① 리보솜이 있다.
② 선형의 DNA를 가진다.
③ 핵막과 세포벽을 모두 가진다.
④ 셀룰로스 성분의 세포벽이 있다.
⑤ 막으로 둘러싸인 세포 소기관이 있다.

050 대장균과 시금치의 공변세포에 대한 설명으로 옳은 것만을 〈보기〉에서 있는 대로 고른 것은?

보기
ㄱ. 대장균은 원형 DNA를 갖는다.
ㄴ. 대장균과 시금치의 공변세포는 모두 리보솜을 갖는다.
ㄷ. 대장균과 시금치의 공변세포는 모두 셀룰로스 성분의 세포벽을 갖는다.

① ㄱ ② ㄷ ③ ㄱ, ㄴ
④ ㄴ, ㄷ ⑤ ㄱ, ㄴ, ㄷ

051 그림 (가)~(다)는 각각 세균, 식물 세포, 동물 세포 중 하나를 나타낸 것이다.

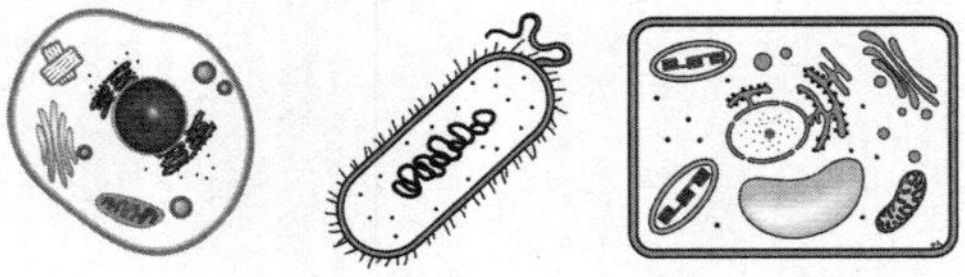

(가) (나) (다)

이에 대한 설명으로 옳은 것만을 〈보기〉에서 있는 대로 고른 것은?

보기
ㄱ. (가)는 세포벽이 있다.
ㄴ. (나)는 핵막이 있다.
ㄷ. (다)는 액포가 있다.

① ㄱ ② ㄴ ③ ㄷ
④ ㄱ, ㄴ ⑤ ㄴ, ㄷ

052 그림은 3종류의 세포 (가)~(다)를 나타낸 것이다. (가)~(다)는 각각 세균, 식물 세포, 동물 세포 중 하나이다.

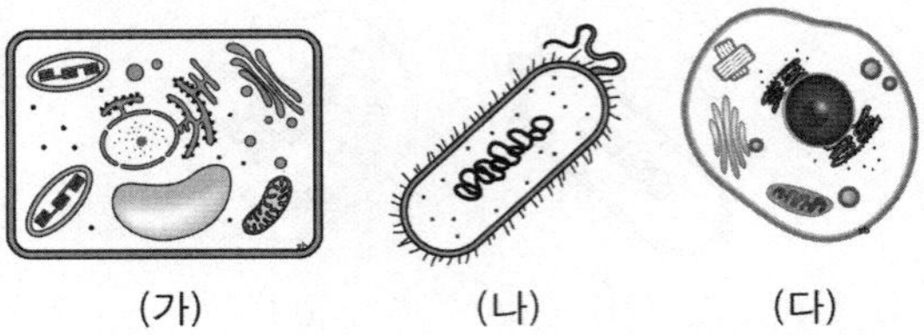

(가) (나) (다)

이에 대한 설명으로 옳은 것만을 〈보기〉에서 있는 대로 고른 것은?

보기
ㄱ. (가)와 (나) 모두 세포막에 인지질 2중층 구조를 가지고 있다.
ㄴ. (나)는 막 구조물이 없다.
ㄷ. (다)에 있는 모든 리보솜은 특정 세포 소기관 표면에 붙어 있다.

① ㄱ ② ㄱ, ㄴ
③ ㄱ, ㄷ ④ ㄴ, ㄷ
⑤ ㄱ, ㄴ, ㄷ

053 그림 (가)는 미토콘드리아의 구조를, (나)는 엽록체의 구조를 나타낸 것이다.

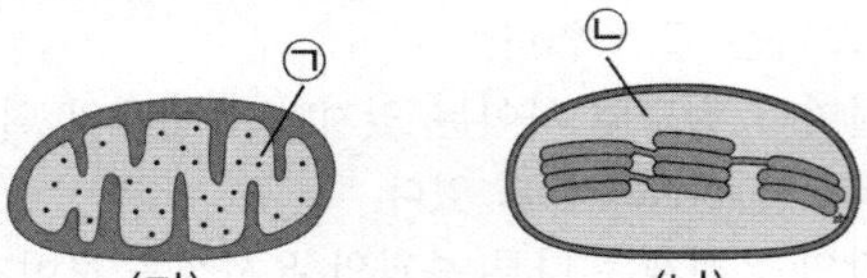

(가) (나)

이에 대한 설명으로 옳은 것만을 〈보기〉에서 있는 대로 고른 것은?

보기
ㄱ. (가)와 (나)는 2중막 구조를 갖는다.
ㄴ. ㉠에서 탈탄산 작용이 일어난다.
ㄷ. ㉠과 ㉡에 DNA와 리보솜이 있다.

① ㄱ ② ㄴ
③ ㄱ, ㄷ ④ ㄴ, ㄷ
⑤ ㄱ, ㄴ, ㄷ

054 표는 세포 A∼C의 특징을 나타낸 것이다. A∼C는 각각 세균, 식물 세포, 동물 세포 중 하나이다.

세포	세포벽	세포벽 성분
A	있음	셀룰로스
B	있음	펩티도글리칸
C	없음	−

이에 대한 옳은 설명을 〈보기〉에서 모두 고른 것은?

보기

ㄱ. A는 엽록체를 가지고 있다.
ㄴ. B는 미토콘드리아를 가지고 있다.
ㄷ. C는 중심립을 가지고 있다.

① ㄱ
② ㄴ
③ ㄱ, ㄴ
④ ㄱ, ㄷ
⑤ ㄴ, ㄷ

유형 010 ▶ 세포 소기관의 유기적 관계

055 다음은 식물 세포에 있는 세포 소기관들의 여러 특징을 나타낸 것이다.

ㄱ. DNA가 있다.
ㄴ. 이중막 구조로 되어 있다.
ㄷ. 광합성을 통해 포도당과 같은 유기물을 합성한다.

엽록체가 가지고 있는 특징을 모두 고른 것은?

① ㄱ
② ㄴ
③ ㄷ
④ ㄱ, ㄴ
⑤ ㄱ, ㄴ, ㄷ

056 그림은 동물 세포의 구조를 나타낸 것이다. A ~ E는 각각 거친면 소포체, 골지체, 리보솜, 미토콘드리아, 중심체 중 하나이다. 이에 대한 설명으로 옳은 것은?

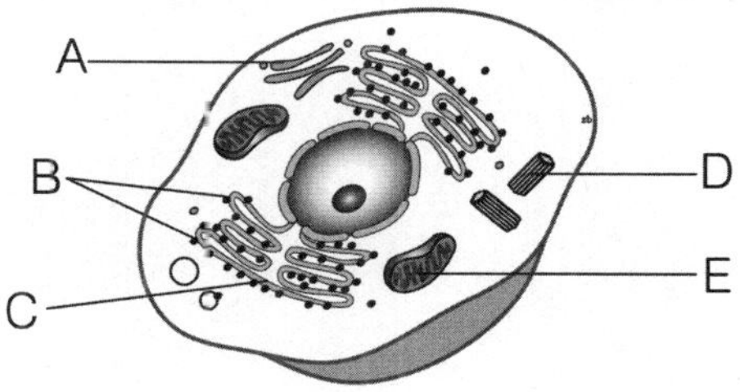

① A는 세포내 소화를 담당한다.
② B는 지질을 합성한다.
③ C는 이중막 구조이다.
④ D는 미세 섬유로 구성된다.
⑤ E는 식물 세포에도 있다.

057 표 (가)는 세포 소기관 A ~ C에서 특징 ㉠~㉢의 유무를, (나)는 ㉠~㉢을 순서 없이 나타낸 것이다. A ~ C는 각각 핵, 미토콘드리아, 리보솜 중 하나이다.

구분	㉠	㉡	㉢
A	×	ⓐ	×
B	×	○	○
C	○	○	○

(○: 있음, ×: 없음)

(가)

특징 ㉠~㉢
• 핵산이 있다. • 이중막 구조를 가진다. • 크리스타 구조를 형성한다.

(나)

이에 대한 설명으로 옳은 것만을 〈보기〉에서 있는 대로 고른 것은?

보기

ㄱ. ⓐ는 '○'이다.
ㄴ. ㉠은 '크리스타 구조를 형성한다.'이다.
ㄷ. C는 스스로 복제하여 증식할 수 있다.

① ㄱ ② ㄴ
③ ㄱ, ㄷ ④ ㄴ, ㄷ
⑤ ㄱ, ㄴ, ㄷ

058 그림은 세포의 핵 구조를 나타낸 것이다. A와 B는 각각 인과 염색질(염색사) 중 하나이다.

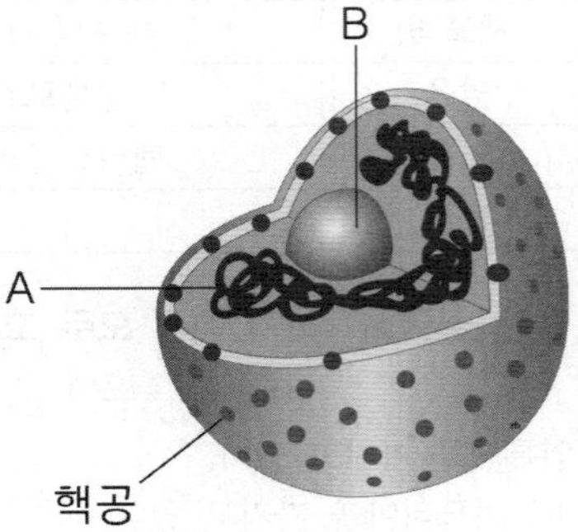

이에 대한 설명으로 옳은 것만을 〈보기〉에서 있는 대로 고른 것은?

보기

ㄱ. 핵막은 인지질 이중층으로 되어있다.
ㄴ. A에는 히스톤 단백질로 구성된 물질이 있다.
ㄷ. B에서 리소좀이 만들어진다.

① ㄱ ② ㄴ
③ ㄷ ④ ㄱ, ㄴ
⑤ ㄱ, ㄴ, ㄷ

059 그림은 동물 세포의 구조를 나타낸 것이다. A ~ C는 리보솜, 미토콘드리아, 매끈면 소포체 중 하나이다.

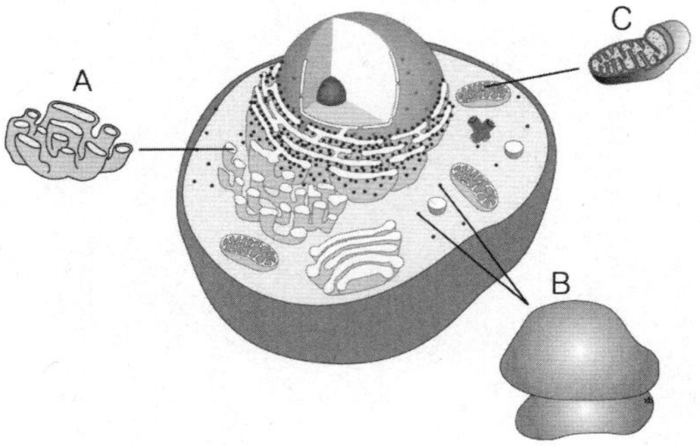

이에 대한 설명으로 옳은 것만을 〈보기〉에서 있는 대로 고른 것은?

보기

ㄱ. A는 인지질과 스테로이드의 합성에 관여한다.
ㄴ. B는 단일막 구조이다.
ㄷ. C의 내막 안쪽 공간을 스트로마라고 한다.

① ㄱ ② ㄴ
③ ㄱ, ㄷ ④ ㄴ, ㄷ
⑤ ㄱ, ㄴ, ㄷ

060 그림은 동물 세포의 구조를 나타낸 것이다. A ~ D는 각각 골지체, 리보솜, 리소좀, 핵 중 하나이다.

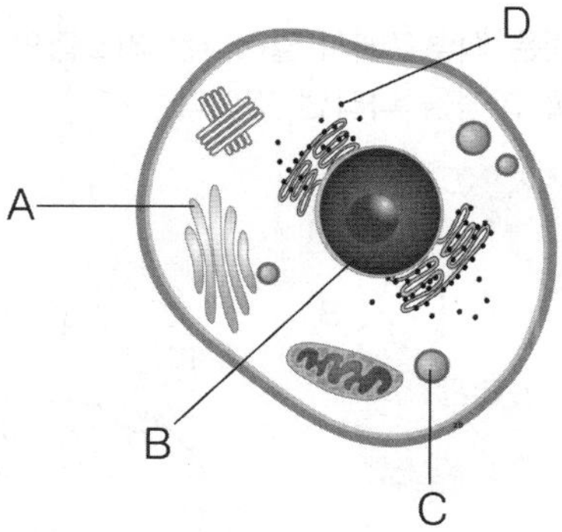

이에 대한 설명으로 옳은 것만을 〈보기〉에서 있는 대로 고른 것은?

보기
ㄱ. A는 분비 작용이 활발한 세포에 발달되어 있다.
ㄴ. B에서 D의 구성 성분이 합성된다.
ㄷ. C에서 이화 작용이 일어난다.

① ㄱ　② ㄴ　③ ㄷ　④ ㄱ, ㄷ　⑤ ㄱ, ㄴ, ㄷ

061 그림은 식물 세포의 구조를 나타낸 것이다. A ~ C는 각각 매끈면 소포체, 엽록체, 핵 중 하나이다.

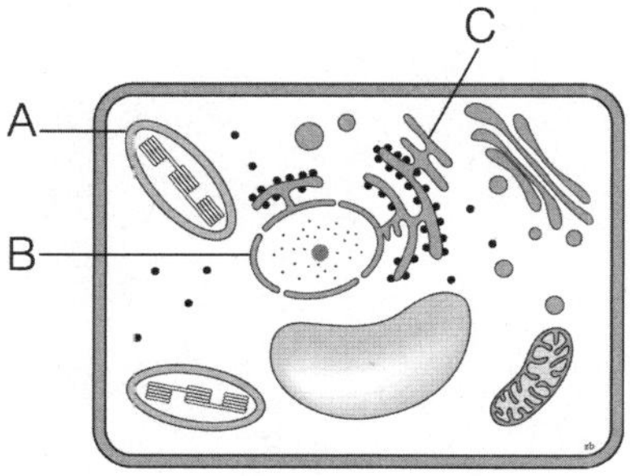

이에 대한 설명으로 옳은 것만을 〈보기〉에서 있는 대로 고른 것은?

보기
ㄱ. A는 엽록체이다.
ㄴ. C에서 Ca^{2-}를 저장한다.
ㄷ. A와 B에는 모두 핵산을 지닌다.

① ㄱ　② ㄱ, ㄴ　③ ㄱ, ㄷ　④ ㄴ, ㄷ　⑤ ㄱ, ㄴ, ㄷ

유형 011 ▶ 물질의 합성과 수송

062 그림은 백혈구에서 일어나는 리소좀의 형성과 세포 내 소화 과정을 나타낸 것이다. A~C는 골지체, 리소좀, 소포체를 나타낸 것이다.

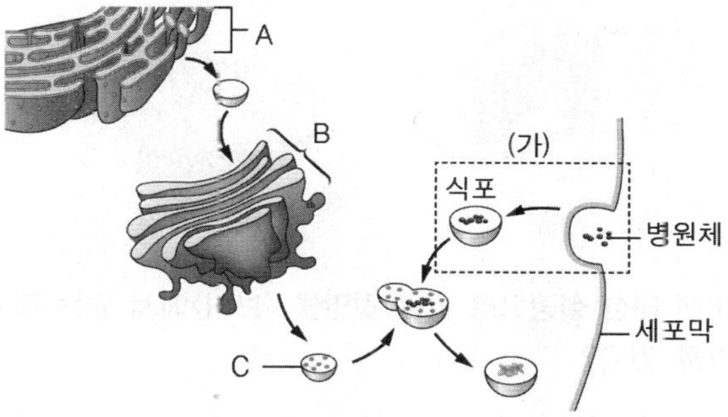

이에 대한 설명으로 옳은 것만을 〈보기〉에서 있는 대로 고른 것은?

보기
ㄱ. A는 단일막 구조이다.
ㄴ. C에 포함된 가수 분해 효소는 B에서 합성된 것이다.
ㄷ. (가)과정이 반복되면 세포막의 표면적은 감소한다.

① ㄱ　② ㄴ　③ ㄱ, ㄷ　④ ㄴ, ㄷ　⑤ ㄱ, ㄴ, ㄷ

유형 012 ▶ 에너지 전환

063 그림은 에너지 전환에 관여하는 세포 소기관의 구조를 나타낸 것이다. (가)와 (나)는 미토콘드리아와 엽록체 중 하나이다.

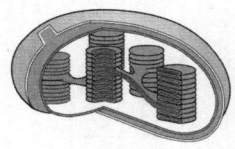
(가)

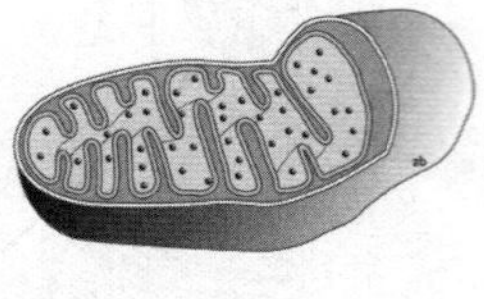
(나)

이에 대한 설명으로 옳은 것만을 〈보기〉에서 있는 대로 고른 것은?

보기
ㄱ. (가)에서 화학에너지가 빛에너지로 전환된다.
ㄴ. (나)는 식물 세포에 존재한다.
ㄷ. (나)에서 화학에너지가 ATP로 전환된다.

① ㄱ　② ㄴ　③ ㄷ　④ ㄱ, ㄴ　⑤ ㄴ, ㄷ

유형 013 ▶ 물질의 분해와 저장

064 그림은 백혈구에서 일어나는 리소좀의 형성과 세포 내 소화 과정을 나타낸 것이다.

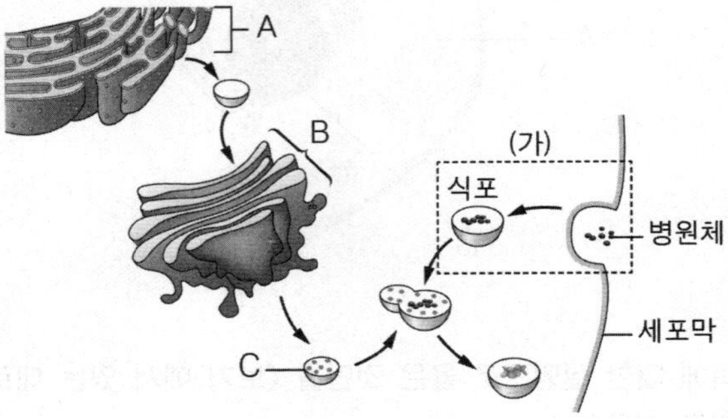

이에 대한 설명으로 옳은 것만을 〈보기〉에서 있는 대로 고른 것은?

보기
ㄱ. A는 거친면 소포체이다.
ㄴ. C에 포함된 가수 분해 효소는 B에서 합성된 것이다.
ㄷ. (가) 과정에서는 에너지가 사용된다.

① ㄱ　② ㄷ　③ ㄱ, ㄴ　④ ㄱ, ㄷ　⑤ ㄱ, ㄴ, ㄷ

유형 014 ▶ 세포의 형태 유지와 운동

065 다음은 식물 세포 구조 중 일부를 나타낸 것이다.

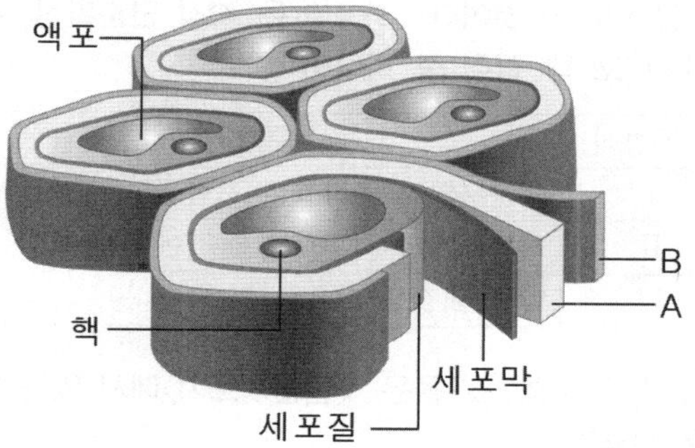

이에 대한 내용으로 옳은 것만을 〈보기〉에서 모두 고른 것은?

보기
ㄱ. A보다 B가 먼저 생성된다.
ㄴ. A보다 B가 더 얇고 유연하다.
ㄷ. A와 B는 전투과성이다.

① ㄱ　　② ㄴ
③ ㄷ　　④ ㄴ, ㄷ
⑤ ㄱ, ㄴ, ㄷ

066 다음은 세포 골격을 이루는 구조물에 대한 학생 A~C의 의견이다.

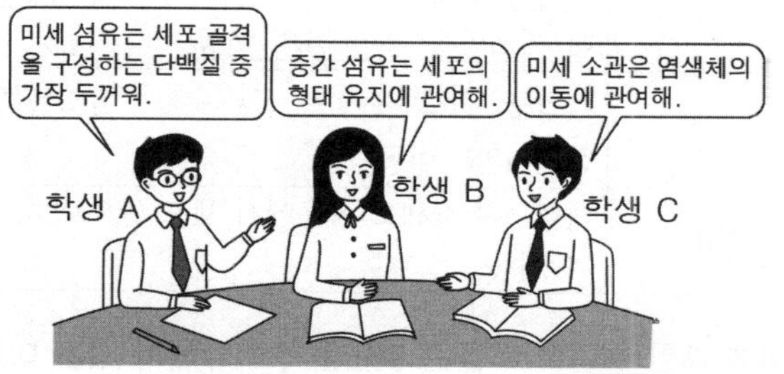
미세 섬유는 세포 골격을 구성하는 단백질 중 가장 두꺼워.
중간 섬유는 세포의 형태 유지에 관여해.
미세 소관은 염색체의 이동에 관여해.
학생 A
학생 B
학생 C

제시한 의견이 옳은 학생만을 있는 대로 고른 것은?

① A　　② C
③ A, B　　④ B, C
⑤ A, B, C

유형 015 ▶ 세포막의 구조와 특성

067 그림은 세포막의 구조를 나타낸 것이다. A ~ D는 각각 단백질, 인지질, 탄수화물, 콜레스테롤 중 하나이다.

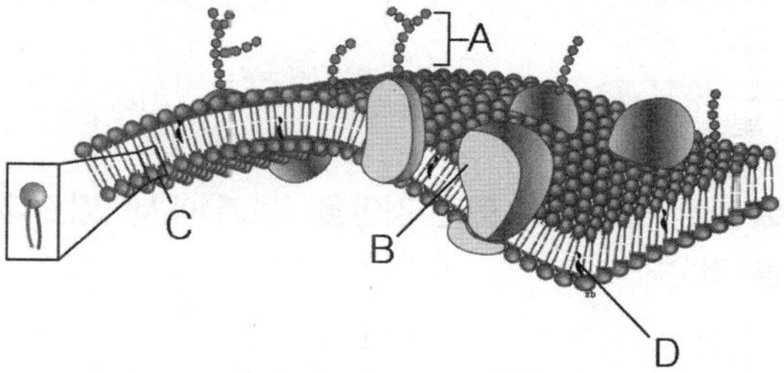

이에 대한 설명으로 옳은 것만을 〈보기〉에서 있는 대로 고른 것은?

보기
ㄱ. A는 탄수화물, B는 단백질이다.
ㄴ. C와 D는 지질에 속한다.
ㄷ. 세포막은 유동성을 가진다.

① ㄱ　　② ㄴ
③ ㄱ, ㄷ　　④ ㄴ, ㄷ
⑤ ㄱ, ㄴ, ㄷ

068 세포막에 대한 설명으로 옳지 <u>않은</u> 것은?

① 유동성이 있다.
② 효소 기능을 하는 막단백질이 있다.
③ 세포 안팎의 물질의 출입을 조절한다.
④ 인지질의 소수성 머리가 바깥쪽을 향한다.
⑤ 막단백질은 세포막을 관통하거나 표면에 붙어있다.

069 그림은 리포솜 내부에 특정 물질을 넣어 인체 내의 세포로 운반해 주는 과정을 나타낸 것이다. A와 B는 각각 리보솜의 내부공간과 리포솜 막 중의 하나이다.

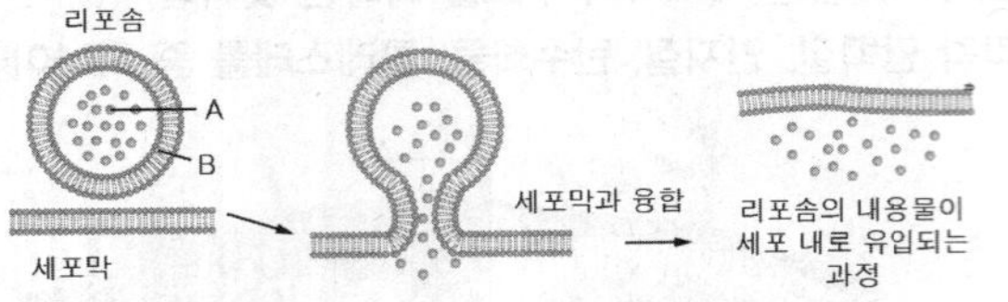

이에 대한 설명으로 옳은 것만을 〈보기〉에서 있는 대로 고른 것은?

보기

ㄱ. 리포솜은 인지질 2중층으로 이루어져 있다.
ㄴ. A에는 주로 지용성 물질을 담아 운반할 수 있다.
ㄷ. 리포솜이 세포막과 융합할 수 있는 것은 막의 인지질이 고정되어 있지 않고 유동성이 있기 때문이다.

① ㄱ ② ㄴ
③ ㄱ, ㄷ ④ ㄴ, ㄷ
⑤ ㄱ, ㄴ, ㄷ

070 그림은 세포막의 구조를 나타낸 것이다. A~C는 인지질, 탄수화물, 막단백질을 순서 없이 나타낸 것이다.

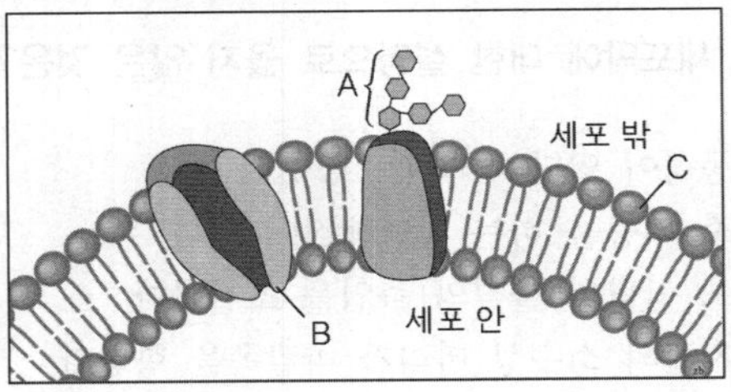

이에 대한 설명으로 옳은 것만을 〈보기〉에서 있는 대로 고른 것은?

보기

ㄱ. A는 세포막의 주성분이다.
ㄴ. B는 물질 수송에 관여한다.
ㄷ. C의 친수성 머리 부분에 인산이 존재한다.

① ㄱ ② ㄷ
③ ㄱ, ㄴ ④ ㄴ, ㄷ
⑤ ㄱ, ㄴ, ㄷ

유형 016 ▶ 세포막을 통한 물질 이동

071 표는 세포막을 통한 물질의 이동방식 Ⅰ~Ⅲ의 특징을 나타낸 것이다. Ⅰ~Ⅲ은 각각 단순확산, 촉진확산, 세포 내 섭취 중 하나이다.

이동방식	특징
Ⅰ	백혈구의 식균작용이 포함된다.
Ⅱ	고농도에서 저농도로 물질이 이동한다.
Ⅲ	막 단백질을 이용한다.

이에 대한 설명으로 옳은 것만을 〈보기〉에서 있는 대로 고른 것은?

보기

ㄱ. Ⅰ은 ATP가 사용된다.
ㄴ. Ⅱ는 단순확산이다.
ㄷ. Na^+-K^+ 펌프를 통한 Na^+의 이동방식은 Ⅲ에 해당한다.

① ㄱ ② ㄷ
③ ㄱ, ㄴ ④ ㄴ, ㄷ
⑤ ㄱ, ㄴ, ㄷ

072 표는 세포막을 통한 물질의 이동 방식 Ⅰ~Ⅲ의 예를 나타낸 것이다. Ⅰ~Ⅲ은 세포내 섭취, 능동 수송, 삼투를 순서 없이 나타낸 것이다.

이동 방식	예
Ⅰ	㉠팽윤 상태의 식물 세포를 고장액에 넣었을 때 세포막을 통한 물의 이동
Ⅱ	적혈구 세포막에 있는 Na^+-K^+ 펌프를 통한 Na^+의 이동
Ⅲ	백혈구의 식세포 작용에서 세포 안으로 세균의 이동

이에 대한 설명으로 옳은 것만을 〈보기〉에서 있는 대로 고른 것은?

보기

ㄱ. ㉠에서 물은 세포 밖으로 유출된다.
ㄴ. Ⅱ는 능동 수송이다.
ㄷ. Ⅲ에서 에너지가 소모된다.

① ㄱ ② ㄷ ③ ㄱ, ㄴ
④ ㄴ, ㄷ ⑤ ㄱ, ㄴ, ㄷ

073 표 (가)는 세포막을 통한 물질의 이동 방식 A ~ C에서 특징 ㉠ ~ ㉢의 유무를, (나)는 ㉠ ~ ㉢을 나타낸 것이다. A ~ C는 각각 단순 확산, 촉진 확산, 능동 수송 중 하나이다.

구분	㉠	㉡	㉢
A	○	ⓐ	×
B	×	○	×
C	○	ⓑ	○

(○ : 있음, × : 없음)

(가)

특징	내용
㉠	막 단백질을 이용
㉡	고농도에서 저농도로 이동
㉢	에너지를 사용

(나)

이에 대한 설명으로 옳은 것만을 〈보기〉에서 있는 대로 고른 것은?

보기

ㄱ. A는 단순 확산이다.
ㄴ. ⓐ는 'ㅇ'이고 ⓑ는 '×'이다.
ㄷ. $Na^{+}-K^{+}$ 펌프를 통한 K^{+}의 이동 방식은 C에 해당한다.

① ㄱ　② ㄴ　③ ㄱ, ㄴ　④ ㄱ, ㄷ　⑤ ㄴ, ㄷ

074 그림 (가)는 세포막을 통한 물질 ㉠과 ㉡의 이동을, (나)는 어떤 세포를 물질 X가 첨가된 배지에서 배양할 때 시간에 따른 세포 안팎의 물질X 농도를 나타낸 것이다.

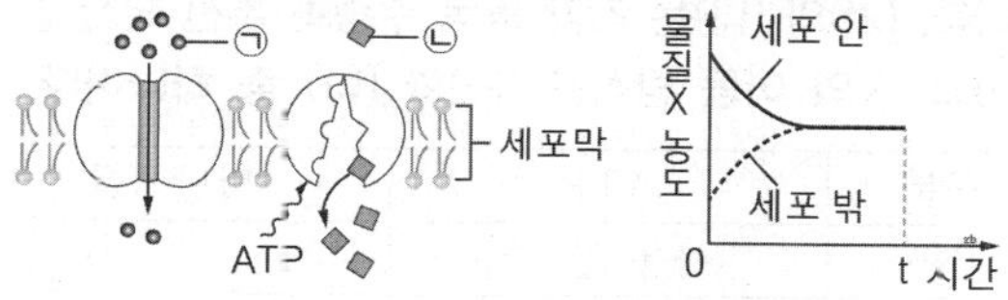

(가)　(나)

이에 대한 설명으로 옳은 것만을 〈보기〉에서 있는 대로 고른 것은?

보기

ㄱ. CO_2는 ㉠에 해당한다.
ㄴ. ㉡과 X가 막을 통해 이동하는 방식은 같다.
ㄷ. (나)에서 t일 때 세포 호흡 저해제를 처리해도 세포 안팎의 X 농도는 변하지 않는다.

① ㄱ　② ㄴ　③ ㄷ　④ ㄱ, ㄴ　⑤ ㄴ, ㄷ

075 그림은 물질 ㉠과 ㉡이 각각 들어 있는 배양액에 세포를 넣은 후 시간에 따른 각 물질의 세포 안 농도를 나타낸 것이다. ㉠과 ㉡의 이동 방식은 각각 촉진 확산과 능동 수송 중 하나이다. C_1은 ㉠의 세포 안과 밖의 농도가 같아졌을 때, C_2는 ㉡의 세포 안과 밖의 농도가 같아졌을 때의 각 물질의 세포 밖 농도이다. 이에 대한 설명으로 옳은 것만을 〈보기〉에서 있는 대로 고른 것은?

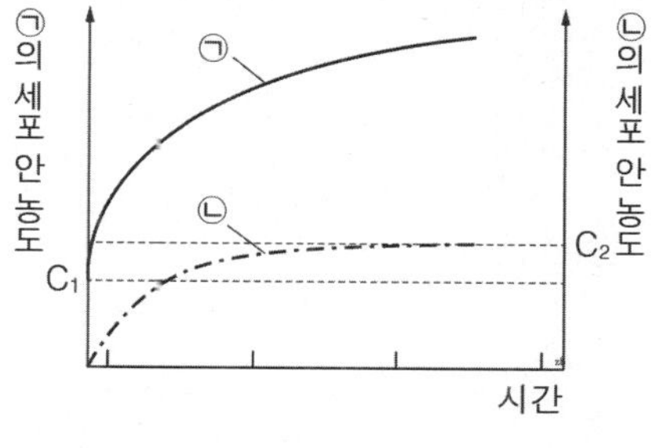

보기

ㄱ. ㉠의 이동에는 에너지가 소모된다.
ㄴ. ㉠과 ㉡의 이동에 모두 단백질이 이용된다.
ㄷ. $Na^{+}-K^{+}$ 펌프를 통한 Na^{+}의 이동 방식은 ㉡의 이동 방식과 같다.

① ㄱ　② ㄴ　③ ㄱ, ㄴ　④ ㄱ, ㄷ　⑤ ㄴ, ㄷ

076 표는 세포막을 통한 물질 이동 방식 (가)와 (나)의 특징을, 그림은 물질 X가 들어 있는 배양액에 세포를 넣은 후 시간에 따른 X의 세포 안과 밖의 농도를 나타낸 것이다. (가)와 (나)는 각각 능동 수송과 촉진 확산 중 하나이고, X의 이동 방식은 (가)와 (나) 중 하나이다.

구분	ATP	막단백질
(가)	사용 안 함	㉠
(나)	사용함	사용함

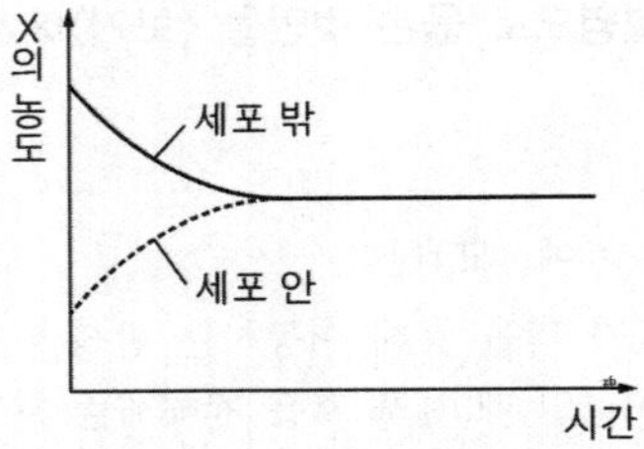

이에 대한 설명으로 옳은 것만을 〈보기〉에서 있는 대로 고른 것은?

보기

ㄱ. ㉠은 '사용안함' 이다.
ㄴ. X의 이동 방식은 (가)이다.
ㄷ. Na^+-K^+ 펌프를 통한 Na^+의 이동 방식은 (나)이다.

① ㄱ ② ㄴ
③ ㄱ, ㄷ ④ ㄴ, ㄷ
⑤ ㄱ, ㄴ, ㄷ

유형 017 ▶ 확산

077 그림은 동물 세포에서 세포막을 통한 물질의 이동 방식을 나타낸 것이다. (가), (나)는 각각 단순 확산, 촉진 확산 중 하나이다.

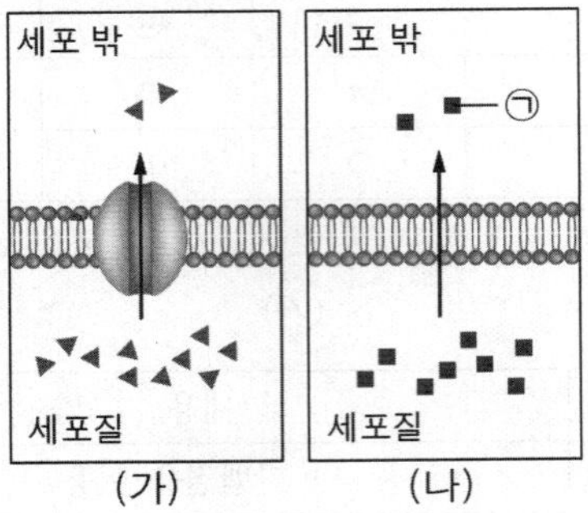

이에 대한 설명으로 옳은 것만을 〈보기〉에서 있는 대로 고른 것은?

보기

ㄱ. (가)는 단순 확산이다.
ㄴ. ㉠은 에너지를 사용하지 않고 이동한다.
ㄷ. 산소와 이산화탄소는 (나)의 방식으로 이동한다.

① ㄱ ② ㄴ
③ ㄱ, ㄷ ④ ㄴ, ㄷ
⑤ ㄱ, ㄴ, ㄷ

유형 018 ▶ 삼투

078 그림 (가)는 고장액에 있던 식물 세포를 저장액에 넣었을 때 세포의 부피에 따른 팽압과 삼투압을, (나)의 ㉠과 ㉡은 이 세포의 부피가 V_1과 V_2일 때의 모습을 순서 없이 나타낸 것이다. A와 B는 각각 팽압과 삼투압 중 하나이다.

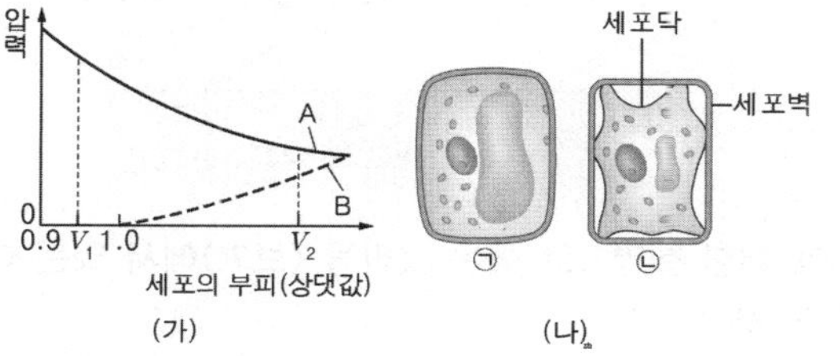

이에 대한 설명으로 옳은 것만을 〈보기〉에서 있는 대로 고른 것은?

보기

ㄱ. ㉠은 팽윤 상태이다.
ㄴ. ㉡은 V_1일 때의 세포이다.
ㄷ. 이 세포의 팽압은 V_1일 때가 V_2일 때보다 크다.

① ㄱ　② ㄴ　③ ㄱ, ㄴ
④ ㄴ, ㄷ　⑤ ㄱ, ㄴ, ㄷ

079 그림 (가)는 등장액에서의 어떤 식물 세포를, (나)는 이 세포를 저장액에 넣은 후 시간에 따른 흡수력과 팽압의 변화를 나타낸 것이다.

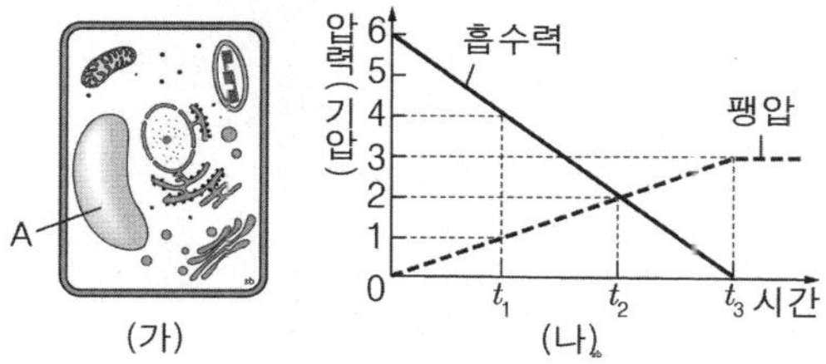

이에 대한 설명으로 옳은 것만을 〈보기〉에서 있는 대로 고른 것은?

보기

ㄱ. A는 액포이다.
ㄴ. t_1일 때 세포의 삼투압은 3기압이다.
ㄷ. t_2에서 t_3가 될 때 A의 크기는 작아진다.

① ㄱ　② ㄷ　③ ㄱ, ㄴ
④ ㄴ, ㄷ　⑤ ㄱ, ㄴ, ㄷ

080 삼투에 대한 설명으로 옳은 것만을 〈보기〉에서 있는 대로 고른 것은?

보기

ㄱ. 사람의 적혈구를 저장액에 넣으면 적혈구가 용혈된다.
ㄴ. 반투과성 막을 경계로 용질의 농도가 높은 곳에서 용질의 농도가 낮은 곳으로 용매가 이동한다.
ㄷ. 삼투에 의해 세포 안과 밖의 용질의 농도 차는 증가한다.

① ㄱ　② ㄷ
③ ㄱ, ㄴ　④ ㄴ, ㄷ
⑤ ㄱ, ㄴ, ㄷ

081 그림은 반투과성 막을 사이에 두고 설탕 용액의 농도를 서로 다르게 했을 때 일정 시간 경과 후 일어난 변화를 나타낸 것이다.

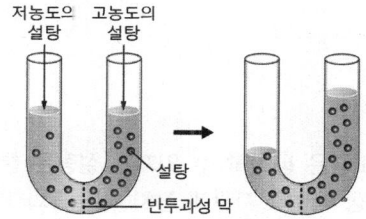

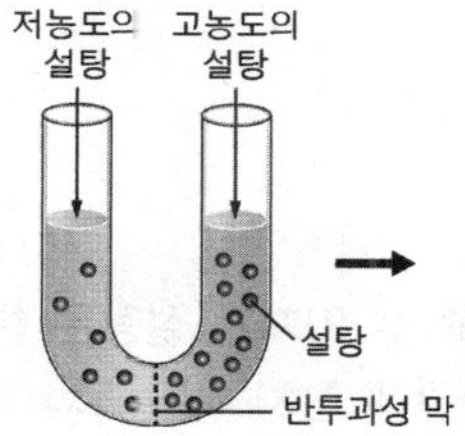

이에 대한 설명으로 옳은 것만을 〈보기〉에서 있는 대로 고른 것은?

보기

ㄱ. 설탕과 물은 모두 반투과성 막을 통과한다.
ㄴ. 이동하는 물의 양은 설탕의 농도 차이에 영향을 받는다.
ㄷ. 설탕의 농도가 낮은 곳에서 높은 곳으로 물 분자가 이동하였다.
ㄹ. 시간이 지날수록 반투과성 막을 경계로 설탕의 농도 차이는 커진다.

① ㄱ, ㄴ　② ㄱ, ㄷ　③ ㄴ, ㄷ
④ ㄴ, ㄹ　⑤ ㄷ, ㄹ

082 그림은 사람의 정상 적혈구를 농도가 서로 다른 NaCl수용액 A~C에 각각 넣고 일정 시간이 지난 후 적혈구의 상태를 나타낸 것이다.

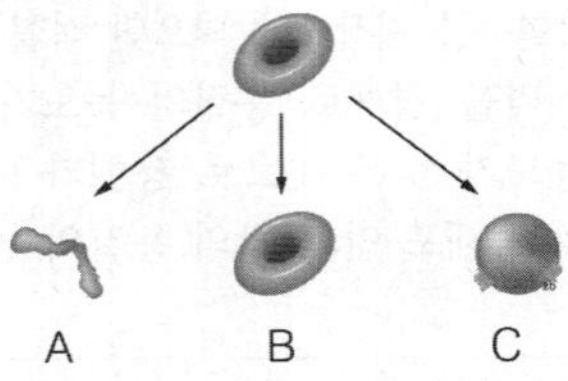

이에 대한 설명으로 옳은 것만을 〈보기〉에서 있는 대로 고른 것은?

보기

ㄱ. A용액은 고장액이다.
ㄴ. 다른 동물의 적혈구를 B용액에 넣었을 때 적혈구가 쭈그러들었다면 이 동물의 체액은 사람의 체액보다 삼투압이 높다.
ㄷ. C용액에서 용혈현상이 나타난다.

① ㄱ　② ㄷ　③ ㄱ, ㄴ　④ ㄱ, ㄷ　⑤ ㄱ, ㄴ, ㄷ

083 포도당은 통과할 수 있지만 설탕은 통과되지 않는 반투과성 막을 U자관에 장치하고, A와 B에 그림과 같이 포도당과 설탕을 넣어준다.

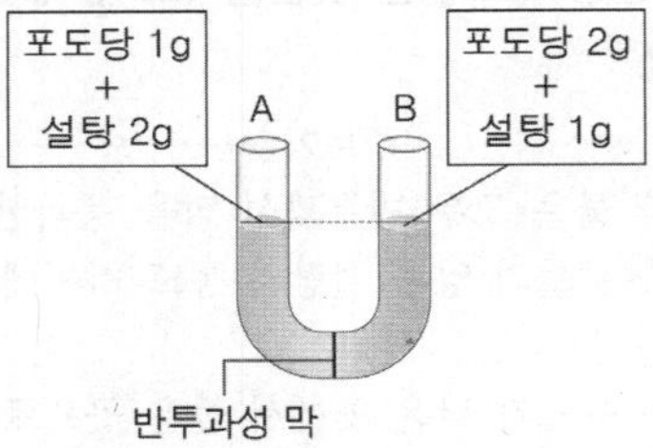

이에 대한 설명으로 옳은 것만을 〈보기〉에서 있는 대로 고른 것은?

보기

ㄱ. A의 수면이 상승한다.
ㄴ. A와 B에서 설탕의 양이 같아진다.
ㄷ. 물은 A에서 B로의 이동이 일어나지 않는다.

① ㄱ　② ㄷ　③ ㄱ, ㄴ　④ ㄴ, ㄷ　⑤ ㄱ, ㄴ, ㄷ

084 그림은 고장액에 넣어 원형질 분리가 일어난 식물 세포를 저장액에 넣었을 때, 세포의 부피에 따른 팽압과 흡수력을 나타낸 것이다. A와 B는 각각 팽압과 흡수력 중 하나이다.

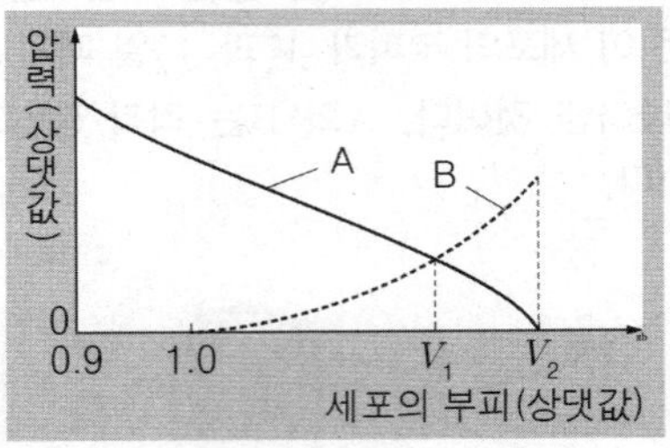

이에 대한 설명으로 옳은 것만을 〈보기〉에서 있는 대로 고른 것은?

보기

ㄱ. A는 흡수력이다.
ㄴ. V_1일 때, 삼투압은 팽압보다 작다.
ㄷ. V_2일 때, 식물 세포에서 물(H_2O)의 출입이 없다.

① ㄱ　② ㄴ　③ ㄷ　④ ㄱ, ㄴ　⑤ ㄴ, ㄷ

유형 019 ▶ 능동 수송

085 그림은 세포막을 통해 물질이 이동하는 3가지 방식을 나타낸 것이다. (가) ~ (다)는 각각 능동 수송, 단순 확산, 촉진 확산 중 하나이다.

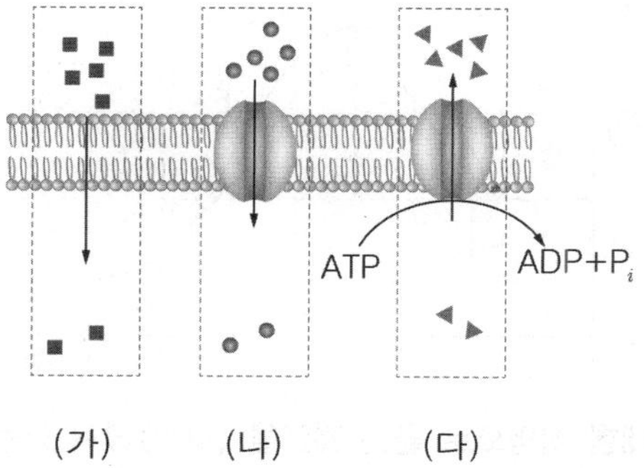

이에 대한 설명으로 옳은 것만을 〈보기〉에서 있는 대로 고른 것은?

보기

ㄱ. (가)는 분자 크기가 작을수록, 온도가 높을수록 이동 속도가 빠르다.
ㄴ. (나)는 물질의 농도 차가 커질수록 이동 속도가 계속 증가한다.
ㄷ. (다)는 세포 안팎의 농도를 같게 해준다.

① ㄱ ② ㄴ ③ ㄱ, ㄴ ④ ㄱ, ㄷ ⑤ ㄱ, ㄴ, ㄷ

유형 020 ▶ 세포내 섭취와 세포외 배출

086 그림 (가)와 (나)는 서로 다른 방식으로 세도막을 통해 물질이 이동하는 모습을 나타낸 것이다.

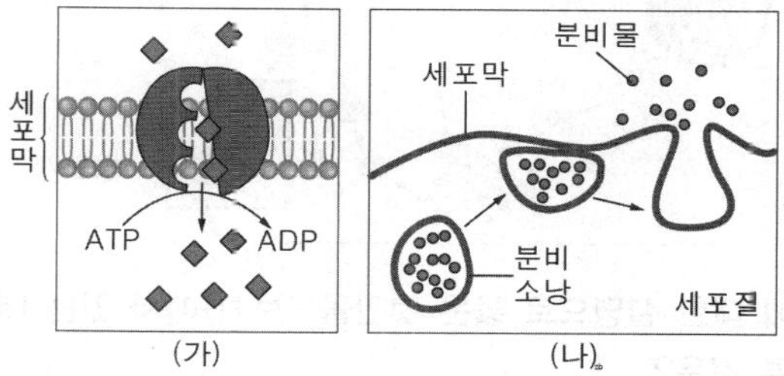

이에 대한 설명으로 옳은 것만을 〈보기〉에서 있는 대로 고른 것은?

보기

ㄱ. (가)와 같은 방법에 의해 물질은 항상 농도 기울기에 따라 이동한다.
ㄴ. (나)에 의한 굴질 이동이 활발하면 세포막의 면적이 증가한다.
ㄷ. 이자 세포에서 인슐린을 방출할 때 (나)와 같은 이동 방식을 이용한다.

① ㄱ ② ㄴ ③ ㄷ ④ ㄴ, ㄷ ⑤ ㄱ, ㄴ, ㄷ

087 다음은 세포막을 통한 물질 이동 과정을 나타낸 것이다.

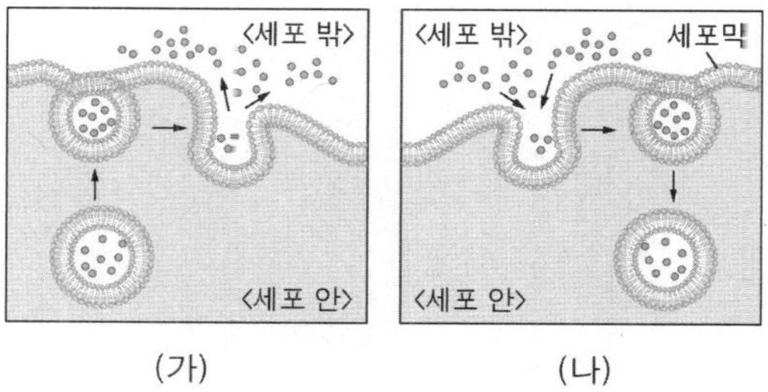

이에 대한 내용으로 옳은 것만을 〈보기〉에서 모두 고른 것은?

보기

ㄱ. (가), (나)는 Na^+-K^+펌프와 같이 ATP를 소모하는 물질 이동 방법이다.
ㄴ. (가)는 식세포 작용과 음세포 작용으로 나눌 수 있다.
ㄷ. (나)와 같은 방식으로 백혈구의 식균 작용이 일어난다.

① ㄱ ② ㄴ ③ ㄱ, ㄴ ④ ㄱ, ㄷ ⑤ ㄱ, ㄴ, ㄷ

088 그림은 동물 세포에서 일어나는 리소좀의 형성과 세포 내 소화 과정을 나타낸 것이다. ㉠ ~ ㉢은 각각 골지체, 리소좀, 거친면 소포체 중 하나이다.

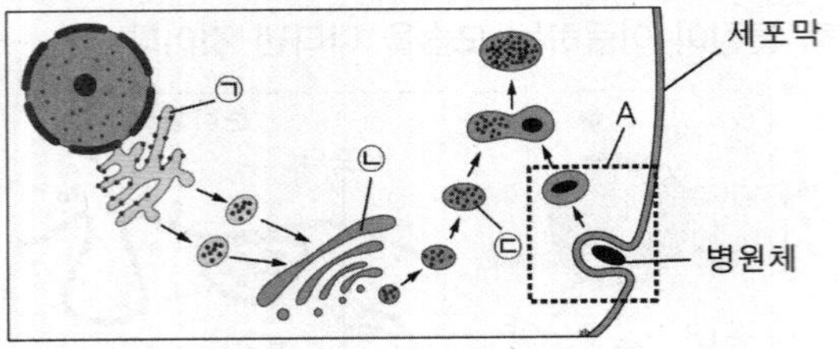

이에 대한 설명으로 옳은 것만을 〈보기〉에서 있는 대로 고른 것은?

보기
ㄱ. ㉠은 골지체이다. ㄴ. ㉢에는 가수 분해 효소가 들어 있다. ㄷ. 과정 A는 세포 내 섭취이다.

① ㄱ ② ㄷ
③ ㄱ, ㄴ ④ ㄴ, ㄷ
⑤ ㄱ, ㄴ, ㄷ

유형 021 ▶ 효소의 작용과 특성

089 그림은 어떤 화학 반응에서 효소가 있을 때와 없을 때, 무기 촉매가 있을 때의 에너지 변화를 나타낸 것이다.

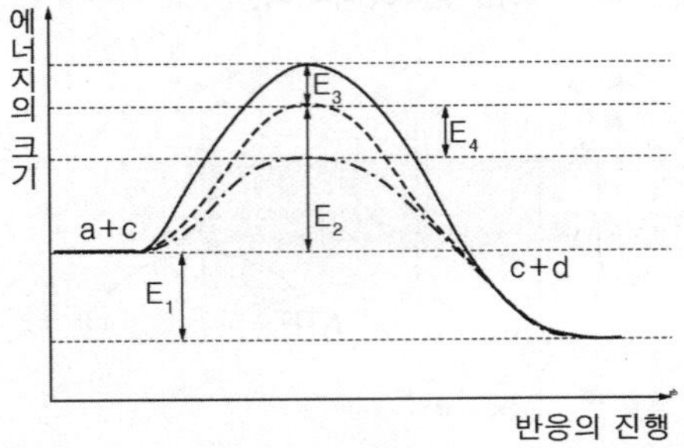

이에 대한 설명으로 옳은 것만을 〈보기〉에서 있는 대로 고른 것은?

보기
ㄱ. 흡열 반응이다. ㄴ. 무기 촉매가 있을 때의 활성화 에너지는 E_2이다. ㄷ. 효소가 있을 때 활성화 에너지는 E_2-E_4이다. ㄹ. E_1은 반응열로 효소가 있을 때는 낮아진다.

① ㄱ, ㄴ, ㄷ ② ㄴ, ㄷ, ㄹ
③ ㄴ, ㄷ ④ ㄴ, ㄹ
⑤ ㄷ, ㄹ

090 그림은 어떤 화학 반응에서 효소가 있을 때와 없을 때의 에너지 변화를 나타낸 것이다.

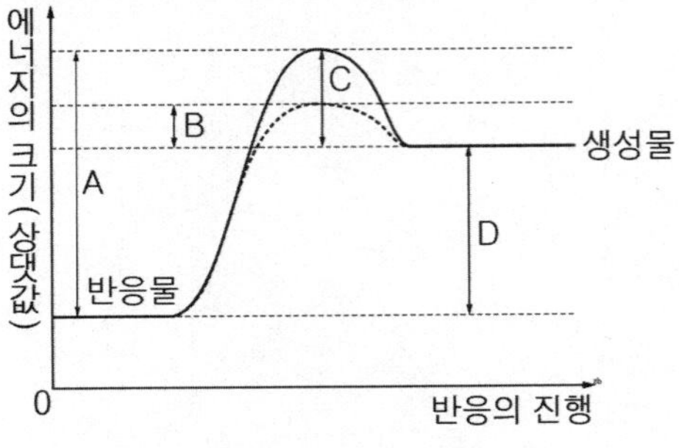

이에 대한 설명으로 가장 옳지 않은 것은?

① 이 반응은 흡열 반응이다.
② 효소는 D를 변화시킬 수 없다.
③ 효소가 없을 때의 활성화 에너지는 A이다.
④ 광합성에서 이와 같은 반응의 진행을 보인다.
⑤ 가수분해 반응은 이와 같은 반응의 진행을 보이며 생성물보다 반응물의 에너지가 크다.

091 그림은 어떤 효소의 작용을 나타낸 것이다. ㉠~㉣은 기질, 보조인자, 생성물, 주효소를 순서 없이 나타낸 것이다.

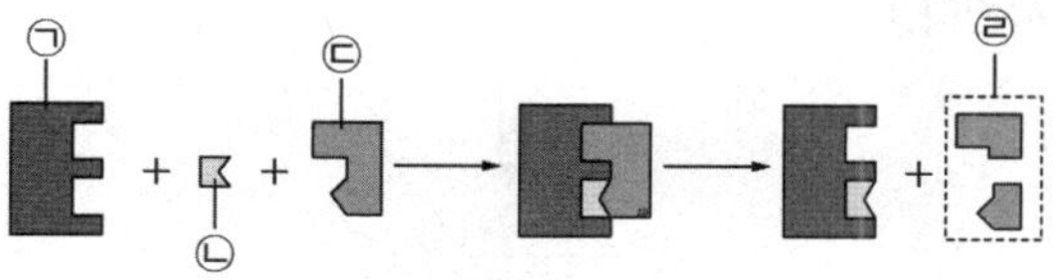

이에 대한 설명으로 옳은 것만을 〈보기〉에서 있는 대로 고른 것은?

보기
ㄱ. ㉠은 열에 약하다.
ㄴ. 효소–기질 복합체를 형성한 후에 ㉣이 생성된다.
ㄷ. ㉡에 ㉢이 결합하여 완전한 활성을 갖는 전효소가 된다.

① ㄱ
② ㄴ
③ ㄷ
④ ㄱ, ㄴ
⑤ ㄴ, ㄷ

092 그림 (가)는 어떤 효소의 작용을, (나)는 이 효소가 있을 때와 없을 때 화학 반응에서의 에너지 변화를 나타낸 것이다. ㉠~㉢은 효소, 기질, 효소·기질 복합체를 순서 없이 나타낸 것이다.

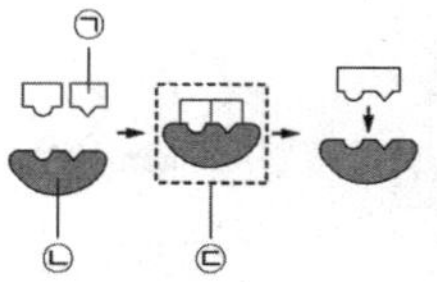

(가)

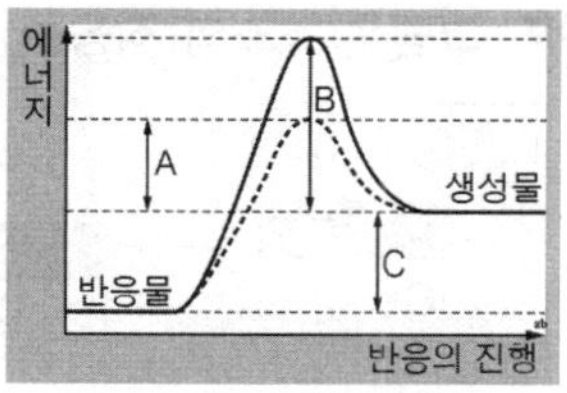

(나)

이에 대한 설명으로 옳은 것만을 〈보기〉에서 있는 대로 고른 것은?

보기
ㄱ. ㉠은 기질, ㉡은 효소이다.
ㄴ. ㉡의 양을 증가시키면 (나)에서 A+C의 값이 감소한다.
ㄷ. (나)에서 효소가 없을 때 활성화에너지는 A+B+C이다.

① ㄱ
② ㄷ
③ ㄱ, ㄴ
④ ㄴ, ㄷ
⑤ ㄱ, ㄴ, ㄷ

093 그림 (가)는 어떤 효소 반응에서 효소의 농도가 일정할 때 물질 ㉠~㉢의 농도 변화를, (나)는 (가)에서 t_1과 t_2시점의 효소와 기질 상태를 순서 없이 나타낸 것이다. ㉠~㉢은 각각 유리된 상태의 효소, 효소–기질 복합체, 생성물 중 하나이며, A와 B는 각각 t_1과 t_2중 한 시점의 상태이다.

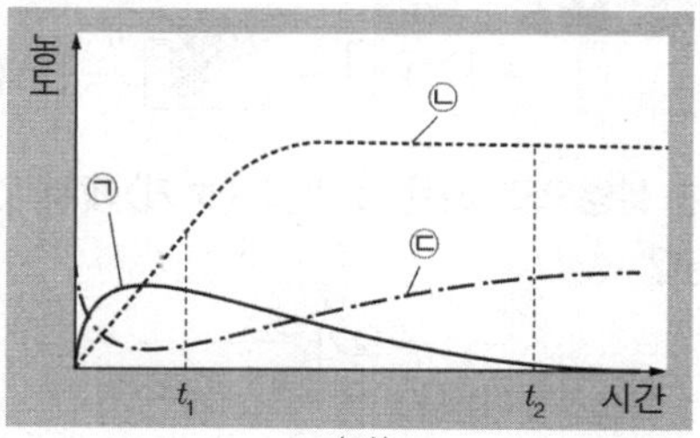

(가)

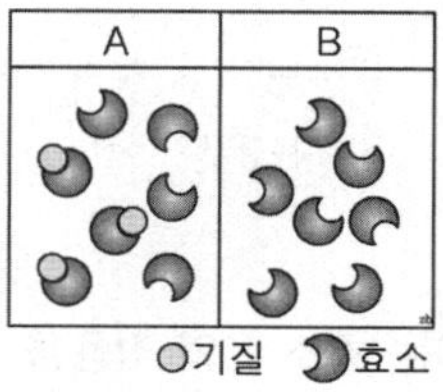

(나)

이에 대한 설명으로 옳은 것만을 〈보기〉에서 있는 대로 고른 것은?

보기
ㄱ. ㉠은 유리된 상태의 효소이다.
ㄴ. t_1에서 A가 관찰된다.
ㄷ. t_2일 때 기질을 첨가하면 ㉢이 다시 증가한다.

① ㄱ
② ㄴ
③ ㄷ
④ ㄱ, ㄷ
⑤ ㄴ, ㄷ

유형 022 ▶ 효소의 구성과 종류

094 그림은 어떤 효소 반응의 여부를 나타낸 것이다. A ~ C는 각각 주효소, 보조 인자, 기질 중 하나이다.

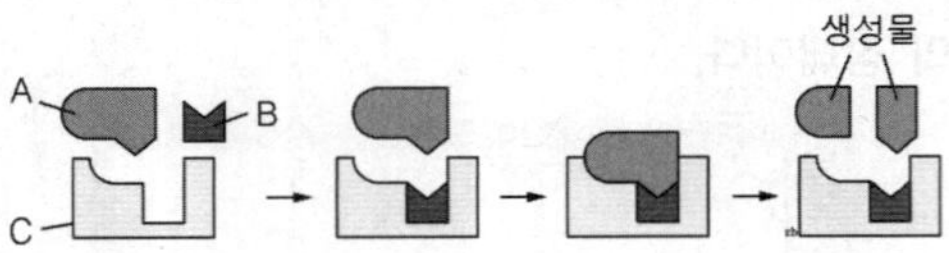

이에 대한 설명으로 옳은 것만을 〈보기〉에서 있는 대로 고른 것은?

보기
ㄱ. B는 보조 인자이다. ㄴ. C에 활성 부위가 있다. ㄷ. A와 B는 모두 재사용된다.

① ㄱ ② ㄴ ③ ㄷ
④ ㄱ, ㄴ ⑤ ㄴ, ㄷ

095 그림 (가)는 효소 X의 작용을, (나)는 X가 관여하는 반응에서 시간에 따른 반응액 내 물질 A ~ D의 농도를 나타낸 것이다. ㉠ ~ ㉤은 각각 기질, 보조 인자, 생성물, 주효소, 효소·기질 복합체 중 하나이고, A ~ D는 각각 ㉠, ㉡, ㉣, ㉤ 중 하나이다.

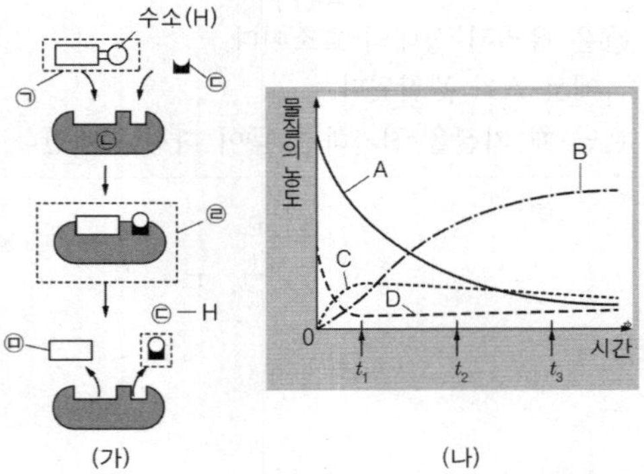

(가) (나)

이에 대한 설명으로 옳은 것만을 〈보기〉에서 있는 대로 고른 것은?

보기
ㄱ. X는 가수분해 효소이다. ㄴ. $\frac{\text{㉡의 농도}}{\text{㉣의 농도}}$는 t_1일 때가 t_2일 때보다 크다. ㄷ. 반응 속도는 t_1일 때가 t_3일 때보다 빠르다.

① ㄱ ② ㄴ ③ ㄷ
④ ㄴ, ㄷ ⑤ ㄱ, ㄴ, ㄷ

096 그림은 효소액을 셀로판 주머니에 담고 셀로판 주머니를 물에 넣은 후 충분한 시간이 지난 모습을 나타낸 것이다. (단, 셀로판 주머니는 크기가 작은 분자를 통과시킨다.)

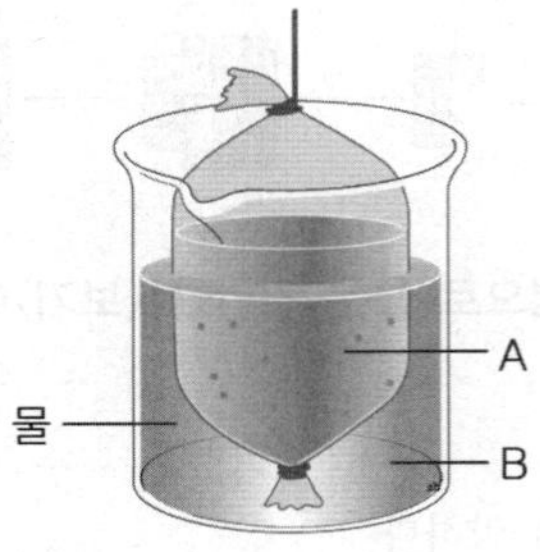

이에 대한 설명으로 옳은 것만을 〈보기〉에서 있는 대로 고른 것은?

보기
ㄱ. A에 포함된 성분은 열에 강하다. ㄴ. B에서 조효소가 발견된다. ㄷ. 보조인자만으로 효소활성을 나타낼 수 있다.

① ㄱ ② ㄴ
③ ㄱ, ㄷ ④ ㄴ, ㄷ
⑤ ㄱ, ㄴ, ㄷ

097 그림은 효소의 작용을 나타낸 것이다.

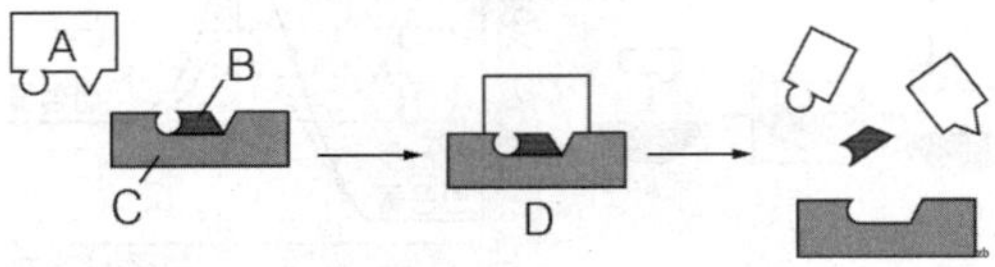

이에 대한 설명으로 옳은 것만을 〈보기〉에서 있는 대로 고른 것은?

보기
ㄱ. A는 주효소, D는 효소·기질 복합체이다. ㄴ. B는 비단백질 부분으로 촉매 작용에 반드시 필요하다. ㄷ. C의 주성분은 pH와 온도의 영향을 많이 받는다.

① ㄱ ② ㄷ
③ ㄱ, ㄴ ④ ㄴ, ㄷ
⑤ ㄱ, ㄴ, ㄷ

098 그림 (가)는 어떤 효소에 의한 반응을, (나)는 (가)에서의 에너지 변화를 나타낸 것이다.

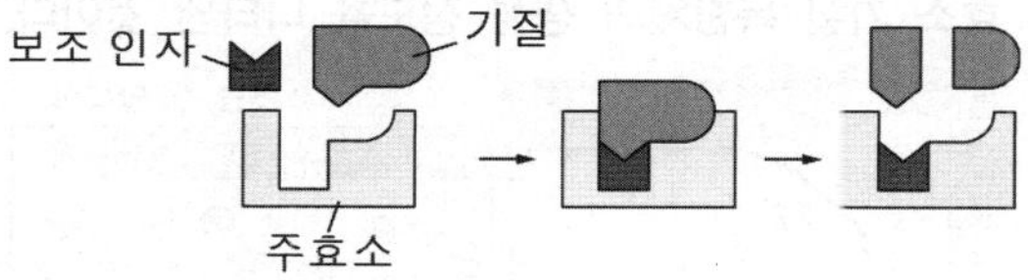

(가)

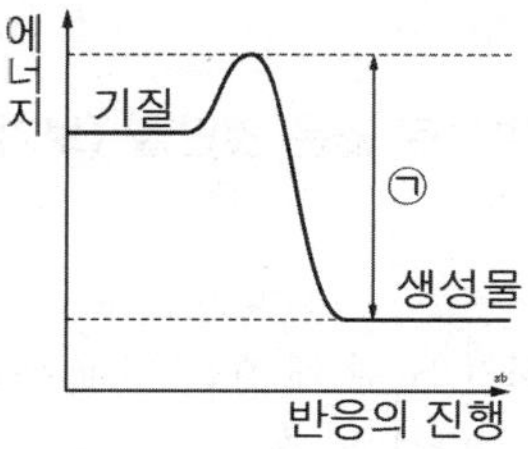

(나)

이에 대한 설명으로 옳은 것만을 〈보기〉에서 있는 대로 고른 것은?

보기
ㄱ. 이 효소는 이성질화 효소이다.
ㄴ. 보조 인자는 주효소보다 열에 강하다.
ㄷ. 이 효소에 의한 반응의 활성화 에너지는 ㉠이다.

① ㄴ
② ㄷ
③ ㄱ, ㄴ
④ ㄴ, ㄷ
⑤ ㄱ, ㄴ, ㄷ

099 그림은 알코올 발효에 관여하는 어떤 효소액을 셀로판 주머니를 이용하여 주머니 내액(A)과 주머니 외액(B)으로 분리한 것을, 표는 A와 B를 이용한 실험과 결과를 나타낸 것이다.

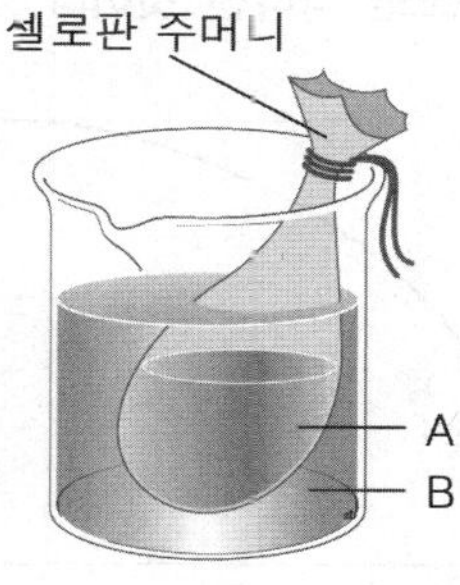

구분	처리	결과
실험1	A+포도당 용액	X
실험2	B+포도당 용액	X
실험3	A+B+포도당 용액	O
실험4	가열한 A+B+포도당 용액	X
실험5	가열한 B+A+포도당 용액	O

(O: 알코올 발효가 일어남, X: 알코올 발효가 일어나지 않음)

이 실험에 대한 설명으로 옳은 것만을 〈보기〉에서 있는 대로 고른 것은?

보기
ㄱ. A는 혼자서도 효소로서의 작용을 할 수 있다.
ㄴ. B는 대체로 열에 강하고 여러 가지 주효소의 작용에 관여할 수 있다.
ㄷ. 소화효소를 제외한 대부분의 효소는 B와 함께 있어야만 촉매 작용을 할 수 있다.

① ㄱ
② ㄴ
③ ㄷ
④ ㄱ, ㄴ
⑤ ㄴ, ㄷ

유형 023 ▶ 효소의 작용에 영향을 미치는 요인

100 **그림은 효소의 농도가 일정할 때 기질 농도에 따른 초기 반응 속도를 나타낸 것이다.**

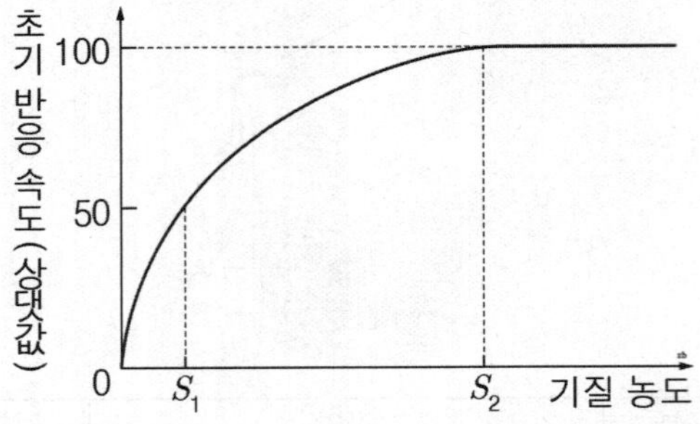

이에 대한 설명으로 옳은 것만을 ⟨보기⟩에서 있는 대로 고른 것은?(단, 제시된 조건 이외의 다른 조건은 동일하다.)

보기
ㄱ. 기질의 농도가 증가함에 따라 초기 반응 속도는 계속 증가한다. ㄴ. S_1일 때 기질 농도가 증가하면 초기 반응 속도가 증가한다. ㄷ. S_2일 때 효소를 첨가하면 초기 반응 속도가 증가한다.

① ㄱ ② ㄴ ③ ㄱ, ㄷ ④ ㄴ, ㄷ ⑤ ㄱ, ㄴ, ㄷ

101 **그림 (가)는 말테이스의 농도가 일정할 때 엿당 농도에 따른 초기 반응 속도를, (나)는 (가)의 한 시점에서 효소·기질 복합체의 생성 정도를 나타낸 것이다.**

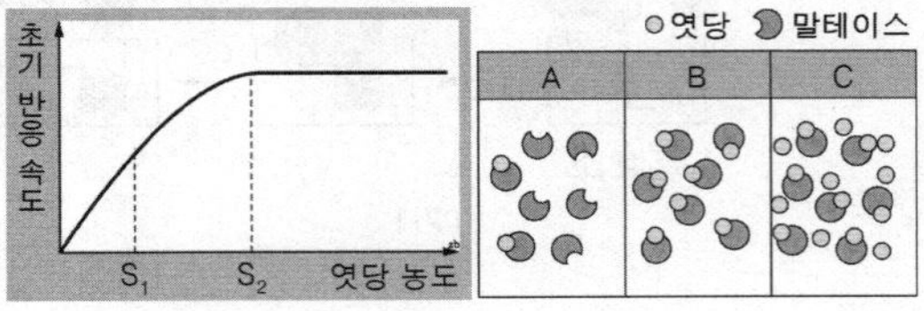

(가) (나)

이에 대한 설명으로 옳은 것만을 ⟨보기⟩에서 있는 대로 고른 것은?

보기
ㄱ. 엿당 농도가 S_1일 때 효소·기질 복합체의 생성 정도는 A에 해당한다. ㄴ. 엿당 농도가 S_2일 때 말테이스를 더 넣어주면 초기 반응 속도가 증가한다. ㄷ. 엿당 농도가 S_2이상이면 엿당의 농도는 포도당의 생성 속도에 영향을 주지 않는다.

① ㄴ ② ㄷ ③ ㄱ, ㄴ ④ ㄱ, ㄷ ⑤ ㄱ, ㄴ, ㄷ

102 **그림 (가)는 사람의 소화 효소 A ~ C의 pH에 따른 반응 속도를, (나)는 A ~ C 중 한 효소를 pH 조건을 달리하면서 기질과 반응시켰을 때 시간에 따른 기질의 양을 나타낸 것이다.**

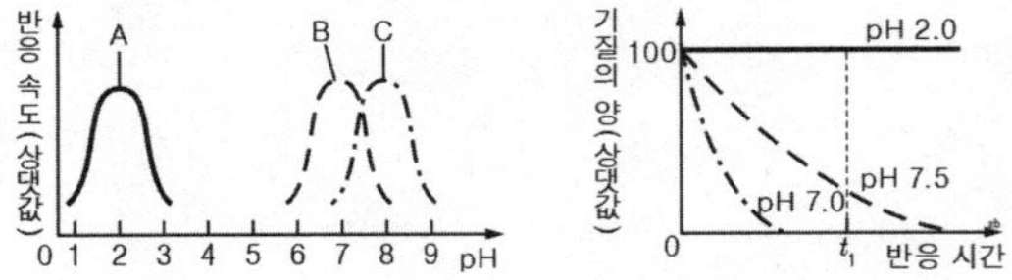

(가) (나)

이에 대한 설명으로 옳은 것만을 ⟨보기⟩에서 있는 대로 고른 것은?(단, (나)에서 pH 조건을 제외한 다른 조건은 동일하다.)

보기
ㄱ. (가)에서 $\frac{\text{B의 반응속도가 최대일 때 pH}}{\text{A의 반응속도가 최대일 때 pH}} > 1$이다. ㄴ. (나)에서 t_1일 때 생성물의 양이 가장 많은 조건은 pH 7.0이다. ㄷ. (나)에서 사용된 효소는 A이다.

① ㄱ ② ㄴ ③ ㄱ, ㄴ ④ ㄱ, ㄷ ⑤ ㄱ, ㄴ, ㄷ

103 그래프는 효소 X에 의한 반응에서 생성물의 총량을 시간에 따라 나타낸 것이다. t_2시점에 물질 ㉠을 첨가하였으며, ㉠은 효소 X와 기질 중 하나이다.

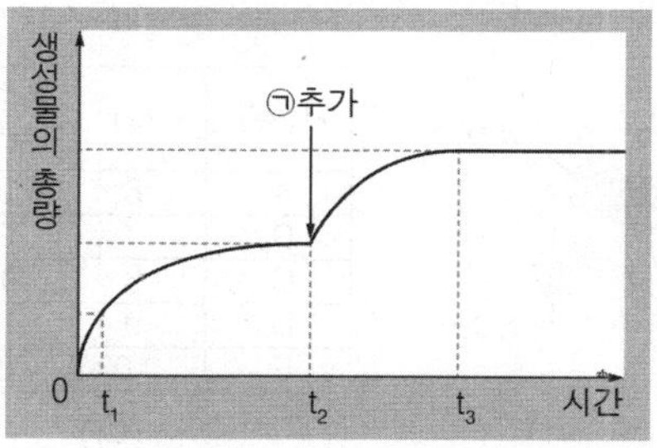

보기

ㄱ. ㉠는 기질이다.
ㄴ. $t_1 \sim t_3$ 중 반응 속도는 t_1일 때 가장 크다.
ㄷ. 효소-기질 복합체의 양은 t_2보다 t_3일 때 더 많다.

① ㄱ ② ㄷ
③ ㄱ, ㄴ ④ ㄴ, ㄷ
⑤ ㄱ, ㄴ, ㄷ

104 그림은 어떤 효소가 관여하는 반응에서 시간에 따른 반응액 내 물질 ㉠~㉢의 농도를 나타낸 것이다. ㉠~㉢은 효소·기질 복합체, 효소, 기질을 순서 없이 나타낸 것이다.

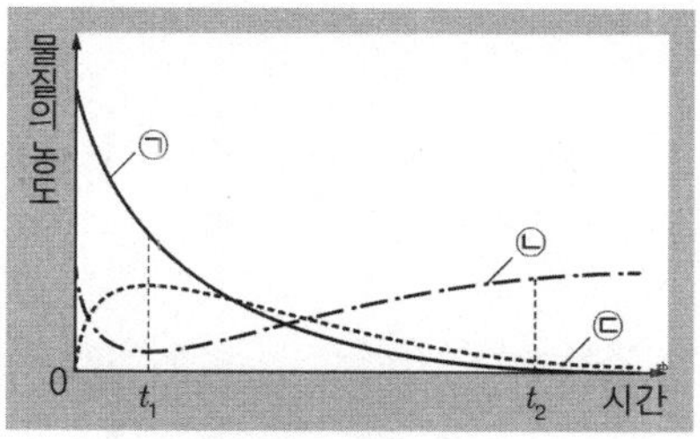

이에 대한 설명으로 옳은 것만을 〈보기〉에서 있는 대로 고른 것은?

보기

ㄱ. ㉠은 효소, ㉡은 기질이다.
ㄴ. 반응 속도는 t_1일 때가 t_2일 때보다 더 빠르다.
ㄷ. t_2일 때, 기질을 추가로 첨가하면 ㉢이 증가한다.

① ㄱ ② ㄴ
③ ㄱ, ㄴ ④ ㄴ, ㄷ
⑤ ㄱ, ㄴ, ㄷ

유형 024 ▶ 저해제가 효소의 작용에 미치는 영향

105 표 (가)는 효소 X에 의한 반응에서 경쟁적 저해제가 있을 때와 없을 때 기질 농도에 따른 초기 반응 속도를 나타낸 것이다. (나)는 효소 X에 의한 반응에서 생성물의 총량을 시간에 따라 나타낸 것이다. t_2 시점에 물질 A를 추가하였으며, A는 효소와 기질 중 하나이다.

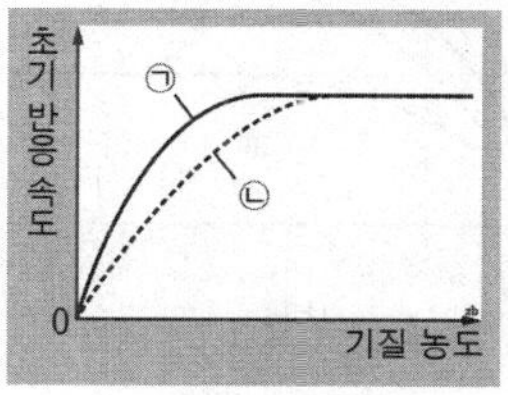

(가)

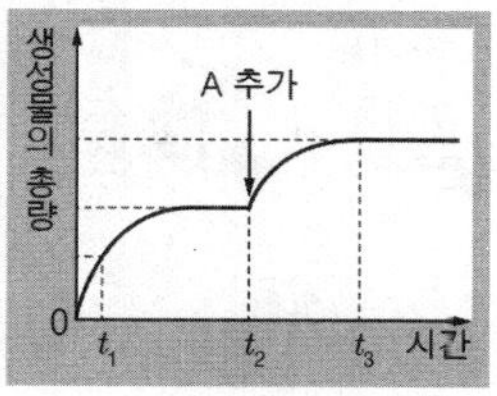

(나)

이에 대한 설명으로 옳은 것만을 〈보기〉에서 있는 대로 고른 것은?

보기

ㄱ. (가)에서 ㉡은 경쟁적 저해제가 있을 때의 초기 반응 속도이다.
ㄴ. (나)에서 A는 효소 X이다.
ㄷ. (나)에서 효소-기질 복합체의 양은 t_1에서보다 t_3에서가 많다.

① ㄱ ② ㄴ
③ ㄱ, ㄷ ④ ㄴ, ㄷ
⑤ ㄱ, ㄴ, ㄷ

106 그림 (가)는 효소 X에 의한 반응에서 저해제 ㉠의 작용을, (나)는 X에 의한 반응에서 조건 Ⅰ~Ⅲ일 때 기질 농도에 따른 초기 반응 속도를 나타낸 것이다. Ⅰ은 저해제를 첨가하지 않고, Ⅱ와 Ⅲ는 서로 다른 저해제를 첨가하였으며 둘 중 하나는 ㉠을 첨가한 조건이다. ㉠은 경쟁적 저해제, 비경쟁적 저해제 중 하나이다.

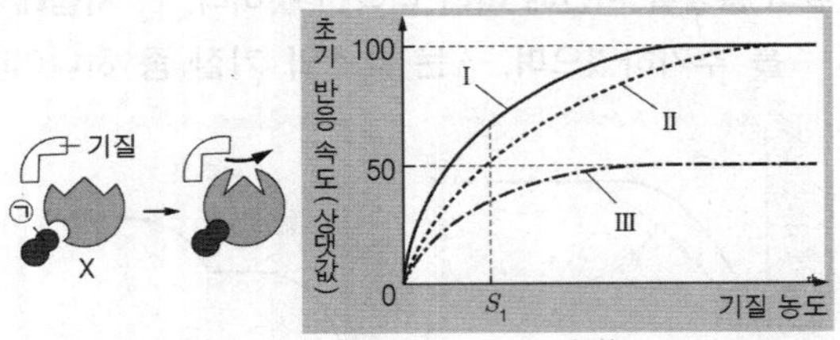

(가) (나)

이에 대한 설명으로 옳은 것만을 〈보기〉에서 있는 대로 고른 것은?(단, 제시된 조건 이외의 다른 조건은 동일하다.)

보기

ㄱ. ㉠은 비경쟁적 저해제이다.

ㄴ. Ⅲ는 ㉠을 첨가한 조건이다.

ㄷ. S_1일 때 $\frac{\text{기질과 결합한 X의 수}}{\text{X의 총수}}$는 Ⅰ에서가 Ⅱ에서보다 작다.

① ㄱ ② ㄷ ③ ㄱ, ㄴ ④ ㄴ, ㄷ ⑤ ㄱ, ㄴ, ㄷ

107 그림은 효소에 의한 반응 과정의 일부를, 표는 pH조건을 달리한 5개의 시험관(A~E)에 말테이스와 엿당을 넣은 후 포도당 생성 속도를 측정한 결과를 나타낸 것이다.

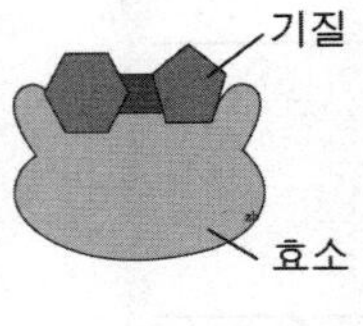

(가)

시험관	pH	생성속도(상댓값)
A	6	0.2
B	7	0.7
C	8	1.0
D	9	0.6
E	10	0.1

(나)

이에 대한 설명으로 옳은 것만을 〈보기〉에서 있는 대로 고른 것은?(단, 모든 시험관에서 pH를 제외한 다른 조건은 동일하다.)

보기

ㄱ. 말테이스의 입체 구조는 D보다 C에서 더 많이 변한다.

ㄴ. A~E 중 단위 시간당 (가)의 생성량은 C에서 가장 많다.

ㄷ. B에 설탕을 추가하면 포도당의 생성 속도는 증가할 것이다.

① ㄱ ② ㄴ ③ ㄷ ④ ㄱ, ㄴ ⑤ ㄱ, ㄴ, ㄷ

108 그림은 저해제가 효소의 작용에 미치는 영향을 나타낸 것이다.

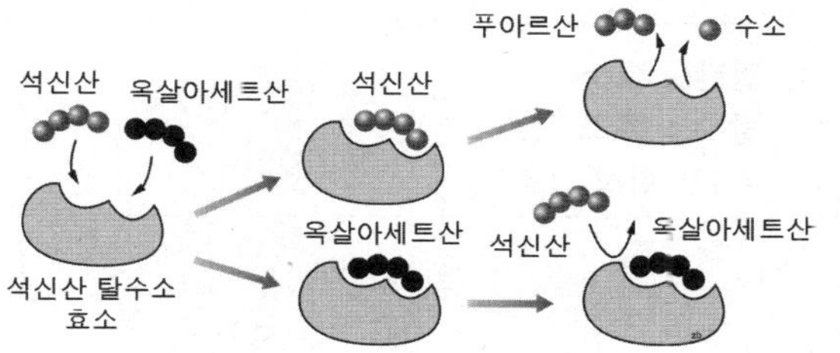

이에 대한 설명으로 옳은 것만을 있는 대로 고른 것은?

> ㄱ. 석신산의 농도가 증가하면 옥살아세트산의 저해 효과는 감소한다.
> ㄴ. 석신산 탈수소 효소는 이성질화 효소이다.
> ㄷ. 옥살아세트산은 비경쟁적 저해제이다.

① ㄱ ② ㄴ
③ ㄱ, ㄴ ④ ㄴ, ㄷ
⑤ ㄱ, ㄴ, ㄷ

109 그림 (가)는 어떤 효소의 작용을, (나)는 이 효소에 의한 반응에서 시간에 따른 기질의 농도를 나타낸 것이다. Ⅰ과 Ⅱ는 각각 저해제가 있을 때와 저해제가 없을 때 중 하나이다.

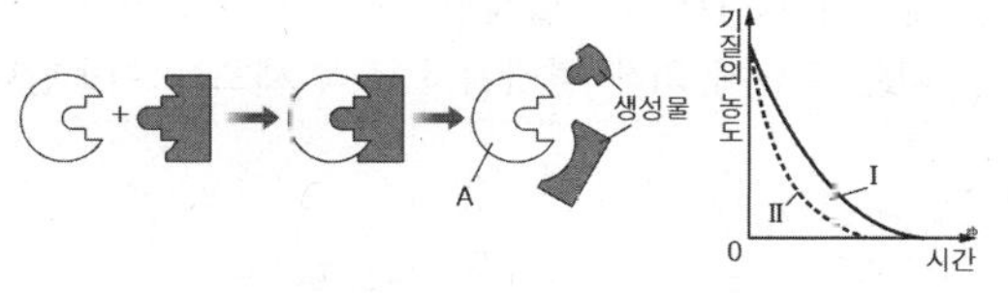

(가) (나)

이에 대한 설명으로 옳은 것만을 〈보기〉에서 있는 대로 고른 것은?(단, (나)에서 저해제 이외의 조건은 동일하다.)

> 보기
> ㄱ. A는 전이 효소이다.
> ㄴ. Ⅰ은 저해제가 있을 때이다.
> ㄷ. 효소 반응의 활성화 에너지는 Ⅰ이 Ⅱ보다 크다.

① ㄱ ② ㄴ
③ ㄱ, ㄷ ④ ㄴ, ㄷ
⑤ ㄱ, ㄴ, ㄷ

110 그림 (가)는 효소 A에 의한 반응에서 조건 Ⅰ과 Ⅱ일 때 기질 농도에 따른 초기 반응 속도를 나타낸 것이고, 그림 (나)는 (가)의 Ⅰ과 Ⅱ에서 기질 농도가 S_1일 때 시간에 따른 기질 농도를 나타낸 것이다. Ⅰ과 Ⅱ는 각각 저해제 X가 있을 때와 없을 때 중 하나이며, ㉠과 ㉡은 각각 Ⅰ과 Ⅱ 중 하나이다. X는 경쟁적 저해제와 비경쟁적 저해제 중 하나이다.

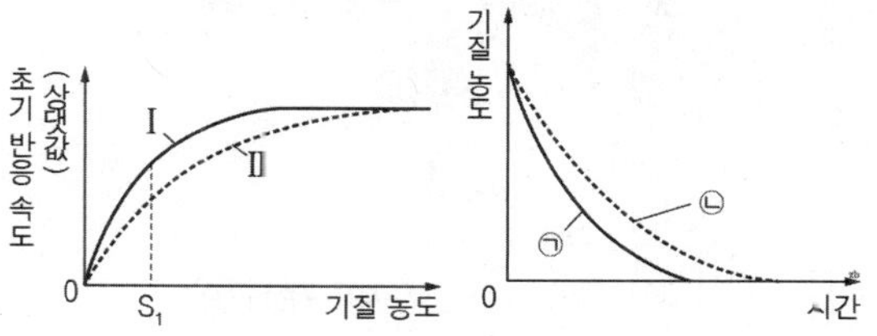

(가) (나)

이에 대한 설명으로 옳은 것만을 〈보기〉에서 있는 대로 고른 것은?(단, 제시된 조건 이외의 다른 조건은 동일하다.)

> 보기
> ㄱ. ㉠은 Ⅱ이다.
> ㄴ. X는 A의 활성 부위에 결합한다.
> ㄷ. (가)에서 S_1일 때 $\frac{\text{기질과 결합하지 않은 } A\text{의 수}}{\text{기질과 결합한 } A\text{의 수}}$는 Ⅱ에서가 Ⅰ에서보다 크다.

① ㄱ ② ㄴ ③ ㄱ, ㄷ
④ ㄴ, ㄷ ⑤ ㄱ, ㄴ, ㄷ

111 그림은 어떤 효소 X의 작용을 나타낸 것이다. ㉡과 ㉢의 화학식은 같고 구조는 다르다.

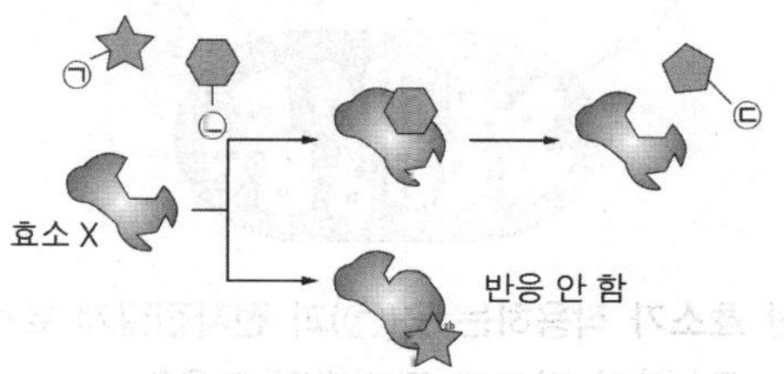

이에 대한 설명으로 옳은 것만을 〈보기〉에서 있는 대로 고른 것은?

> 보기
> ㄱ. ㉠은 효소의 활성 부위에 결합한다.
> ㄴ. ㉡은 비경쟁적 저해제이다.
> ㄷ. 효소 X는 이성질화 효소이다.

① ㄱ ② ㄷ ③ ㄱ, ㄴ
④ ㄱ, ㄷ ⑤ ㄴ, ㄷ

유형 025 ▶ 물질대사와 에너지, 미토콘드리아, 호흡계

112 그림은 세포에서 나타나는 ATP 합성과 분해반응을 나타낸 것이다. ⓐ, ⓑ는 각각 ADP와 ATP 중 하나이다.

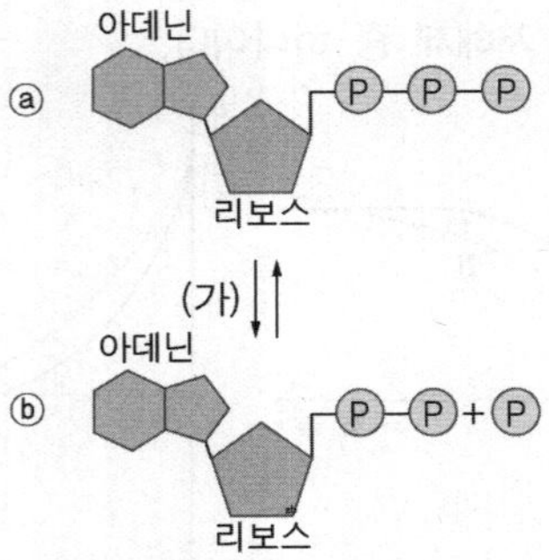

이에 대한 설명으로 옳은 것만을 모두 고르면?

보기
ㄱ. ⓐ는 살아 있는 세포 내에서 발견된다.
ㄴ. 근육수축 시 (가)를 통해 방출된 에너지가 이용된다.
ㄷ. $\frac{\text{ⓑ에 있는 고에너지 인산결합의 수}}{\text{ⓐ에 있는 고에너지 인산결합의 수}}$는 1보다 크다.

① ㄴ　② ㄱ, ㄴ
③ ㄱ, ㄷ　④ ㄴ, ㄷ
⑤ ㄱ, ㄴ, ㄷ

113 그림은 미토콘드리아의 구조를 나타낸 것이다.

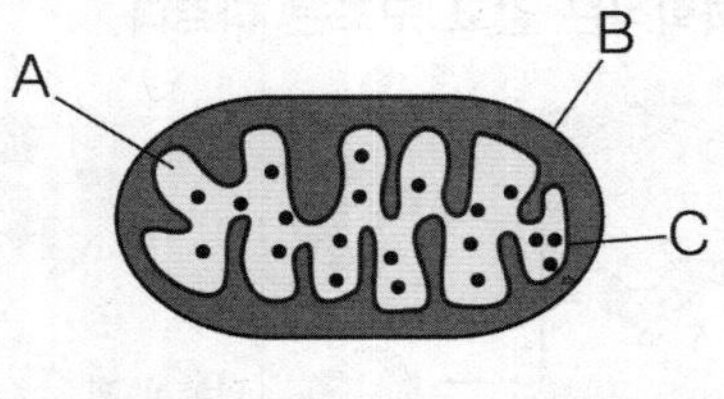

탈탄산 효소가 작용하는 곳(㉠)과 전자전달계 효소가 작용하는 곳(㉡)이 바르게 짝지어진 것은?

	㉠	㉡		㉠	㉡
①	A	B	②	B	A
③	A	C	④	C	A
⑤	B	C			

114 다음 중 미토콘드리아에 있는 세포 호흡 효소를 <보기>에서 모두 고른 것은?

보기
ㄱ. 탈탄산 효소
ㄴ. 탈수소 효소
ㄷ. ATP 합성 효소

① ㄱ　② ㄱ, ㄴ
③ ㄱ, ㄷ　④ ㄴ, ㄷ
⑤ ㄱ, ㄴ, ㄷ

115 그림은 포도당이 세포 호흡에 이용될 때 생성되는 최종 분해 산물과 에너지의 전환 과정을 나타낸 것이다. ㉠~㉣은 각각 O_2, CO_2, 열, ATP 중 하나이다.

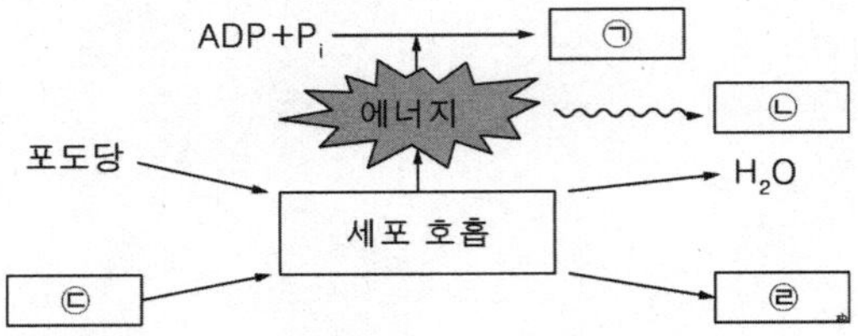

이에 대한 설명으로 옳은 것만을 <보기>에서 있는 대로 고른 것은?

보기
ㄱ. 세포 호흡 결과 발생하는 모든 에너지는 ㉠에 저장된다.
ㄴ. 세포에서 단백질이 합성될 때 ㉣이 이용된다.
ㄷ. ㉢은 확산에 의해 혈액에서 조직 세포로 이동한다.

① ㄱ　② ㄷ
③ ㄱ, ㄴ　④ ㄴ, ㄷ
⑤ ㄱ, ㄴ, ㄷ

유형 026 ▶ 해당 과정

116 다음 중 해당과정에 대한 설명으로 옳은 것만을 〈보기〉에서 있는 대로 고른 것은?

보기

ㄱ. O_2 없이 세포질에서 일어난다.
ㄴ. 모든 생물에서 공통으로 일어난다.
ㄷ. ATP가 만들어지기 전에 ATP가 쓰인다.

① ㄴ　② ㄷ　③ ㄱ, ㄴ　④ ㄱ, ㄷ　⑤ ㄱ, ㄴ, ㄷ

117 그림은 해당 과정을 나타낸 것이다.

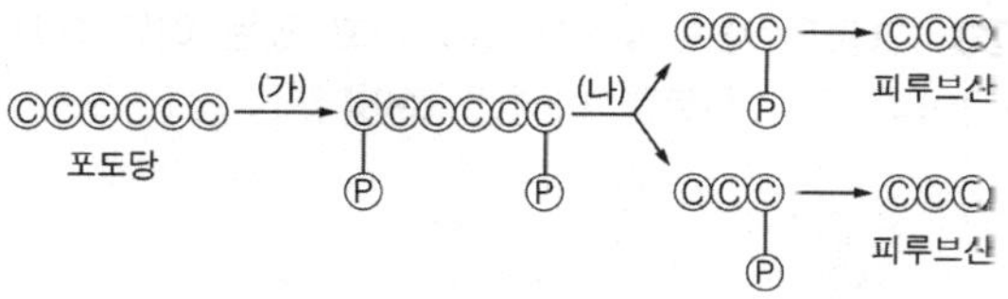

이에 대한 설명으로 옳은 것만을 〈보기〉에서 있는 대로 고른 것은?

보기

ㄱ. (가)에서 NAD^+가 환원된다.
ㄴ. (나)에서 탈탄산 효소가 관여한다.
ㄷ. 포도당 1분자가 2분자의 피루브산으로 완전히 분해될 때, $\frac{\text{사용된 ATP 분자 수}}{\text{합성된 ATP 분자 수}}$는 $\frac{1}{2}$이다.

① ㄱ　② ㄴ　③ ㄷ　④ ㄱ, ㄷ　⑤ ㄱ, ㄴ, ㄷ

118 그림은 세포 호흡 과정의 일부에서 일어나는 에너지 변화를 나타낸 것이다.

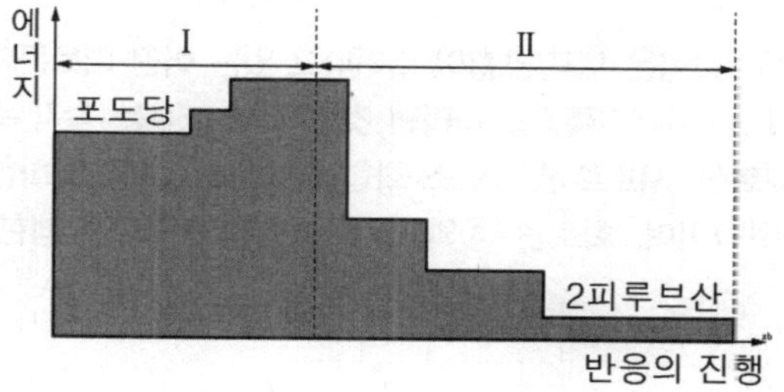

이에 대한 설명으로 옳은 것만을 〈보기〉에서 있는 대로 고른 것은?

보기

ㄱ. 구간 Ⅰ은 에너지 회수기이다.
ㄴ. 구간 Ⅱ에서 ATP가 소모된다.
ㄷ. 구간 Ⅱ에서 탈수소 효소가 작용한다.

① ㄱ　② ㄴ　③ ㄷ　④ ㄱ, ㄴ　⑤ ㄴ, ㄷ

119 그림은 해당 과정에서 반응의 진행에 따른 물질과 에너지의 변화를 나타낸 것이다.

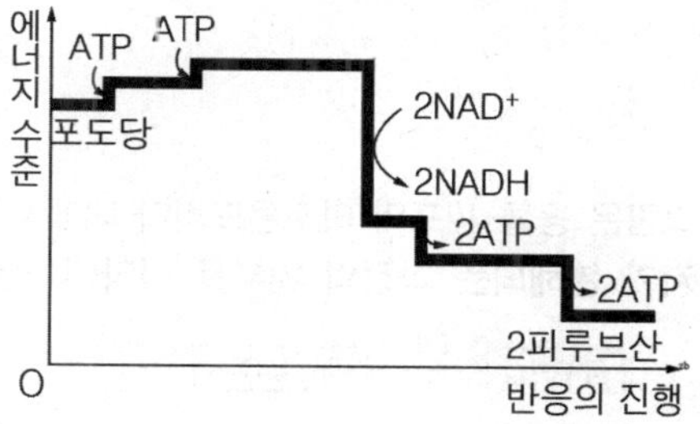

이에 대한 설명으로 옳은 것만을 〈보기〉에서 있는 대로 고른 것은?

보기

ㄱ. 탈수소 효소가 관여한다.
ㄴ. 해당 과정의 초기 단계에는 에너지가 필요하다.
ㄷ. 포도당 1분자로부터 ATP 4분자를 얻을 수 있다.

① ㄱ　② ㄴ　③ ㄷ　④ ㄱ, ㄴ　⑤ ㄱ, ㄴ, ㄷ

유형 027 ▶ 피루브산의 산화와 TCA 회로

120 그림은 세포 호흡이 일어나고 있는 어떤 미토콘드리아의 A ~ D의 특징을 나타낸 것이다. A ~ D는 각각 옥살아세트산, 시트르산, 4탄소 화합물(석신산), 5탄소 화합물 중 하나이며, 회로는 ⓐ와 ⓑ 중 한 방향으로 진행한다.

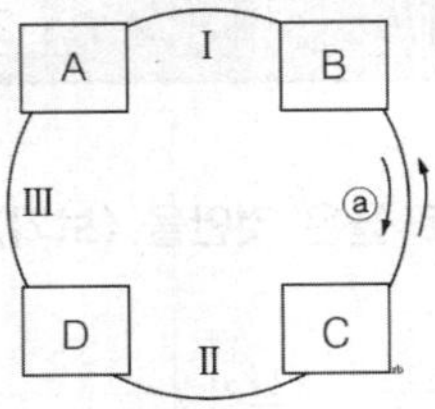

특징
– 1분자당 탄소 수의 비는 A : D = 5 : 4, B : C = 3 : 2 이다.
– 과정 Ⅱ에서 NADH와 $FADH_2$가 생성된다.

이에 대한 설명으로 옳은 것만을 〈보기〉에서 있는 대로 고른 것은?

보기
ㄱ. C는 4탄소 화합물(석신산)이다.
ㄴ. 회로는 ⓑ 방향으로 진행한다.
ㄷ. 과정 Ⅰ와 Ⅲ에서 탈수소 반응이 일어난다.

① ㄱ ② ㄷ ③ ㄱ, ㄷ
④ ㄴ, ㄷ ⑤ ㄱ, ㄴ, ㄷ

121 그림은 동물 세포의 미토콘드리아 내에서 피루브산 1분자가 분해되는 과정의 일부를 나타낸 것이다.

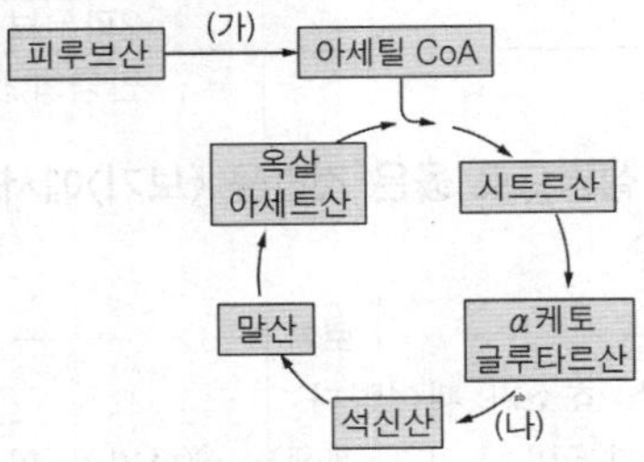

이에 대한 옳은 설명을 〈보기〉에서 모두 고른 것은?

보기
ㄱ. (가) 과정은 미토콘드리아 기질에서 일어난다.
ㄴ. (나) 과정에서 산화적 인산화로 1ATP가 생성된다.
ㄷ. 전체 과정에서 탈탄산 반응이 3번 일어난다.

① ㄴ ② ㄱ, ㄴ ③ ㄱ, ㄷ
④ ㄴ, ㄷ ⑤ ㄱ, ㄴ, ㄷ

122 표는 사람의 세포 호흡 과정 중 일부를 나타낸 것이다.

구분	과정
(가)	피루브산 → 아세틸 CoA
(나)	옥살아세트산 → 시트르산
(다)	5탄소 화합물 → 옥살아세트산

이에 대한 설명으로 옳은 것만을 〈보기〉에서 있는 대로 고른 것은?

보기
ㄱ. (가)에서 NAD^+가 환원된다.
ㄴ. (나)에서 탈탄산 반응이 일어난다.
ㄷ. (다)에서 기질 수준 인산화가 일어난다.

① ㄱ ② ㄷ
③ ㄱ, ㄴ ④ ㄱ, ㄷ
⑤ ㄴ, ㄷ

123 그림은 세포 호흡이 일어나고 있는 어떤 미토콘드리아의 TCA회로를 나타낸 것이다.

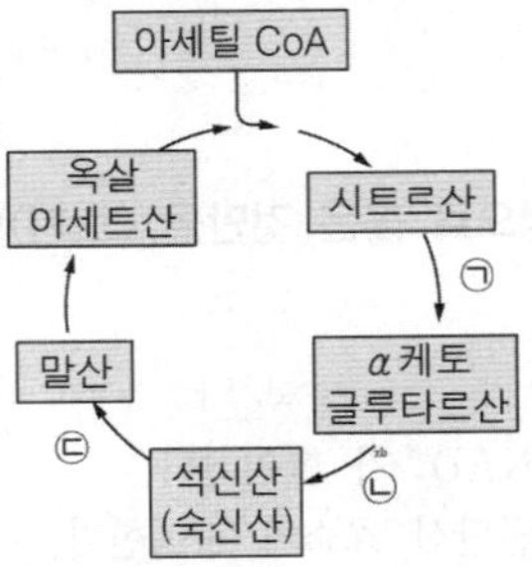

이에 대한 설명으로 옳은 것만을 〈보기〉에서 있는 대로 고른 것은?

보기
ㄱ. 과정 ㉠과 ㉡에서 모두 NAD^+가 산화된다.
ㄴ. 과정 ㉡에서 ATP가 1분자 생산된다.
ㄷ. 과정 ㉢에서 탈탄산 반응이 일어난다.

① ㄱ ② ㄴ
③ ㄷ ④ ㄱ, ㄴ
⑤ ㄱ, ㄴ, ㄷ

124 그림은 사람의 세포에서 일어나는 TCA 회로를 나타낸 것이다.

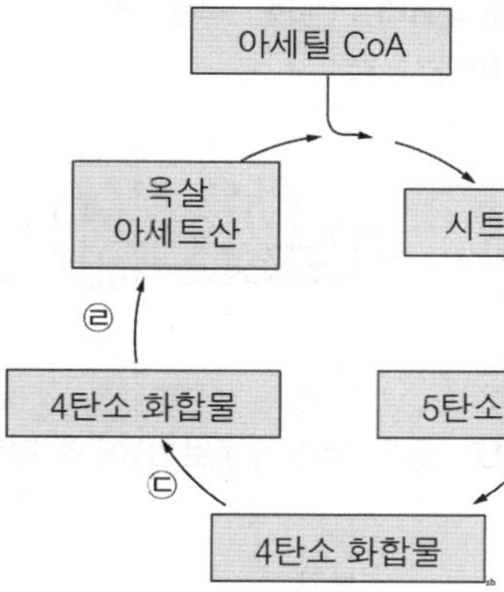

이에 대한 설명으로 옳은 것만을 〈보기〉에서 있는 대로 고른 것은?

보기

ㄱ. ㉠ 과정에서 탈탄산 반응과 탈수소 반응이 모두 일어난다.
ㄴ. ㉡ 과정에서 기질 수준 인산화가 일어난다.
ㄷ. ㉢와 ㉣ 과정에서 모두 NAD^+가 환원된다.

① ㄱ　② ㄷ　③ ㄱ, ㄴ　④ ㄱ, ㄷ　⑤ ㄴ, ㄷ

125 표는 사람의 세포 호흡 과정 중 일부를 나타낸 것이다.

구분	과정
(가)	피루브산 → 아세틸 CoA
(나)	옥살아세트산 → 시트르산
(다)	5탄소 화합물 → 옥살아세트산

이에 대한 설명으로 옳은 것만을 〈보기〉에서 있는 대로 고른 것은?

보기

ㄱ. (가)~(다)에서 모두 NAD^+가 환원된다.
ㄴ. (다)에서 기질 수준 인산화가 일어난다.
ㄷ. (가)는 세포질에서 일어나고, (나)~(다)는 미토콘드리아 기질에서 일어난다.

① ㄱ　② ㄴ　③ ㄷ　④ ㄱ, ㄴ　⑤ ㄴ, ㄷ

유형 028 ▶ 산화적 인산화

126 그림은 미토콘드리아와 엽록체에서의 화학 삼투를 비교하여 나타낸 것이다. ㉠~㉣은 각각 스트로마, 미토콘드리아 막사이 공간, 틸라코이드 내부, 미토콘드리아 기질 중 하나이다.

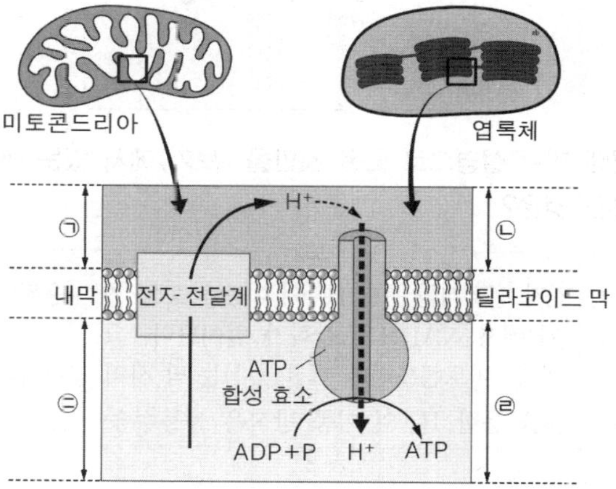

이에 대한 설명으로 옳은 것만을 〈보기〉에서 있는 대로 고른 것은?

보기

ㄱ. ㉠은 막 사이 공간, ㉢은 미토콘드리아 기질이다.
ㄴ. ATP가 합성될 때 ㉡의 pH는 ㉣의 pH보다 높다.
ㄷ. 전자 전달계를 통해 ㉢에서 ㉠으로 H^+이 이동할 때 이동 방식은 촉진 확산이다.

① ㄱ　② ㄴ　③ ㄱ, ㄷ　④ ㄴ, ㄷ　⑤ ㄱ, ㄴ, ㄷ

127 그림은 미토콘드리아에서 ATP가 합성되는 과정을 나타낸 것이다.

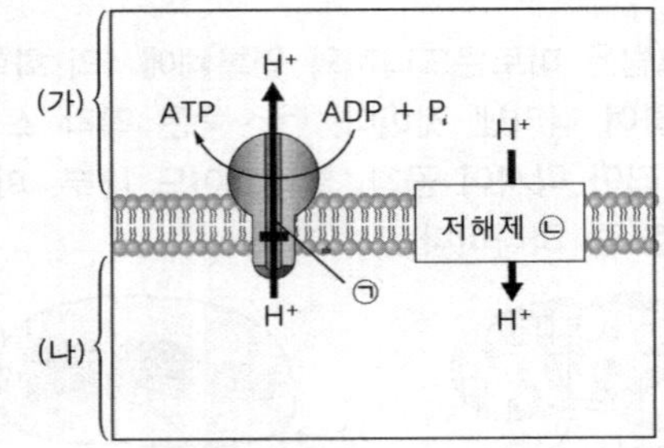

이에 대한 설명으로 옳은 것만을 〈보기〉에서 있는 대로 고른 것은?

보기
ㄱ. 전자 전달계를 통한 H^+의 이동에 ATP가 사용된다. ㄴ. (가)에서 NADH의 산화가 일어난다. ㄷ. (가)는 미토콘드리아 기질, (나)는 막 사이 공간이다. ㄹ. ㉠을 통한 H^+의 이동 방식은 능동수송이다.

① ㄱ, ㄴ ② ㄴ, ㄷ
③ ㄱ, ㄴ, ㄷ ④ ㄴ, ㄷ, ㄹ
⑤ ㄱ, ㄷ, ㄹ

128 다음은 미토콘드리아에서 ATP 합성 실험이다.

[실험 과정]

(가) 분리된 미토콘드리아를 pH ㉠의 용액이 들어 있는 시험관 Ⅰ에 충분한 시간 동안 두어 TCA 회로 반응의 물질이 고갈되도록 한다.

(나) Ⅰ의 미토콘드리아 일부를 ADP와 P_i이 첨가된 pH ㉡의 용액이 들어 있는 시험관 Ⅱ로 옮겨 담근다.

(다) 일정한 시간이 지난 후 Ⅰ과 Ⅱ의 미토콘드리아에서 ATP 합성 여부와 산소 소모 여부를 측정한다.

[실험 결과]

시험관	ATP합성	산소 소모
Ⅰ	합성 안 됨	소모 안 됨
Ⅱ	합성됨	ⓐ

이에 대한 설명으로 옳은 것만을 〈보기〉에서 있는 대로 고른 것은?(단, ㉠과 ㉡은 pH를 나타내는 숫자이다.)

보기
ㄱ. ㉠>㉡이다. ㄴ. ⓐ는 '소모 안 됨'이다. ㄷ. (다)에서 Ⅰ의 미토콘드리아에서 CO_2가 발생한다.

① ㄱ ② ㄷ ③ ㄱ, ㄴ
④ ㄴ, ㄷ ⑤ ㄱ, ㄴ, ㄷ

129 그림은 미토콘드리아 내막에서 일어나는 전자 전달 과정을 나타낸 것이다. (가)와 (나)는 각각 막 사이 공간과 기질 중 하나이다. ㉠과 ㉡은 각각 NADH와 $FADH_2$ 중 하나이다.

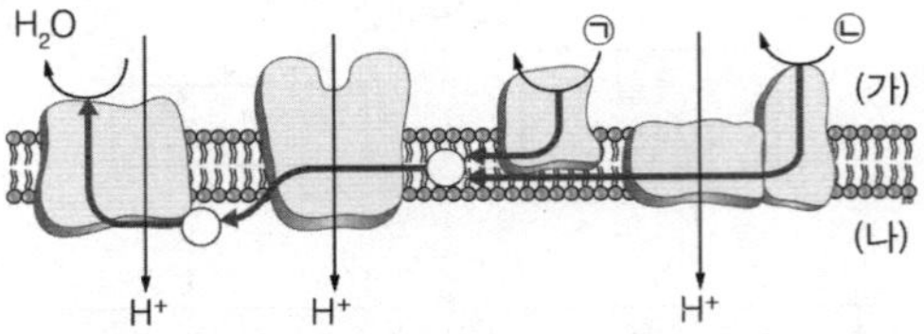

이에 대한 설명으로 옳은 것만을 〈보기〉에서 있는 대로 고른 것은?

보기
ㄱ. pH는 (가)보다 (나)가 낮다. ㄴ. 1분자 당 생성되는 ATP의 양은 ㉠이 ㉡보다 많다. ㄷ. (나)에서 (가)로 H^+가 능동수송될 때 ATP가 합성된다.

① ㄱ ② ㄷ
③ ㄱ, ㄴ ④ ㄴ, ㄷ
⑤ ㄱ, ㄴ, ㄷ

130 그림은 미토콘드리아의 전자 전달계를 나타낸 것이다.

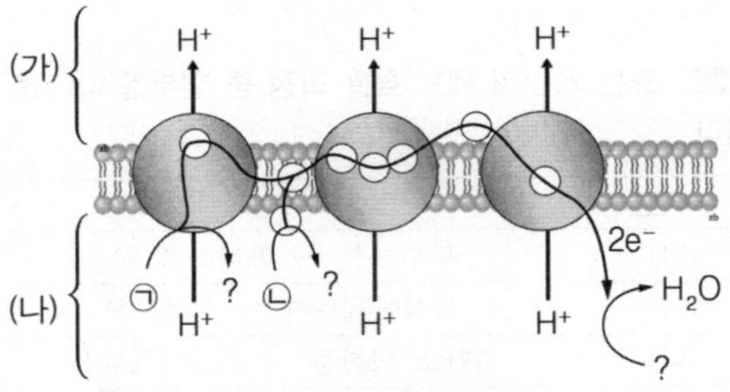

이에 대한 설명으로 옳은 것만을 〈보기〉에서 있는 대로 고른 것은?

보기
ㄱ. ㉠은 $FADH_2$, ㉡은 NADH이다. ㄴ. (가)는 미토콘드리아 내막과 외막 사이 공간이다. ㄷ. (가)의 pH가 (나)의 pH보다 낮을 때 ATP가 생성된다.

① ㄱ ② ㄴ
③ ㄱ, ㄷ ④ ㄴ, ㄷ
⑤ ㄱ, ㄴ, ㄷ

131 그림 (가)는 전자 전달이 일어나고 있는 미토콘드리아의 전자 전달계를, (나)는 미토콘드리아에 TCA 회로의 중간 산물인 4탄소 화합물, ADP, P_i, 물질 X, Y를 순차적으로 첨가하면서 소비된 O_2의 총량과 생성된 ATP의 총량을 시간에 따라 나타낸 것이다. X는 ATP 합성 효소를 통한 H^+의 이동을 차단하고, Y는 미토콘드리아 내막에 있는 인지질을 통해 H^+를 새어 나가게 한다. ㉠과 ㉡은 각각 NADH와 $FADH_2$ 중 하나이다.

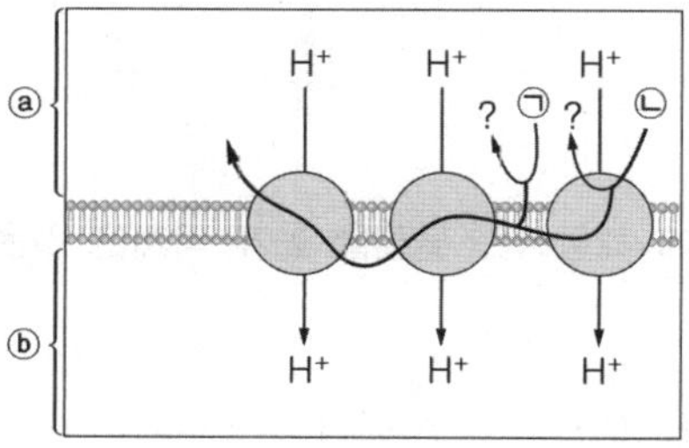

(가)

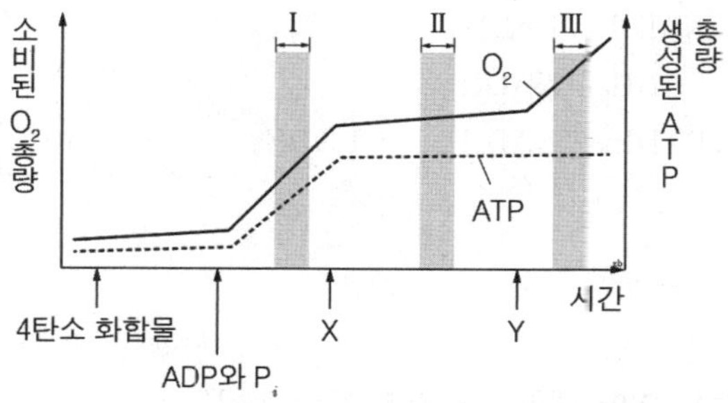

(나)

이에 대한 설명으로 옳은 것만을 〈보기〉에서 있는 대로 고른 것은?(단, 4탄소 화합물, ADP, P_i는 충분히 첨가되었다.)

보기

ㄱ. 구간 Ⅰ에서 ㉠으로부터 생성되는 ATP의 양은 ㉡으로부터 생성되는 ATP의 양보다 많다.

ㄴ. 단위 시간당 전자 전달계를 통해 이동하는 전자의 수는 구간 Ⅰ에서가 구간 Ⅱ에서 보다 많다.

ㄷ. $\frac{\text{ⓐ에서의 pH}}{\text{ⓑ에서의 pH}}$는 구간 Ⅱ에서가 구간 Ⅲ에서보다 크다.

① ㄱ　② ㄴ
③ ㄷ　④ ㄱ, ㄴ
⑤ ㄴ, ㄷ

유형 029 ▶ 세포 호흡의 에너지 효율, 호흡기질과 호흡률

132 그림은 3대 영양소가 호흡 기질로 사용되는 경로를, 표는 영양소의 호흡률을 나타낸 것이다.

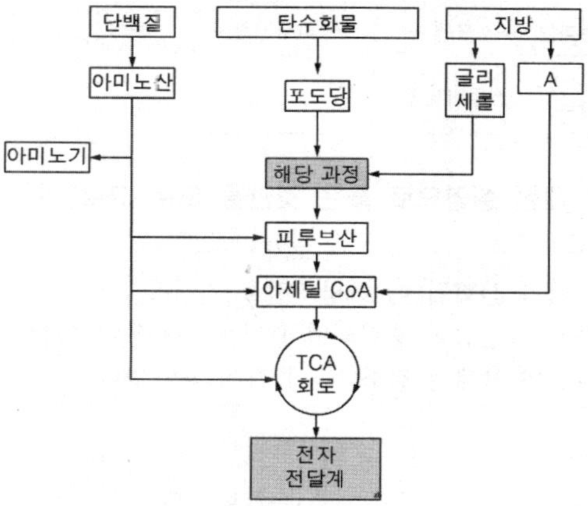

이에 대한 설명으로 옳은 것만을 〈보기〉에서 있는 대로 고른 것은?

보기

ㄱ. A는 지방산이다.

ㄴ. 단백질은 질소 성분이 제거된 후 호흡 기질로 이용된다.

ㄷ. 호흡률은 탄수화물 > 지방 > 단백질이다.

① ㄱ　② ㄷ　③ ㄱ, ㄴ
④ ㄴ, ㄷ　⑤ ㄱ, ㄴ, ㄷ

133 그림은 3대 영양소가 세포 호흡에 이용되는 과정을 나타낸 것이다.

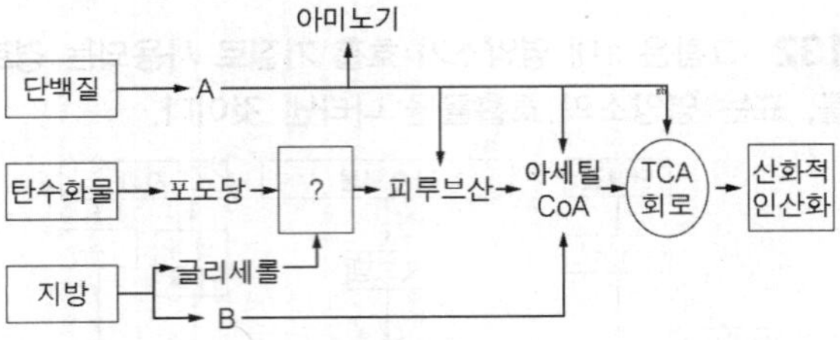

이에 대한 설명으로 옳은 것만을 모두 고르면?

보기
ㄱ. A가 산화될 때 해당과정을 거친다.
ㄴ. 산소 공급이 중단되면 B의 산화작용이 억제된다.
ㄷ. A와 B에는 질소(N)가 포함되어 있다.

① ㄱ ② ㄴ
③ ㄷ ④ ㄴ, ㄷ
⑤ ㄱ, ㄴ, ㄷ

134 그림은 동물 세포에서 물질 (가) ~ (다)가 세포 호흡에 이용되는 과정을 나타낸 것이다. (가) ~ (다)는 포도당, 아미노산, 지방산을 순서 없이 나타낸 것이다.

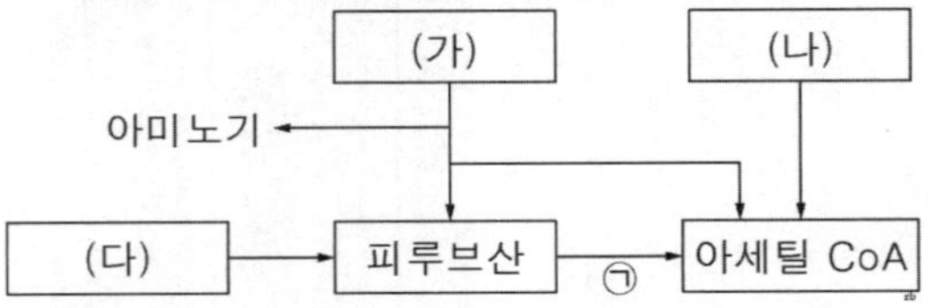

이에 대한 설명으로 옳은 것만을 〈보기〉에서 있는 대로 고른 것은?

보기
ㄱ. (가)는 아미노산이다.
ㄴ. 과정 ㉠에서 탈탄산 반응이 일어난다.
ㄷ. (나)의 호흡률은 (다)의 호흡률보다 작다.

① ㄱ ② ㄷ
③ ㄱ, ㄴ ④ ㄴ, ㄷ
⑤ ㄱ, ㄴ, ㄷ

※ 그림은 1분자의 포도당이 세포 호흡을 통해 완전히 분해되는 과정을 나타낸 것이다.

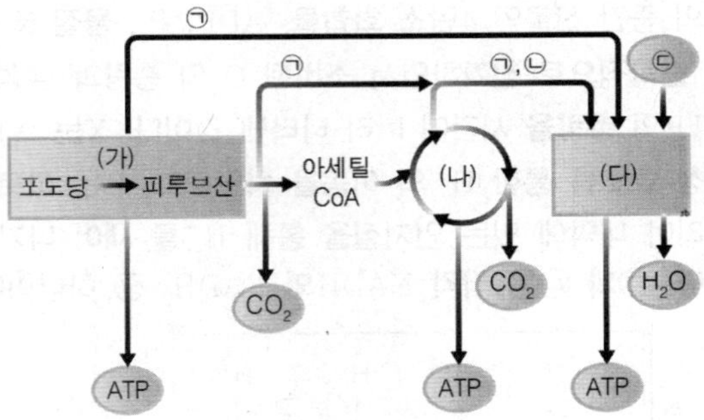

135 ㉠~㉢에 해당하는 물질을 옳게 짝지은 것은?

	㉠	㉡	㉢
①	O_2	$FADH_2$	NADH
②	NADH	O_2	$FADH_2$
③	NADH	$FADH_2$	O_2
④	$FADH_2$	NADH	O_2
⑤	$FADH_2$	NADH	$FADH_2$

136 이에 대한 설명으로 옳은 것은?

① (가)와 (나)는 세포질, (다)는 미토콘드리아에서 일어난다.
② (가)와 (나) 모두에서 탈탄산 반응이 일어난다.
③ (다)가 진행되지 않아도 (가)와 (나)는 계속 진행된다.
④ (나)보다 (다)에서 더 많은 ATP가 합성된다.
⑤ (나)와 (다) 모두에서 기질 수준 인산화가 일어난다.

유형 030 ▶ 엽록체의 구조와 기능

137 그림은 엽록체의 구조를 나타낸 것이다. A ~ C는 각각 내막, 스트로마, 틸라코이드 막 중 하나이다.

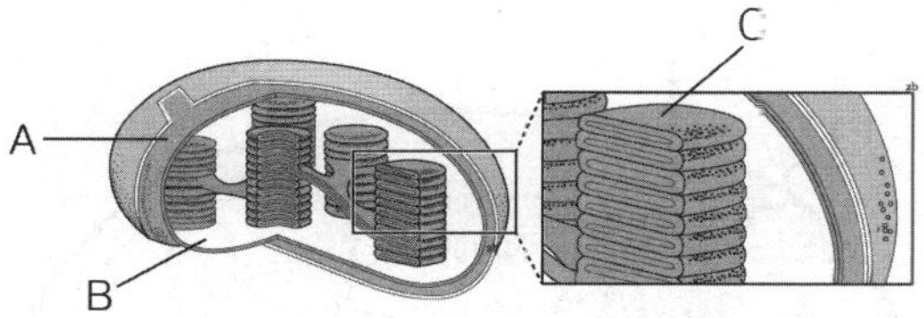

이에 대한 설명으로 옳은 것만을 〈보기〉에서 있는 대로 고른 것은?

> 보기
> ㄱ. A는 인지질로 이루어져 있다.
> ㄴ. B에 포도당 합성 효소가 존재한다.
> ㄷ. C에 ATP 합성효소가 존재한다.

① ㄱ ② ㄷ ③ ㄱ, ㄴ ④ ㄴ, ㄷ ⑤ ㄱ, ㄴ, ㄷ

138 그림은 엽록체의 구조를 나타낸 것이다. A ~ C는 각각 내막, 스트로마, 틸라코이드막 중 하나이다.

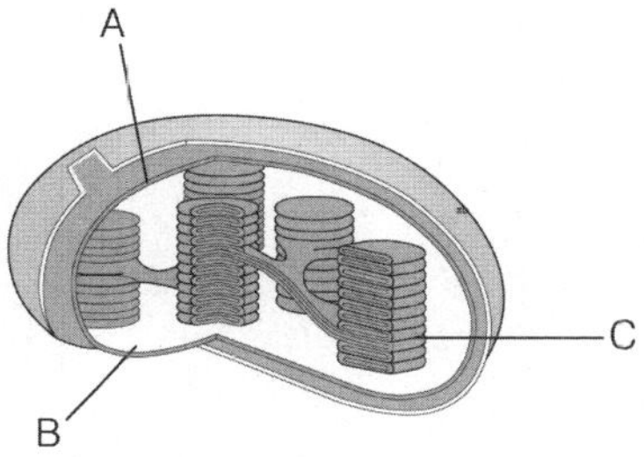

이에 대한 설명으로 옳은 것만을 〈보기〉에서 있는 대로 고른 것은?

> 보기
> ㄱ. A는 내막이다.
> ㄴ. B에서 명반응이 일어난다.
> ㄷ. C에서 탄소 고정 반응이 일어난다.

① ㄱ ② ㄴ ③ ㄱ, ㄷ ④ ㄴ, ㄷ ⑤ ㄱ, ㄴ, ㄷ

유형 031 ▶ 광계와 광합성 색소

139 그림은 어떤 식물의 틸라코이드 막에 존재하는 광계에서 일어나는 명반응 과정의 일부를 나타낸 것이다. ㉠과 ㉡은 각각 틸라코이드 내부와 스트로마 중 하나이다.

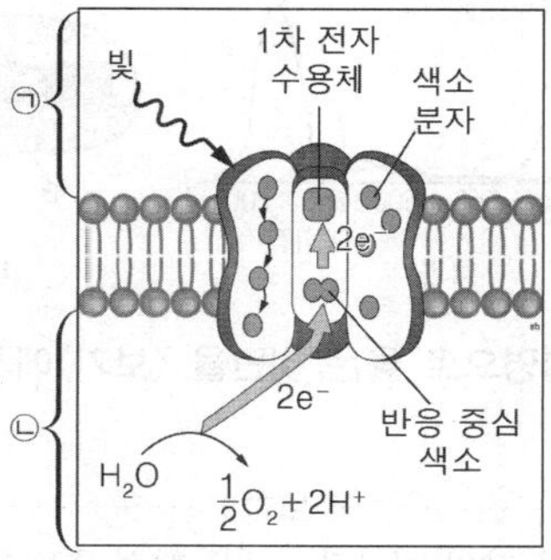

이에 대한 설명으로 옳은 것만을 〈보기〉에서 있는 대로 고른 것은?

> 보기
> ㄱ. ㉠에서 암반응이 일어난다.
> ㄴ. ㉡은 틸라코이드 내부이다.
> ㄷ. 이 광계의 반응 중심 색소는 엽록소 a를 갖는다.

① ㄱ ② ㄴ ③ ㄱ, ㄴ ④ ㄴ, ㄷ ⑤ ㄱ, ㄴ, ㄷ

140 그림은 어떤 식물의 광합성 색소 ㉠과 ㉡의 흡수 스펙트럼을 나타낸 것이다. ㉠과 ㉡은 각각 엽록소 a와 엽록소 b 중 하나이다.

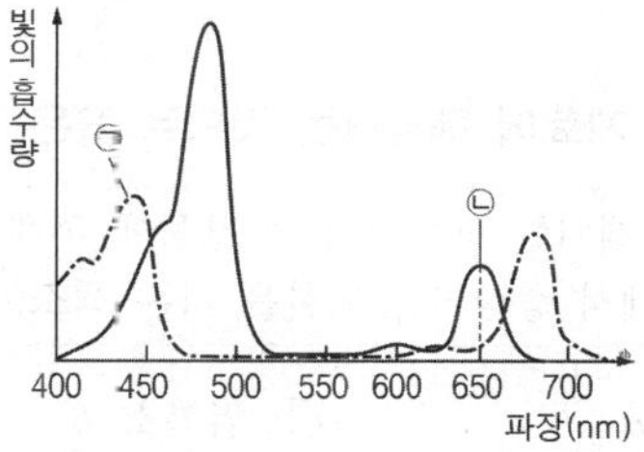

이에 대한 설명으로 옳은 것만을 〈보기〉에서 있는 대로 고른 것은?

> 보기
> ㄱ. 광계의 반응 중심 색소는 ㉡이다.
> ㄴ. ㉠은 틸라코이드 막에 존재한다.
> ㄷ. 650nm에서 빛 흡수율은 엽록소 b가 엽록소 a보다 높다.

① ㄱ, ㄴ ② ㄱ, ㄷ ③ ㄴ, ㄷ ④ ㄱ, ㄴ, ㄷ ⑤ ㄷ

141 그림 (가)는 광합성이 일어나고 있는 식물에서 엽록소 a와 b의 흡수 스펙트럼을, (나)는 이 식물의 엽록체 구조를 나타낸 것이다.

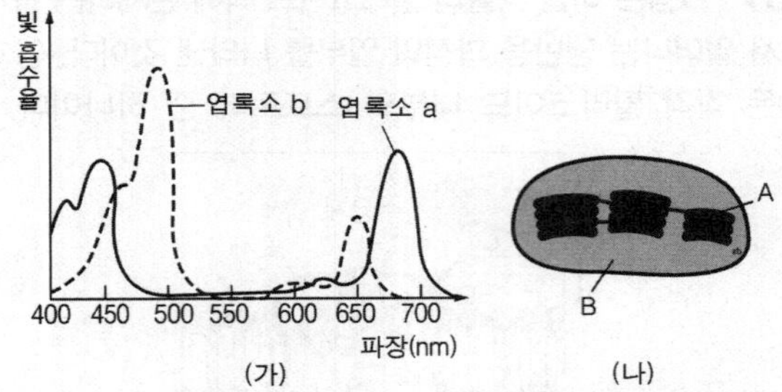

이에 대한 설명으로 옳은 것만을 <보기>에서 있는 대로 고른 것은?

보기
ㄱ. (나)에서 단위 시간당 ATP 합성 효소를 통해 이동하는 H^+의 양은 550nm인 빛에서가 450nm인 빛에서보다 많다.
ㄴ. A에서 광계 Ⅱ의 반응 중심 색소는 680nm의 빛에서 고에너지 전자를 방출한다.
ㄷ. 광합성에서 빛에 의한 물의 광분해는 B에서 일어난다.

① ㄱ ② ㄴ
③ ㄷ ④ ㄱ, ㄴ
⑤ ㄴ, ㄷ

142 다음 자료에 해당하는 것으로 옳은 것은?

- 세균을 제외한 모든 광합성 생물에 존재한다.
- 광합성에서 중심적인 역할을 하는 색소이다.

① 엽록소 *a* ② 엽록소 *b*
③ 엽록소 *c* ④ 엽록소 *d*
⑤ 카로틴

유형 032 ▶ 광합성 과정 개요

143 그림은 엽록체에서 일어나는 광합성의 전 과정을 나타낸 것이다.

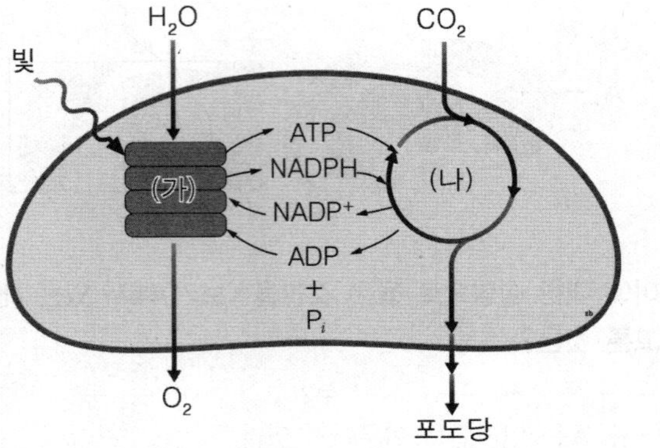

이에 대한 설명으로 옳지 <u>않은</u> 것은?

① (가)에서 빛 에너지가 화학 에너지로 전환된다.
② (나)에서 CO_2가 환원된다.
③ O_2는 (나)에서 포도당을 합성하는 데 이용된다.
④ 물이 분해될 때 빛 에너지가 사용된다.
⑤ 빛이 없어도 CO_2, ATP, NADPH를 공급하면 포도당이 생성된다.

유형 033 ▶ 광합성 명반응

144 다음은 광합성 과정의 일부를 나타낸 것이다.

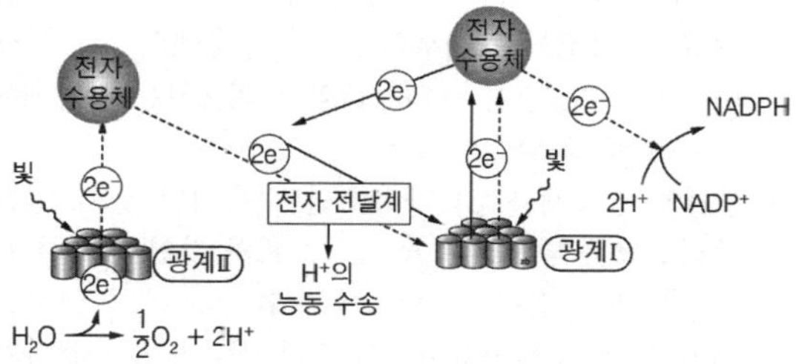

이에 대한 설명으로 옳은 것만을 〈보기〉에서 있는 대로 고른 것은?

보기
ㄱ. 빛의 세기에 영향을 받는다. ㄴ. 물의 광분해에서 생성된 전자는 P_{680}에서 이용된다. ㄷ. 광계 Ⅰ, 광계 Ⅱ는 모두 순환적 광인산화 작용을 한다.

① ㄱ ② ㄱ, ㄴ
③ ㄱ, ㄷ ④ ㄴ, ㄷ
⑤ ㄱ, ㄴ, ㄷ

145 그림은 엽록체가 함유된 추출액과 물질 ㉠을 이용한 힐의 실험을 나타낸 것이다. ㉠과 ㉡은 각각 옥살산 철(Ⅱ)과 옥살산 철(Ⅲ) 중 하나이고, ⓐ는 광합성의 명반응 결과 생성된 기체이다.

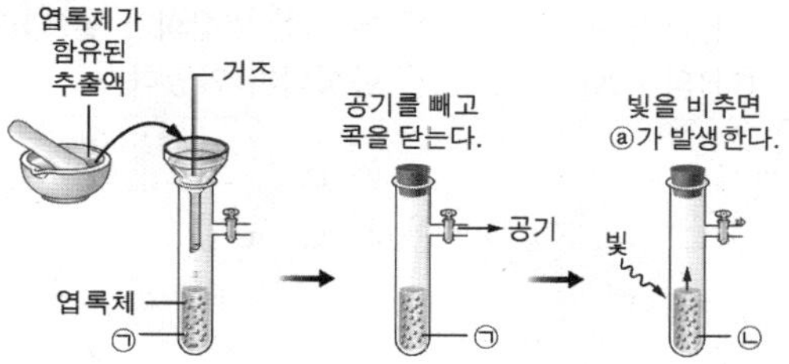

이에 대한 설명으로 옳은 것만을 〈보기〉에서 있는 대로 고른 것은?

보기
ㄱ. ⓐ는 CO_2이다. ㄴ. 빛에 의해 H_2O가 분해되었다. ㄷ. ㉠은 옥살산 철(Ⅲ)이다.

① ㄱ, ㄴ ② ㄱ, ㄴ, ㄷ
③ ㄴ, ㄷ ④ ㄴ
⑤ ㄷ

146 다음은 광합성에 대한 실험을 나타낸 것이다.

[실험 과정 및 결과] (가) 엽록체의 틸라코이드를 분리하여 pH [ⓐ]인 수용액이 들어 있는 플라스크에 넣고, 틸라코이드 내부의 pH가 수용액의 pH와 같아질 때까지 담가 둔다. (나) (가)의 틸라코이드를 pH [ⓑ]인 수용액이 들어 있는 플라스크로 옮긴다. (다) (나)의 플라스크를 암실로 옮기고 ADP와 P_i를 첨가하였더니 수용액에서 ATP가 검출되었다.

이에 대한 설명으로 옳은 것만을 〈보기〉에서 있는 대로 고른 것은?(제시된 실험 과정 이외의 변인은 고려하지 않는다.)

보기
ㄱ. ⓐ<ⓑ이다. ㄴ. (나)에서 H^+의 농도 기울기가 형성된다. ㄷ. (다)에서는 화학 삼투에 의한 인산화가 일어난 것이다.

① ㄴ ② ㄷ
③ ㄱ, ㄴ ④ ㄱ, ㄷ
⑤ ㄱ, ㄴ, ㄷ

147 다음은 광합성에 대한 힐의 실험이다.

• 옥살산철(Ⅲ)은 비순환적 광인산화 경로를 따라 이동하는 전자를 받을 수 있는 전자 수용체이다. [실험 과정 및 결과] (가) 질경이의 잎에서 얻은 엽록체 추출액과 ㉠ 옥살산철(Ⅲ)을 시험관에 넣고 일정 시간 암실에 둔다. (나) (가)의 시험관 안에 있는 공기를 빼낸 다음 밀봉한다. (다) (나)의 시험관에 빛을 비추었더니 옥살산철(Ⅲ)이 옥살산철(Ⅱ)로 환원되었고, O_2가 발생하였다.

이에 대한 설명으로 옳은 것만을 〈보기〉에서 있는 대로 고른 것은?

보기
ㄱ. 광합성의 명반응에서 ㉠과 같은 역할을 하는 물질은 $NADP^+$이다. ㄴ. (나)는 시험관에 CO_2와 H_2O는 남기고 O_2를 제거하기 위한 과정이다. ㄷ. (다)에서 발생한 O_2는 1 광계 Ⅰ에서 생성되었다.

① ㄱ ② ㄴ ③ ㄷ
④ ㄱ, ㄴ ⑤ ㄴ, ㄷ

148 **그림은 산소 동위원소인 $^{18}O_2$를 이용하여 루벤이 수행한 실험을 나타낸 것이다. ㉠과 ㉡은 모두 광합성에 의해 발생한 기체이다.**

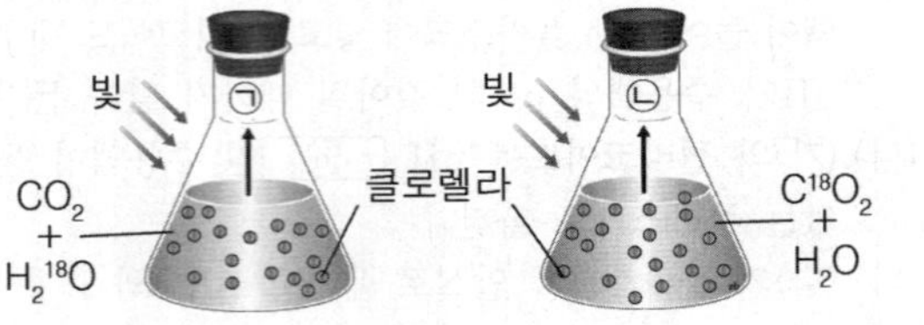

이에 대한 설명으로 옳은 것만을 〈보기〉에서 있는 대로 고른 것은?

보기

ㄱ. ㉠은 $^{18}O_2$이다.
ㄴ. ㉡의 발생은 그라나에서 일어난다.
ㄷ. 이 실험을 통해 광합성에서 발생하는 O_2는 CO_2로부터 유래함을 알 수 있다.

① ㄱ, ㄷ ② ㄱ, ㄴ
③ ㄴ, ㄷ ④ ㄴ
⑤ ㄷ

149 **다음 그림은 엽록체에서 일어나는 광인산화 과정을 모식적으로 나타낸 것이다.**

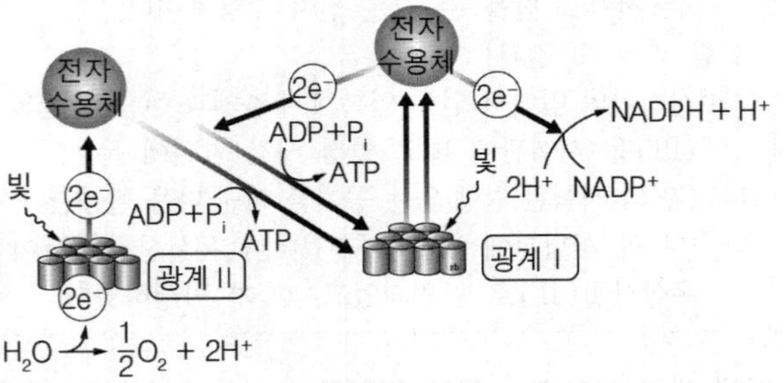

이에 대한 설명으로 옳은 것은?

① 전자의 최종 수용체는 ATP이다.
② 광계 Ⅱ의 반응중심색소는 P_{700}이다.
③ NADPH는 순환적 광인산화에서 생성된다.
④ 비순환적 광인산화 과정에는 광계 Ⅱ만 관여한다.
⑤ 순환적 광인산화와 비순환적 광인산화 과정 둘 다 ATP생성과 관련 있다.

150 **다음은 엽록체의 ATP 합성에 대한 실험이다.**

[실험 과정 및 결과]
(가) pH가 서로 다른 두 수용액 ㉠과 ㉡이 각각 들어 있는 두 개의 시험관에 시금치에서 분리한 엽록체를 넣고, 틸라코이드 내부의 pH가 수용액의 pH와 같아질 때까지 둔다. ㉠의 pH와 ㉡의 pH는 각각 3.8과 4.8 중 하나이다.
(나) (가)의 엽록체를 pH가 8.0인 수용액이 들어 있는 플라스크를 넣은 후, ⓐ~ⓒ에 표와 같이 첨가하고, ⓒ에는 물질 X를 추가로 넣은 후, ⓐ~ⓒ를 암실로 옮긴다. X는 틸라코이드의 전자 전달계에서 전자가 광계 Ⅰ로 이동하는 것을 차단하여 광합성을 저해하는 물질이다.
(다) (나)의 ⓐ~ⓒ 각각에 ADP와 Pi를 충분히 첨가한 후, ATP 합성량을 측정한 결과는 표와 같다.

플라스크	ⓐ	ⓑ	ⓒ
첨가한 엽록체, 물질	㉠의 엽록체	㉡의 엽록체	㉡의 엽록체, 물질 X
ATP 합성량 (상댓값)	4	12	?

이에 대한 설명으로 옳은 것만을 〈보기〉에서 있는 대로 고른 것은?(단, 제시된 조건 이외의 다른 조건은 동일하다.)

보기

ㄱ. (가)에서 ㉡의 pH는 3.8이다.
ㄴ. (다)의 ⓐ에서 화학 삼투에 의한 인산화가 일어났다.
ㄷ. (다)의 ⓒ에서 ATP가 합성되지 않았다.

① ㄱ ② ㄷ
③ ㄱ, ㄴ ④ ㄴ, ㄷ
⑤ ㄱ, ㄴ, ㄷ

151 그림은 엽록체의 틸라코이드 막에서 전자가 이동하는 과정의 일부를, 표는 이 광합성 과정에서 일어나는 반응 (가)와 (나)를 나타낸 것이다. ㉠과 ㉡은 각각 틸라코이드 내부와 스트로마 중 하나이다.

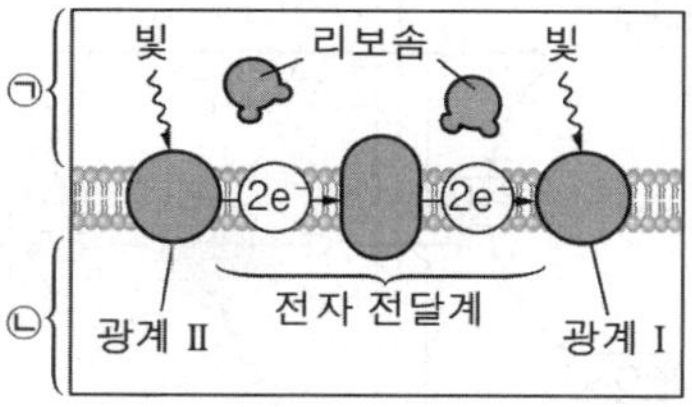

(가)	$NADPH+H^+ \longrightarrow NADP^+ + 2H^+ + 2e^-$
(나)	$H_2O \longrightarrow 2H^+ + 2e^- + \frac{1}{2}O_2$

이에 관한 설명으로 옳은 것만을 〈보기〉에서 있는 대로 고른 것은?

보기

ㄱ. (가)는 ㉠에서 일어난다.
ㄴ. (나)는 ㉡에서 일어난다.
ㄷ. 적색광에서 반응 중심 색소가 가장 잘 흡수하는 빛의 파장은 광계 Ⅰ이 광계 Ⅱ보다 길다.
ㄹ. (나)에서 방출된 전자가 전자 전달계를 거치면 H^+의 농도는 ㉡이 ㉠보다 높다.

① ㄱ, ㄴ　② ㄷ, ㄹ
③ ㄱ, ㄴ, ㄹ　④ ㄱ, ㄷ, ㄹ
⑤ ㄱ, ㄴ, ㄷ, ㄹ

유형 034 ▶ 암반응 탄소 고정 반응

152 그림은 클로렐라 배양액에 $^{14}CO_2$를 공급하고 빛을 비춘 후 5초, 90초, 5분의 각 시점에서 얻은 세포 추출물을 크로마토그래피법으로 전개한 결과를 나타낸 것이다. ㉠~㉢은 각각 포도당, PGAL, 3PG 중 하나이다.

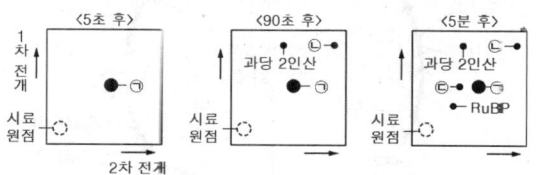

이에 대한 설명으로 옳은 것만을 〈보기〉에서 있는 대로 고른 것은?

보기

ㄱ. ㉠이 ㉡으로 될 때 NADPH가 이용된다.
ㄴ. 1분자당 탄소 수는 ㉠이 ㉢보다 많다.
ㄷ. 1분자당 에너지 함량은 ㉠>㉡>㉢ 이다.

① ㄱ　② ㄴ
③ ㄱ, ㄷ　④ ㄴ, ㄷ
⑤ ㄱ, ㄴ, ㄷ

153 광합성의 탄소 고정 반응에서 이산화탄소로부터 최초로 생성되는 물질은 무엇인가?

① RuBP　② PGAL
③ 3PG　④ DPGA
⑤ 시트르산

154 그림은 캘빈 회로를 나타낸 것이며, 캘빈 회로는 (가)~(다)의 세 단계로 구분한다. (가)~(다) 각 단계에서 일어나는 작용을 옳게 연결한 것을 고르면?

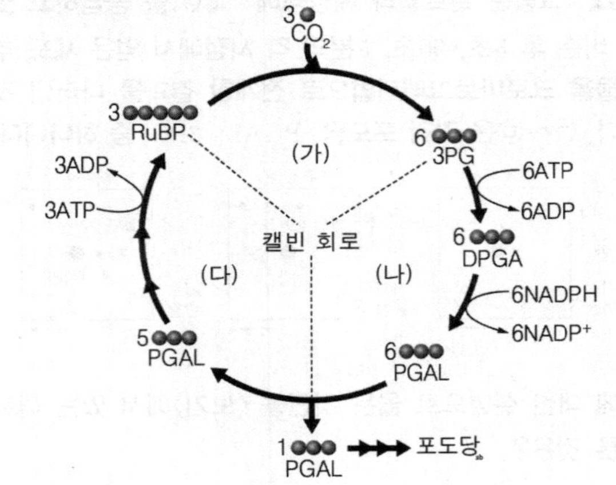

	(가)	(나)	(다)
①	탄소 고정	RuBP 재생	환원
②	탄소 고정	환원	RuBP 재생
③	환원	환원	RuBP 재생
④	환원	RuBP 재생	탄소 고정
⑤	RuBP 재생	탄소 고정	환원

155 그림 (가)는 광합성의 암반응 과정을, (나)는 CO_2 농도를 변화시켰을 때 3PG와 RuBP의 농도 변화를 나타낸 것이다. (A와 B는 각각 3PG, RuBP 중 하나이다.)

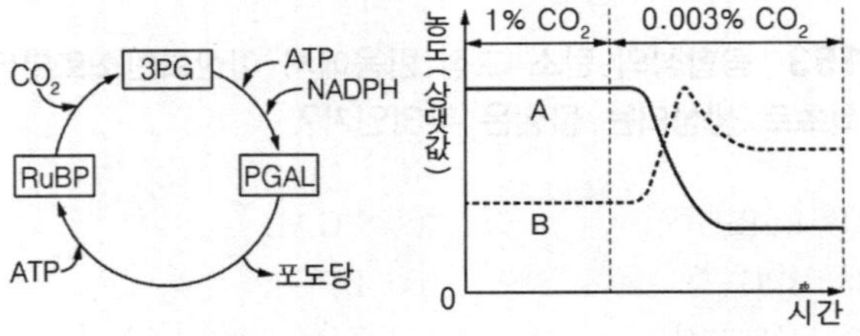

(가) (나)

이에 대한 설명으로 옳은 것만을 〈보기〉에서 있는 대로 고른 것은?

보기

ㄱ. (나)에서 A는 3PG, B는 RuBP이다.
ㄴ. 최초의 CO_2 고정 산물은 PGAL이다.
ㄷ. PGAL는 3PG보다 더 많은 에너지를 가진 물질이다.

① ㄱ ② ㄴ ③ ㄱ, ㄷ
④ ㄴ, ㄷ ⑤ ㄱ, ㄴ, ㄷ

유형 035 ▶ 명반응과 탄소 고정 반응의 관계

156 그림은 광합성 과정 (가)와 (나)를 나타낸 것이다.

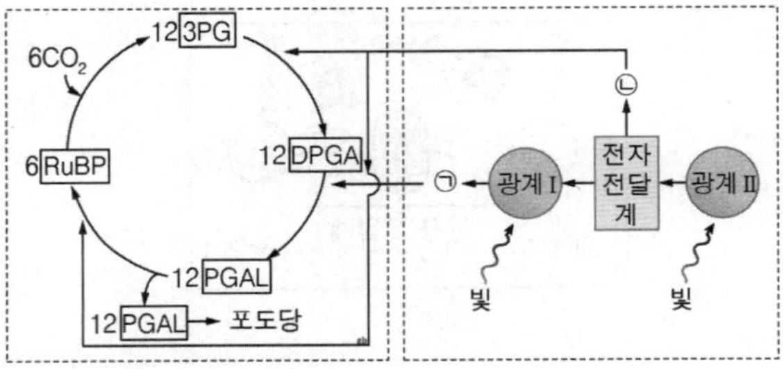

(가) (나)

이에 대한 설명으로 옳은 것만을 〈보기〉에서 있는 대로 고른 것은?

보기

ㄱ. 빛의 공급이 차단되면 3PG의 양은 감소하고, RuBP의 양은 증가한다.
ㄴ. (가)에서는 CO_2의 환원이, (나)에서는 H_2O의 산화가 일어난다.
ㄷ. ㉠은 ATP, ㉡은 NADPH이다.

① ㄱ ② ㄴ
③ ㄱ, ㄷ ④ ㄴ, ㄷ
⑤ ㄱ, ㄴ, ㄷ

157 그림은 어떤 식물에서 빛과 CO_2의 조건을 달리하면서 시간에 따른 광합성 속도를 측정한 결과를 나타낸 것이다.

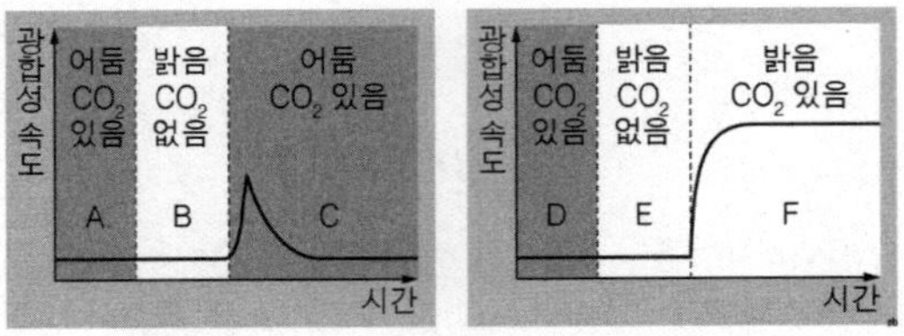

이에 대한 설명으로 옳은 것만을 〈보기〉에서 있는 대로 고른 것은?

보기

ㄱ. ATP가 생성된 구간은 B, E, F이다.
ㄴ. NADPH가 $NADP^+$로 산화된 구간은 A, C, F이다.
ㄷ. PGAL 2분자가 6탄소 화합물을 생성한 구간은 B, E, F이다.

① ㄱ ② ㄴ ③ ㄷ
④ ㄱ, ㄷ ⑤ ㄱ, ㄴ, ㄷ

158 그림은 어떤 식물에서 빛과 CO_2 조건을 달리했을 때 시간에 따른 광합성 속도를 나타낸 것이다.

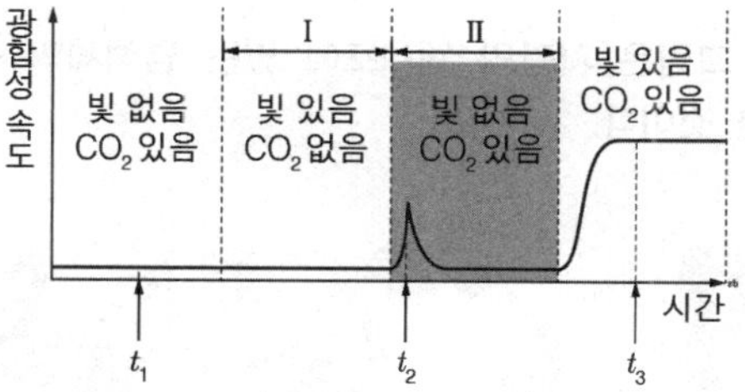

이에 대한 설명으로 옳은 것만을 〈보기〉에서 있는 대로 고른 것은?

보기

ㄱ. t_1일 때 탄소 고정 반응이 일어난다.
ㄴ. 구간 II에서 O_2가 생성된다.
ㄷ. 광합성에서 빛이 필요한 단계가 CO_2가 필요한 단계보다 먼저 필요하다.

① ㄱ ② ㄷ
③ ㄱ, ㄴ ④ ㄴ, ㄷ
⑤ ㄱ, ㄴ, ㄷ

유형 036 ▶ 광합성과 세포 호흡의 비교

159 그림은 미토콘드리아와 엽록체에서 일어나는 에너지 전환 과정을 나타낸 것이다.

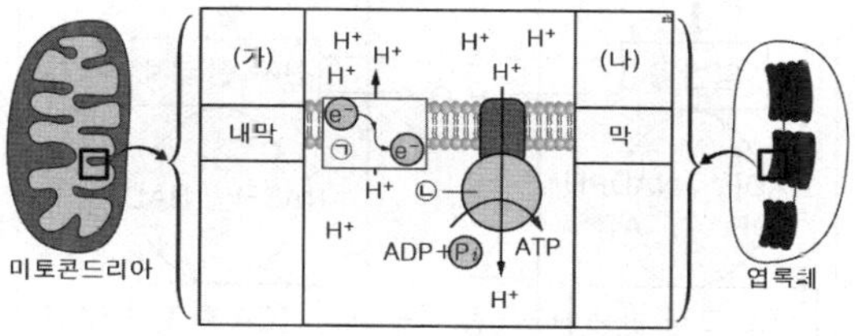

이에 대한 설명으로 옳지 않은 것은?

① (가)는 미토콘드리아의 막 사이 공간이다.
② (나)는 엽록체의 틸라코이드 내부이다.
③ ㉠에서 H^+이 이동할 때 능동수송이 일어난다.
④ ㉡에서 H^+이 이동할 때 ATP가 소모된다.
⑤ 전자전달계와 화학삼투에 의해 ATP가 생성된다.

160 그림 (가)는 엽록체, (나)는 미토콘드리아를 나타낸 것이다.

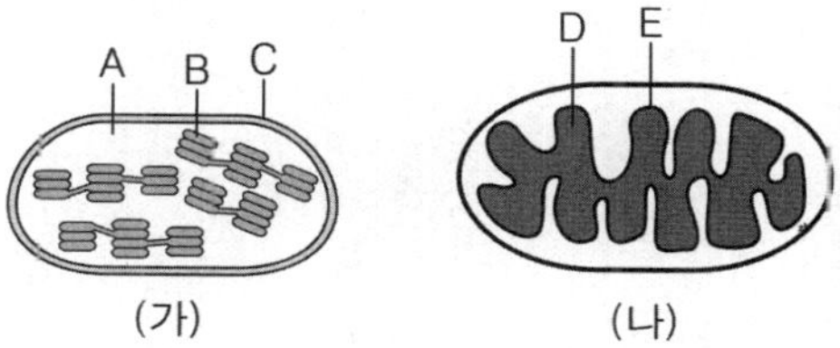

A ~ E 중 전자 전달이 일어나는 곳은?

① A, D ② B, E
③ C, E ④ A, E
⑤ B, D

161 그림은 식물 세포의 (가)와 (나)에서 일어나는 물질 대사 과정의 일부를 나타낸 것이다. (단, (가)와 (나)는 엽록체와 미토콘드리아 중 하나이다.)

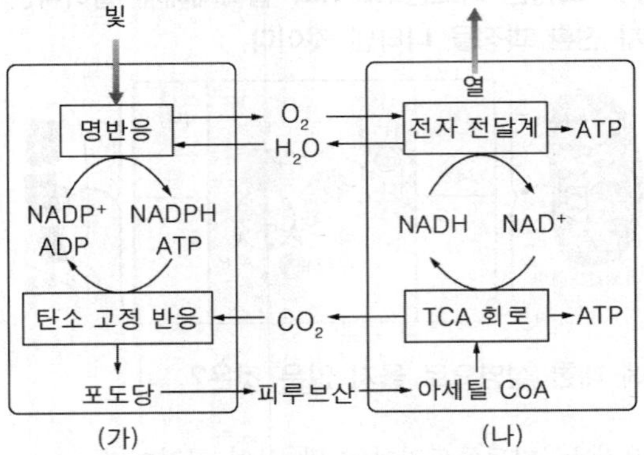

이에 대한 설명으로 옳은 것만을 〈보기〉에서 있는 대로 고른 것은?

보기

ㄱ. TCA회로에서 생성된 ATP는 광합성에 이용된다.
ㄴ. 광합성 결과 생성된 물질은 세포 호흡의 에너지원이다.
ㄷ. NAD^+와 $NADP^+$는 서로 다른 종류의 물질을 운반한다.

① ㄱ ② ㄴ
③ ㄱ, ㄷ ④ ㄴ, ㄷ
⑤ ㄱ, ㄴ, ㄷ

유형 037 ▶ 염색체의 구조

162 그림은 사람의 체세포에 있는 염색체의 구조를 나타낸 것이다.

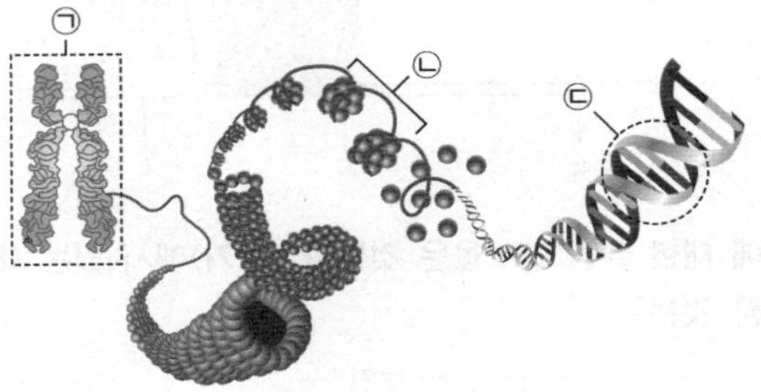

이에 대한 설명으로 옳은 것만을 〈보기〉에서 있는 대로 고른 것은?

보기

ㄱ. ㉠은 2가 염색체이다.
ㄴ. 세포 주기의 G_2기에 ㉡이 ㉠으로 응축된다.
ㄷ. ㉢을 구성하는 당은 디옥시리보스이다.

① ㄱ ② ㄴ
③ ㄷ ④ ㄱ, ㄷ
⑤ ㄴ, ㄷ

163 그림은 사람의 체세포에 있는 염색체의 구조를 나타낸 것이다.

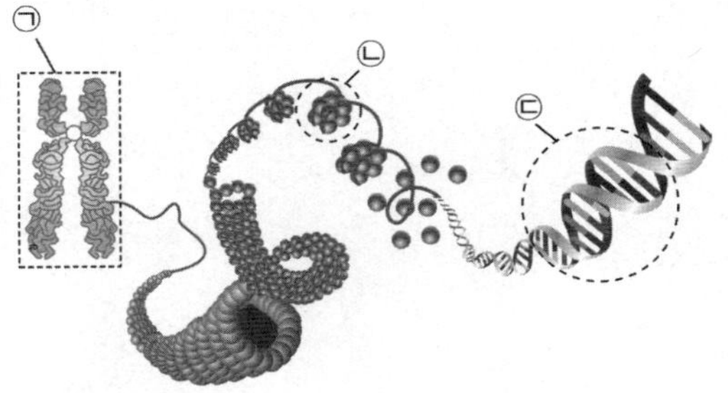

이에 대한 설명으로 옳은 것만을 〈보기〉에서 있는 대로 고른 것은?

보기

ㄱ. ㉠은 2가 염색체이다.
ㄴ. ㉡은 간기에 존재하지 않는다.
ㄷ. ㉢의 기본 단위는 뉴클레오타이드이다.

① ㄱ ② ㄴ
③ ㄷ ④ ㄱ, ㄷ
⑤ ㄴ, ㄷ

164 그림은 어떤 사람의 체세포에 있는 염색체의 구조를 나타낸 것이다. 이 사람의 어떤 형질에 대한 유전자형은 Aa이다.

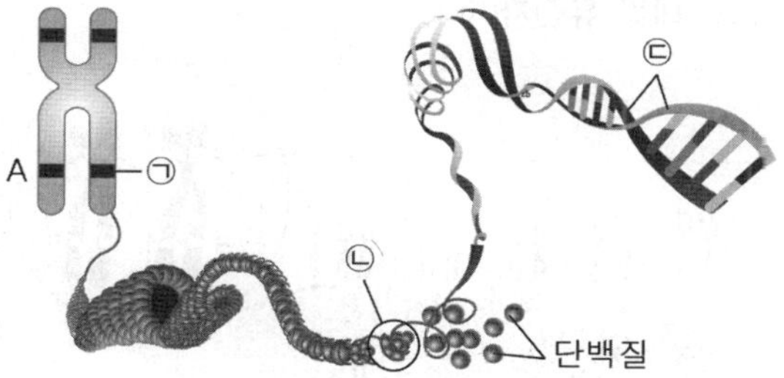

이에 대한 설명으로 옳은 것만을 〈보기〉에서 있는 대로 고른 것은?(단, 돌연변이는 고려하지 않는다.)

보기
ㄱ. ㉠은 대립 유전자 a이다.
ㄴ. ㉡은 뉴클레오솜이다.
ㄷ. ㉢의 기본단위는 뉴클레오타이드이다.

① ㄱ ② ㄷ
③ ㄱ, ㄴ ④ ㄴ, ㄷ
⑤ ㄱ, ㄴ, ㄷ

165 그림 (가)는 염색사의 구조를, (나)는 ㉠과 ㉡ 중 하나의 기본 단위를 나타낸 것이다.

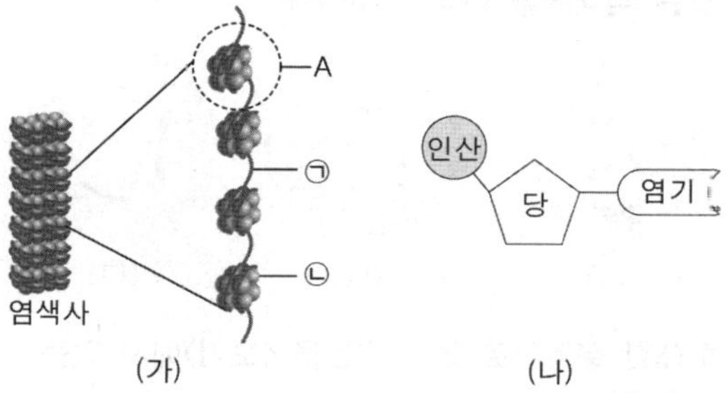

이에 대한 설명으로 옳은 것만을 〈보기〉에서 있는 대로 고른 것은?

보기
ㄱ. A는 뉴클레오솜이다.
ㄴ. (나)는 ㉡의 기본 단위이다.
ㄷ. ㉠은 이중 나선 구조이다.

① ㄱ ② ㄴ
③ ㄷ ④ ㄱ, ㄷ
⑤ ㄱ, ㄴ, ㄷ

166 그림은 염색체가 응축되는 단계를 나타낸 것이다.

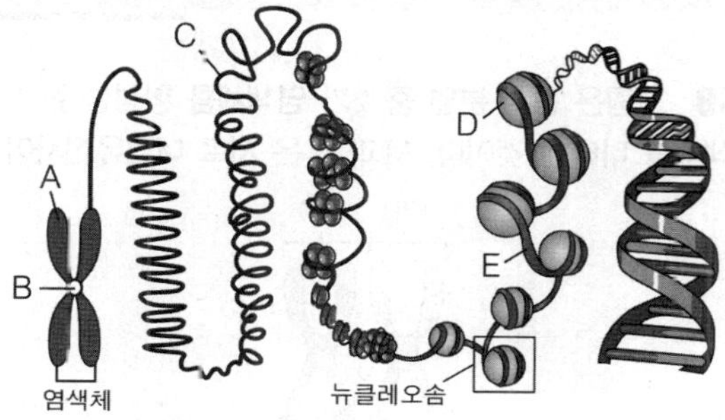

기호와 명칭이 옳게 연결된 것은?

① A – 동원체 ② B – 염색분체
③ C – 염색사 ④ D – DNA
⑤ E – 히스톤 단백질

167 DNA, 유전자, 염색체의 관계에 대한 설명으로 옳은 것만을 〈보기〉에서 있는 대로 고른 것은?

보기
ㄱ. DNA의 기본 단위는 뉴클레오솜이다.
ㄴ. DNA와 염색체에 모두 당이 존재한다.
ㄷ. 염색체의 특정 위치에 유전자가 존재한다.

① ㄱ ② ㄷ
③ ㄱ, ㄴ ④ ㄴ, ㄷ
⑤ ㄱ, ㄴ, ㄷ

유형 038 ▶ 핵상과 핵형

168 그림은 감수 분열 중 2가 염색체를 형성한 한 쌍의 염색체를 나타낸 것이다. M과 m은 서로 대립유전자이다.

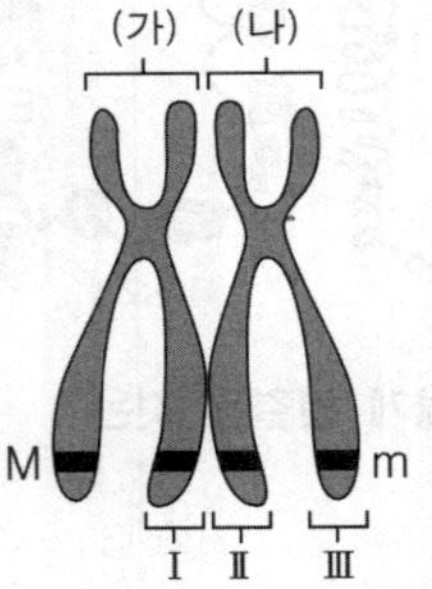

이에 대한 설명으로 옳은 것만을 〈보기〉에서 있는 대로 고른 것은?(단, 돌연변이는 고려하지 않는다.)

보기
ㄱ. 염색체 (가)는 (나)의 상동 염색체이다.
ㄴ. 염색 분체 Ⅰ에는 대립 유전자 m이 있다.
ㄷ. 염색 분체 Ⅱ와 Ⅲ의 대립 유전자 구성은 서로 동일할 수도 있고 다를 수도 있다.

① ㄱ ② ㄴ ③ ㄱ, ㄷ
④ ㄴ, ㄷ ⑤ ㄱ, ㄴ, ㄷ

169 그림은 어떤 사람의 핵형 분석 결과와 이 중 12번 염색체 1개를 확대하여 나타낸 것이다.

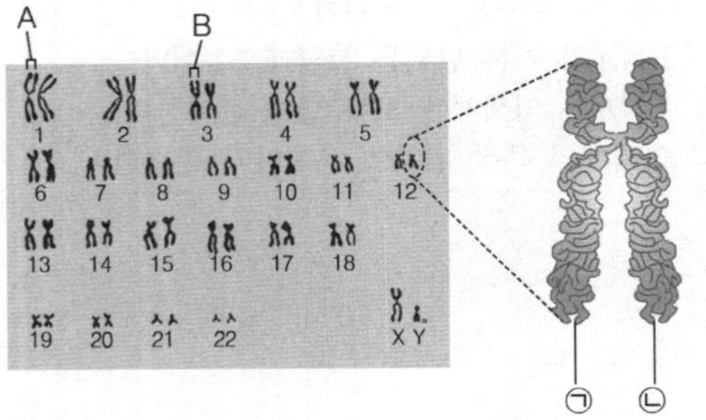

이에 대한 설명으로 옳은 것만을 〈보기〉에서 있는 대로 고른 것은?

보기
ㄱ. 이 사람은 남자이다.
ㄴ. 이 분석 결과로 유전자 이상 질병을 알 수 있다.
ㄷ. ㉠을 아버지로부터 물려받았다면, ㉡은 어머니로부터 물려받았다.

① ㄱ ② ㄴ ③ ㄱ, ㄷ
④ ㄴ, ㄷ ⑤ ㄱ, ㄴ, ㄷ

170 그림은 어떤 정상인 세포 (가)를 채취하여 핵형 분석을 한 결과 중 일부와 5번 염색체에 존재하는 일부 유전자를 나타낸 것이다. A는 a에 대립 유전자이며, B는 b와 대립 유전자이다.

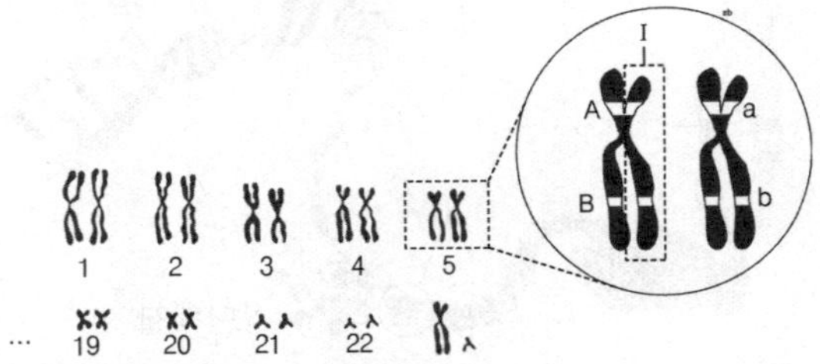

이에 대한 설명으로 옳은 것만을 〈보기〉에서 있는 대로 고른 것은?(단, 돌연변이와 교차는 고려하지 않는다.)

보기
ㄱ. Ⅰ에는 a와 b가 모두 존재한다.
ㄴ. 이 사람과 이 사람의 아버지 핵형은 같다.
ㄷ. 이 핵형 분석 결과에서 관찰되는 상염색체의 염색 분체수는 44이다.

① ㄴ ② ㄷ
③ ㄱ, ㄴ ④ ㄱ, ㄷ
⑤ ㄱ, ㄴ, ㄷ

171 그림은 어떤 동물 A의 세포 (가)~(다)에 들어 있는 모든 염색체를 나타낸 것이다.

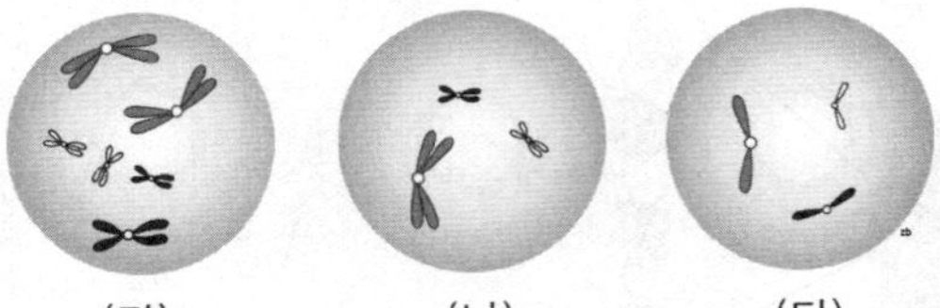

(가) (나) (다)

이에 대한 설명으로 옳은 것만을 〈보기〉에서 있는 대로 고른 것은?(단, 돌연변이와 교차는 고려하지 않는다.)

보기
ㄱ. (가)와 (나)의 핵상은 모두 2n이다.
ㄴ. (나)는 정자이고, (다)는 난자이다.
ㄷ. $\frac{\text{(가)에 들어 있는 염색분체수}}{\text{A의 생식세포에 들어 있는 성염색체수}} = 12$다.

① ㄱ ② ㄴ
③ ㄷ ④ ㄴ, ㄷ
⑤ ㄱ, ㄴ, ㄷ

172 그림은 서로 다른 종인 동물 A(2n=?)와 B(2n=?)의 세포 (가)~(다) 각각에 들어 있는 염색체 중 X 염색체를 제외한 나머지 염색체를 모두 나타낸 것이다. (가)~(다) 중 2개는 A의 세포이고, 나머지 1개는 B의 세포이다. A와 B는 성이 다르고, A와 B의 성염색체는 암컷이 XX, 수컷이 XY이다.

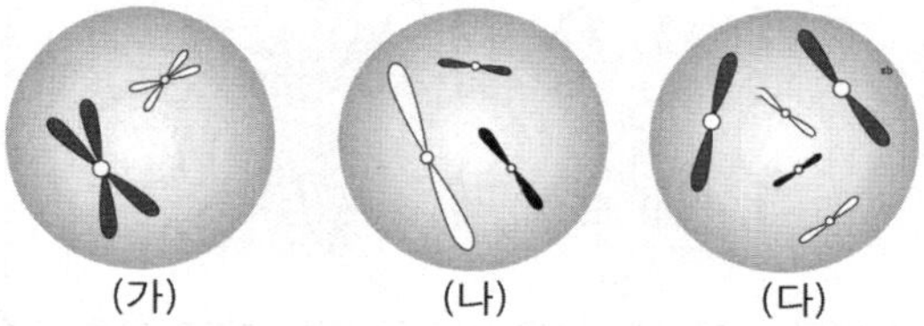

이에 대한 설명으로 옳은 것만을 <보기>에서 있는 대로 고른 것은?(단, 돌연변이는 고려하지 않는다.)

보기
ㄱ. (나)와 (다)의 핵상은 같다.
ㄴ. A는 수컷이다.
ㄷ. B의 체세포 분열 중기의 세포 1개당 염색 분체 수는 16이다.

① ㄱ ② ㄴ ③ ㄱ, ㄴ ④ ㄴ, ㄷ ⑤ ㄱ, ㄴ, ㄷ

173 그림은 염색체가 응축되는 과정을 나타낸 것이다. 이에 대한 옳은 설명만을 <보기>에서 있는 대로 고른 것은?(단, 돌연변이는 고려하지 않는다.)

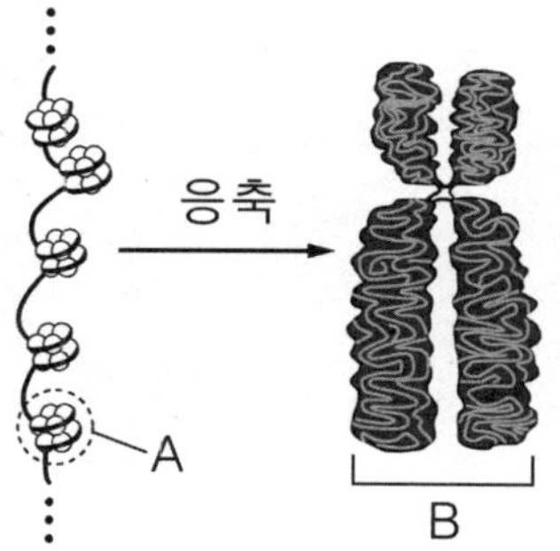

보기
ㄱ. 위 과정은 DNA 복제 시 일어난다.
ㄴ. A에는 인산이 존재한다.
ㄷ. 정자에서 B와 같은 모양을 관찰할 수 있다.

① ㄱ ② ㄴ ③ ㄱ, ㄷ ④ ㄴ, ㄷ ⑤ ㄱ, ㄴ, ㄷ

174 다음은 어떤 사람의 핵형 분석 결과를 나타낸 것이다.

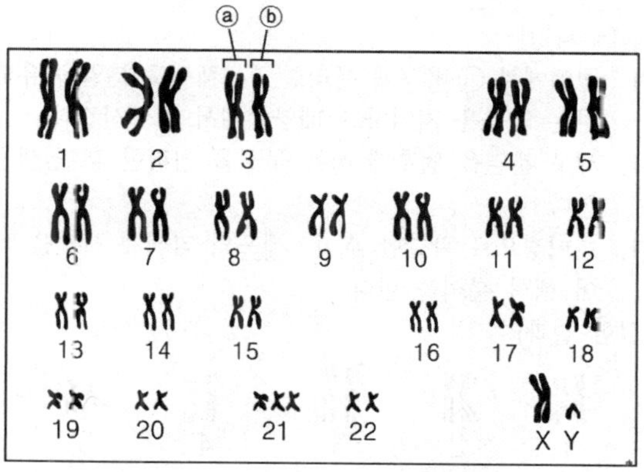

이에 대한 설명으로 옳은 것만을 <보기>에서 있는 대로 고른 것은?

보기
ㄱ. ⓐ는 ⓑ의 상동 염색체이다.
ㄴ. 이 핵형 분석 결과에서 ABO식 혈액형을 알 수 있다.
ㄷ. 이 핵형 분석 결과에서 관찰되는 상염색체의 염색 분체 수는 45개다.

① ㄱ ② ㄴ ③ ㄱ, ㄷ ④ ㄴ, ㄷ ⑤ ㄱ, ㄴ, ㄷ

175 다음은 어떤 사람의 혈액을 이용하여 핵형 분석을 하였다.

[실험 과정]

가. 혈액에서 ㉠ 세포를 분리한 후, 체세포 분열을 유도하는 약품을 처리하고 배양액에서 생장시킨다.

나. 세포 분열을 멈추게 하는 물질을 처리한 후 염색을 한다.

다. 현미경으로 관찰한 후 ㉡ 세포의 염색체 사진을 찍어 핵형 분석을 한다.

[실험 결과]

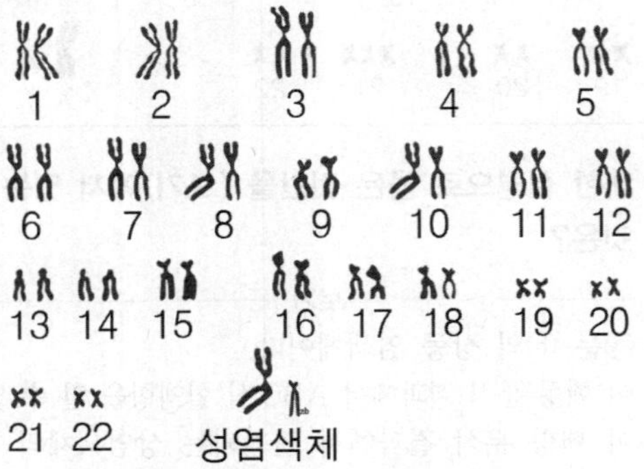

이에 대한 설명으로 옳은 것만을 〈보기〉에서 있는 대로 고른 것은?

보기

ㄱ. ㉠에는 핵이 있다.

ㄴ. ㉡은 간기 상태이다.

ㄷ. ABO식 혈액형을 알 수 있다.

① ㄱ ② ㄴ ③ ㄷ ④ ㄱ, ㄷ ⑤ ㄴ, ㄷ

176 그림은 어떤 사람의 핵형 분석 결과를 나타낸 것이다.

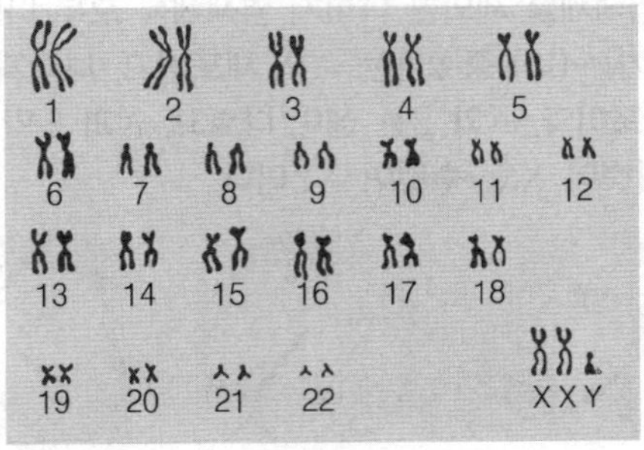

이에 대한 설명으로 옳은 것만을 있는 대로 고른 것은?

ㄱ. 이 사람은 터너 증후군이다.

ㄴ. 이 핵형 분석 결과에서 페닐케톤뇨증 여부를 확인할 수 없다.

ㄷ. 이 핵형 분석 결과에서 $\frac{\text{상염색체의 염색분체 수}}{\text{X염색체의 염색체 수}} = 22$다.

① ㄴ ② ㄷ ③ ㄱ, ㄴ ④ ㄴ, ㄷ ⑤ ㄱ, ㄴ, ㄷ

유형 039 ▶ 염색체와 유전자, 염색체 구조

177 그림은 어떤 남자의 성염색체와 상염색체 한 쌍씩을 나타낸 것이다. 이에 대한 설명으로 옳은 것만을 〈보기〉에서 있는 대로 고른 것은?(단, 돌연변이는 고려하지 않는다.)

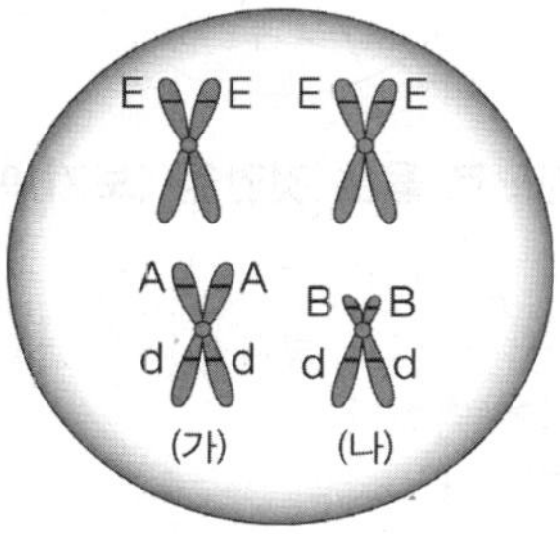

보기
ㄱ. 이 세포의 핵상은 2n이다.
ㄴ. (가)와 (나)염색체는 상염색체이다.
ㄷ. 이 남자의 자손 중 딸은 유전자 B를 갖지 않는다.

① ㄴ ② ㄷ ③ ㄱ, ㄷ
④ ㄴ, ㄷ ⑤ ㄱ, ㄴ, ㄷ

※ 다음 사람의 성별에 따른 핵형을 나타낸 그림(가), (나)를 보고 물음에 답하시오.

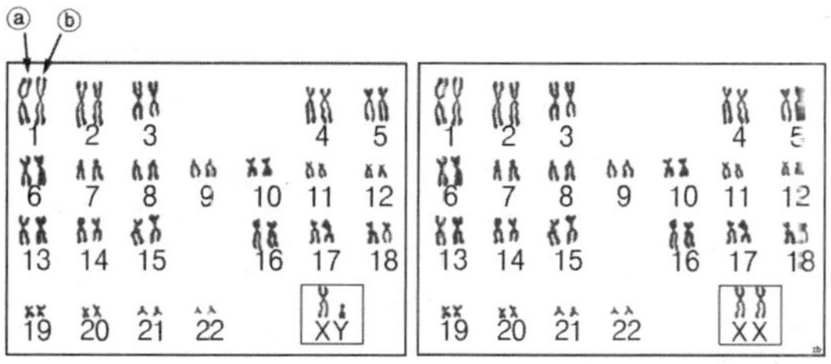

(가) (나)

178 위 그림에서 ⓐ와 ⓑ에 대한 설명으로 옳은 것만을 〈보기〉에서 있는 대로 고른 것은?(단, 돌연변이는 고려하지 않는다.)

보기
ㄱ. ⓐ에는 히스톤이 포함되어 있다.
ㄴ. ⓑ를 이루는 기본 단위는 뉴클레오솜이다.
ㄷ. 하나의 형질을 결정하는 대립유전자는 ⓐ와 ⓑ의 같은 위치에 존재한다.

① ㄴ ② ㄱ, ㄴ ③ ㄱ, ㄷ
④ ㄴ, ㄷ ⑤ ㄱ, ㄴ, ㄷ

유형 040 ▶ 세포 주기

179 그림 (가)는 사람에서 체세포의 세포 주기를, (나)는 사람의 체세포에 있는 염색체의 구조를 나타낸 것이다. ㉠~㉢은 각각 G_1기, M기, S기 중 하나이다.

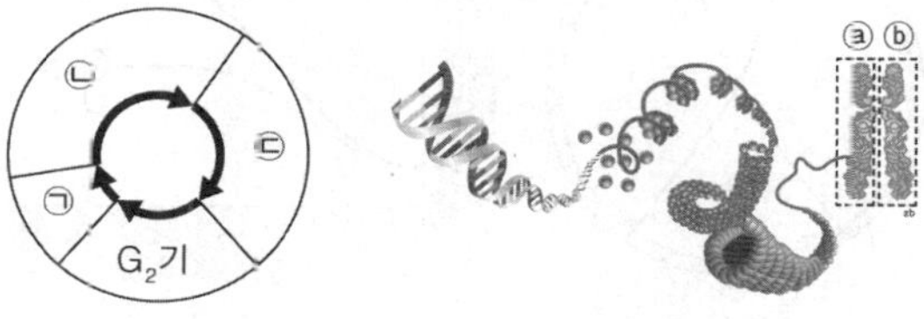

(가) (나)

이에 대한 설명으로 옳은 것만을 〈보기〉에서 있는 대로 고른 것은?(단, 돌연변이는 고려하지 않는다.

보기
ㄱ. ㉠ 시기에 ⓐ와 ⓑ의 분리가 일어난다.
ㄴ. ㉡ 시기에 핵막이 소실된다.
ㄷ. ㉢ 시기에 DNA가 복제된다.

① ㄱ ② ㄷ ③ ㄱ, ㄴ
④ ㄱ, ㄷ ⑤ ㄴ, ㄷ

180 그림은 어떤 사람의 핵형을 나타낸 것이다.

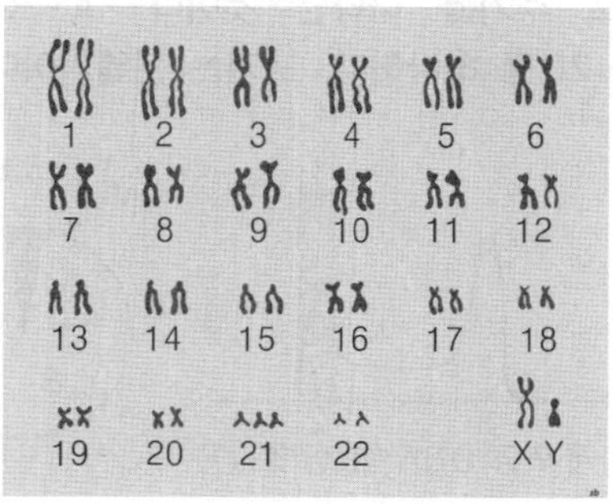

이에 대한 설명으로 옳은 것만을 〈보기〉에서 있는 대로 고른 것은?

보기
ㄱ. 이 사람은 다운 증후군을 나타낸다.
ㄴ. 성염색체가 비분리되어 나타나는 유전병이다.
ㄷ. 이 핵형 분석 결과에서 낫 모양 적혈구 빈혈증 여부를 알 수 있다.

① ㄱ ② ㄷ
③ ㄱ, ㄴ ④ ㄴ, ㄷ
⑤ ㄱ, ㄴ, ㄷ

181 그림 (가)는 사람 체세포의 세포주기를, (나)는 어떤 암환자의 동일한 조직에서 분리한 정상세포와 암세포 배양시간에 따른 세포 수를 나타낸 것이다. M기는 분열기이며 ㉠~㉢은 각각 G_1, G_2, S기 중 하나이다.

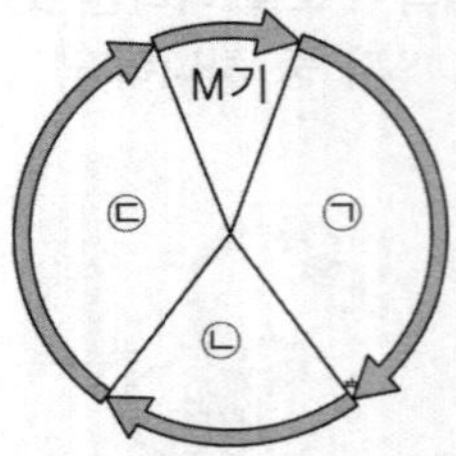

(가)

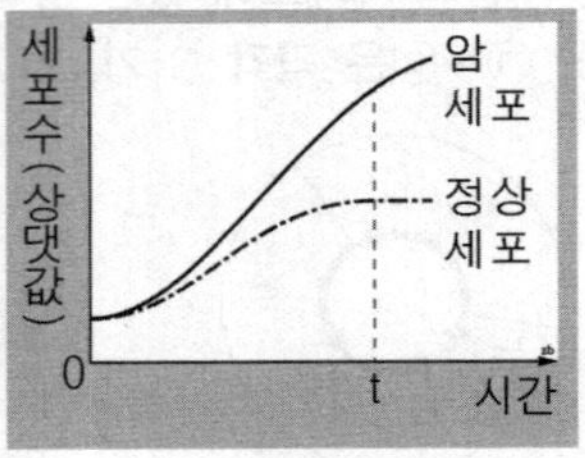

(나)

설명으로 옳은 것을 두 가지 고르면?

① 세포의 핵상은 ㉠과 ㉢에서 같다.
② 암세포의 세포주기에는 ㉡ 시기가 없다.
③ ㉢ 시기에 방추사가 형성된다.
④ 신경세포처럼 완전히 분화된 세포는 세포주기가 ㉠에서 ㉡으로 진행되지 않는다.
⑤ t일 때 암세포의 세포주기는 정상세포보다 길다.

182 그림 (가)는 어떤 동물의 체세포 분열 과정 중 세포 하나당 DNA 상대량에 따른 세포 수를, (나)는 이 동물의 세포 주기를 나타낸 것이다. A ~ C는 각각 G_1, G_2, S기 중 하나이다. M기는 분열기이다.

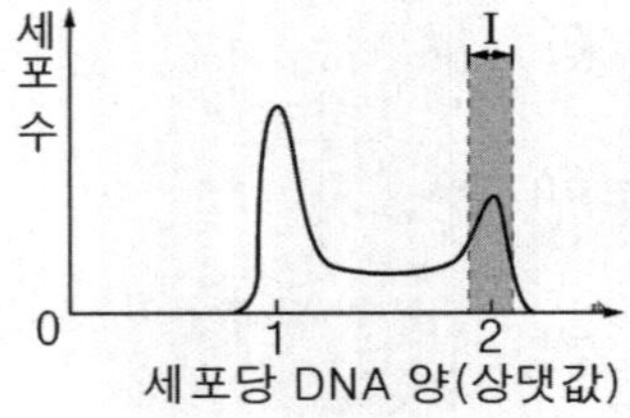

(가)

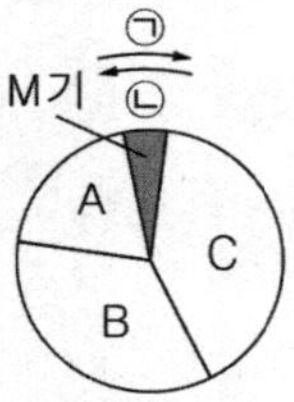

(나)

이에 대한 설명으로 옳은 것만을 〈보기〉에서 있는 대로 고른 것은?

보기
ㄱ. 핵막이 사라지는 시기는 A이다. ㄴ. 세포주기는 ㉡의 방향으로 진행된다. ㄷ. 구간 Ⅰ의 세포와 B시기 세포의 핵상은 같다.

① ㄱ ② ㄷ
③ ㄱ, ㄴ ④ ㄴ, ㄷ
⑤ ㄱ, ㄴ, ㄷ

183 그림은 사람 체세포의 세포 주기를 나타낸 것이다. ㉠~㉢은 각각 G_1, G_2, S기 중 하나이다.

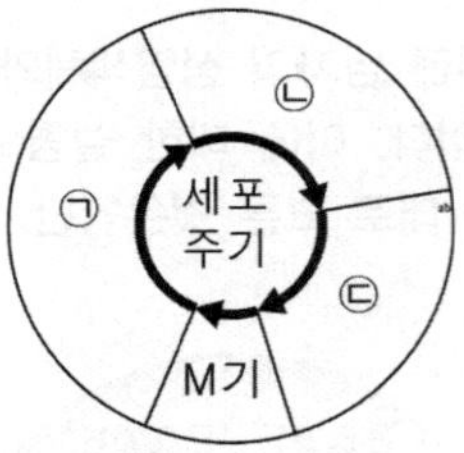

이에 대한 설명으로 옳은 것만을 〈보기〉에서 있는 대로 고른 것은?

보기
ㄱ. ㉠은 간기에 속한다. ㄴ. ㉡은 G_2기이다. ㄷ. ㉢ 시기에 핵막이 소실된다.

① ㄱ ② ㄴ ③ ㄷ
④ ㄱ, ㄴ ⑤ ㄱ, ㄷ

유형 041 ▶ 체세포 분열

184 그림은 정상세포의 세포주기에 따른 세포질의 양 변화와 DNA양의 변화를 나타낸 것이다. 이에 대한 설명으로 옳은 것만을 〈보기〉에서 있는 대로 고른 것은?

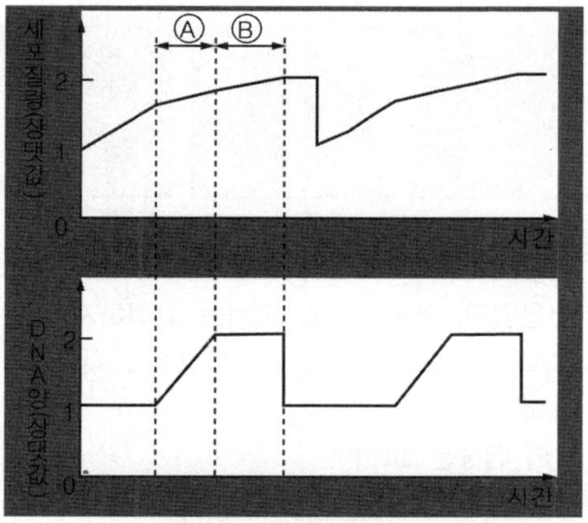

보기

ㄱ. 세포질 분열은 Ⓑ시기에서 일어났다.
ㄴ. 두 번의 체세포 분열이 관찰된다.
ㄷ. Ⓐ시기에 DNA양과 세포질의 양이 모두 2배로 증가한다.

① ㄱ ② ㄴ
③ ㄱ, ㄴ ④ ㄱ, ㄷ
⑤ ㄴ, ㄷ

185 그림 (가)는 어떤 동물($2n=4$)의 체세포 Q를 배양한 후 세포당 DNA양에 따른 세포 수를, (나)는 Q의 체세포 분열 과정 중 ㉠ 시기에서 관찰되는 세포를 나타낸 것이다.

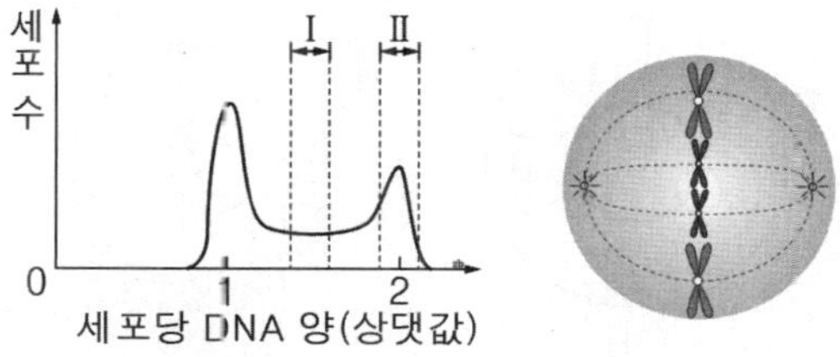

(가) (나)

이에 대한 설명으로 옳은 것만을 〈보기〉에서 있는 대로 고른 것은?(단, 돌연변이와 교차는 고려하지 않는다.)

보기

ㄱ. 구간 Ⅰ에는 핵막을 가진 세포가 있다.
ㄴ. 구간 Ⅱ에는 ㉠ 시기의 세포가 있다.
ㄷ. $\frac{G_1\text{기 세포 수}}{G_2\text{기 세포 수}}$의 값은 1보다 크다.

① ㄱ ② ㄷ
③ ㄱ, ㄴ ④ ㄴ, ㄷ
⑤ ㄱ, ㄴ, ㄷ

186 그림 (가)는 어떤 동물 체세포의 세포 주기를, (나)는 이 동물의 어떤 세포의 모습을 나타낸 것이다. ㉠~㉢은 각각 G_1기, M기, S기 중 하나이다.

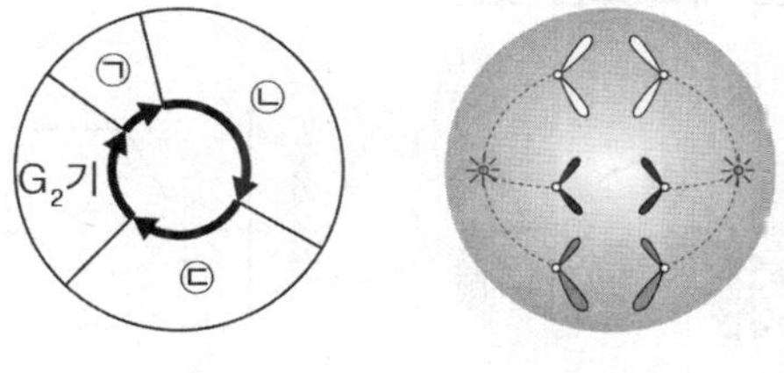

(가) (나)

이에 대한 설명으로 옳은 것만을 〈보기〉에서 있는 대로 고른 것은?(단, 돌연변이는 고려하지 않는다.)

보기

ㄱ. ㉠시기에 (나)가 관찰된다.
ㄴ. G_2기는 ㉡시기에 비해 염색체 수가 2배로 증가한다.
ㄷ. ㉢시기에 DNA 복제가 일어난다.

① ㄱ ② ㄷ ③ ㄱ, ㄴ
④ ㄱ, ㄷ ⑤ ㄴ, ㄷ

187 그림 (가)는 동물 $A(2n=4)$ 체세포의 세포 주기를, (나)는 A의 체세포 분열 과정 중 어느 한 시기에 관찰되는 세포를 나타낸 것이다. ㉠~㉢은 각각 G_2기, M기(분열기), S기 중 하나이다.

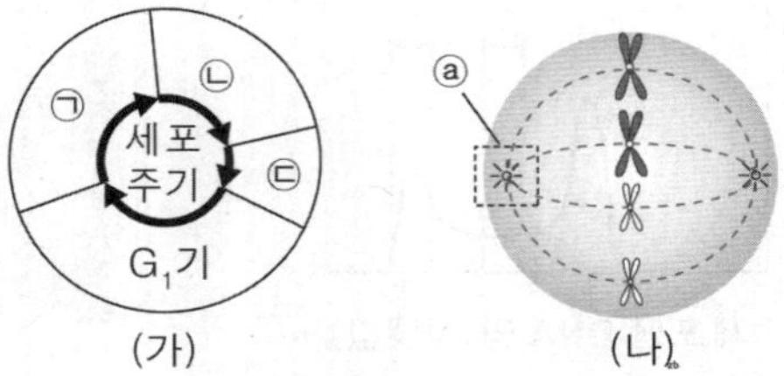

(가) (나)

이에 대한 설명으로 옳은 것만을 〈보기〉에서 있는 대로 고른 것은?

보기
ㄱ. ㉠시기에 DNA 복제가 일어난다.
ㄴ. ⓐ에 동원체가 있다.
ㄷ. (나)는 ㉡시기에 관찰되는 세포이다.

① ㄱ ② ㄴ
③ ㄷ ④ ㄱ, ㄷ
⑤ ㄴ, ㄷ

188 그림 (가)는 어떤 염색체의 구조를, (나)는 이 세포가 1회 분열할 때 핵 1개당 DNA 상대량의 변화를 나타낸 것이다. 이에 대한 설명으로 옳은 것만을 〈보기〉에서 있는 대로 고른 것은?

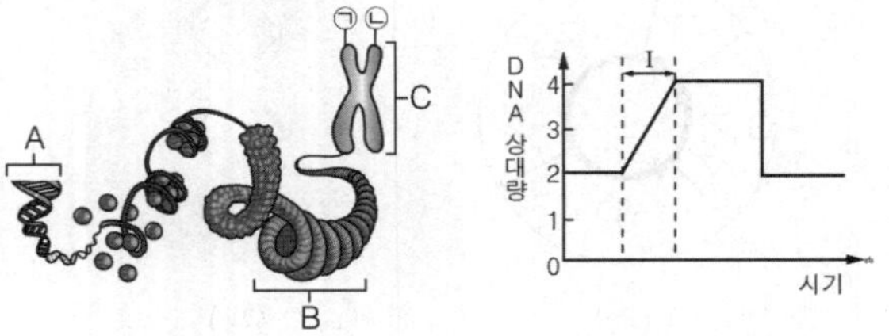

(가) (나)

보기
ㄱ. A를 구성하는 당은 디옥시리보스이다.
ㄴ. I시기에 B가 C로 응축된다.
ㄷ. C에서 ㉠과 ㉡의 염기서열은 서로 같다.

① ㄱ ② ㄴ
③ ㄱ, ㄷ ④ ㄴ, ㄷ
⑤ ㄱ, ㄴ, ㄷ

유형 042 ▶ 생식세포 분열

189 그림은 어떤 개체(2n)의 감수 분열 과정에서 같은 배율로 관찰되는 세포를 순서 없이 나타낸 것이다.

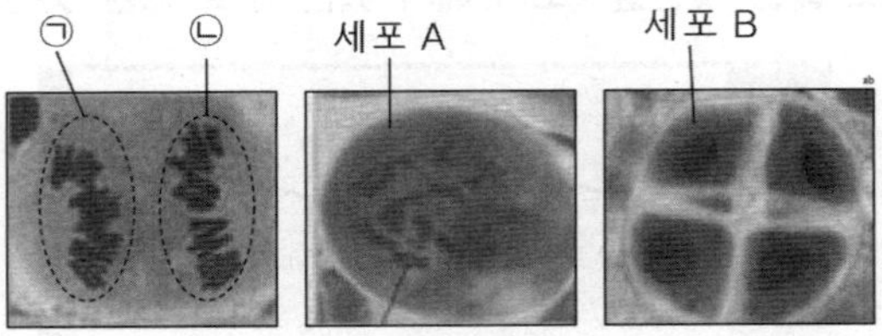

이에 대한 설명으로 옳은 것만을 〈보기〉에서 있는 대로 고른 것은?(단, 돌연변이와 교차는 고려하지 않는다.)

보기
ㄱ. ㉠과 ㉡의 유전 정보는 다르다.
ㄴ. B의 핵상은 2n이다.
ㄷ. $\frac{\text{B의 핵1개당 DNA양}}{\text{A의 핵1개당 DNA양}} = \frac{1}{2}$이다.

① ㄱ ② ㄴ
③ ㄱ, ㄷ ④ ㄴ, ㄷ
⑤ ㄱ, ㄴ, ㄷ

190 그림은 세포 분열 시기에 따른 세포 1개당 DNA 양의 변화를, 표는 그림의 세포 분열 과정에 있는 세포의 핵상, DNA양을 나타낸 것이다. (가)~(라)는 각각 $t_1 \sim t_4$ 시기에 있는 세포 중 하나이다.

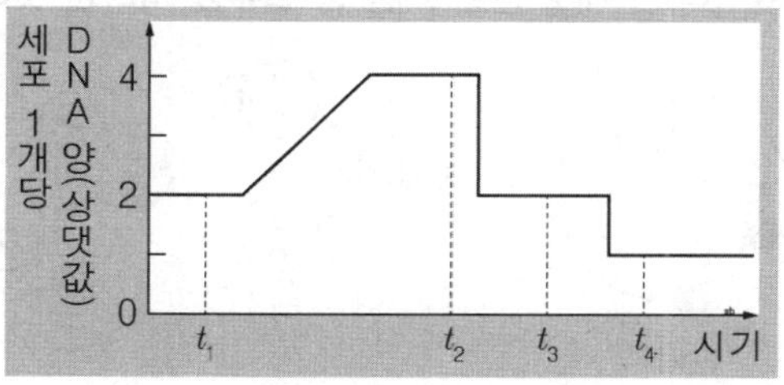

구분	핵상	DNA양 (상댓값)
(가)	n	1
(나)	2n	㉠
(다)	n	㉡
(라)	2n	4

이에 대한 설명으로 옳은 것만을 <보기>에서 있는 대로 고른 것은?(단, 돌연변이는 고려하지 않는다.)

보기

ㄱ. ㉠은 ㉡의 2배이다.

ㄴ. $\frac{\text{염색체 수}}{\text{DNA양}}$의 값은 t_2시기의 세포와 t_3 시기의 세포가 같다.

ㄷ. 염색 분체가 분리되는 시기는 (다) → (가)이다.

① ㄱ ② ㄴ ③ ㄷ ④ ㄱ, ㄴ ⑤ ㄴ, ㄷ

191 그림은 어떤 생물($2n=4$)의 모세포 1개로부터 생식세포가 만들어질 때 서로 다른 시기의 세포(가)와 (나)를 나타낸 것이다.

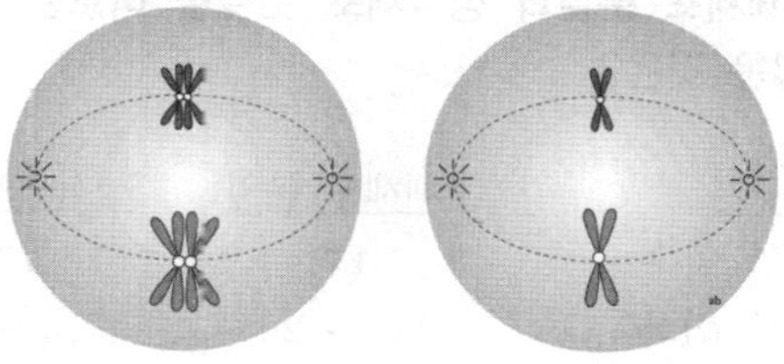

(가) (나)

이에 대한 옳은 설명만을 <보기>에서 있는 대로 고른 것은?(단, 돌연변이는 고려하지 않는다.)

보기

ㄱ. (가)에서 2가 염색체를 관찰할 수 있다.

ㄴ. (가)의 $\frac{\text{DNA량}}{\text{염색체수}}$은 (나)의 2배이다.

ㄷ. 생식세포 형성과정에서 (가)보다 (나)가 먼저 나타난다.

① ㄱ ② ㄴ ③ ㄷ ④ ㄱ, ㄴ ⑤ ㄴ, ㄷ

유형 043 ▶ 체세포 분열과 감수 분열의 비교

192 체세포 분열과 생식세포 분열을 비교한 것으로 옳지 않은 것은?

구분	체세포 분열	생식세포 분열
① 분열 횟수	1회	2회
② 핵상 변화	2n → 2n	2n → n
③ 딸세포 수	2개	4개
④ G_1기 세포대비 딸세포의 DNA양	1	$\frac{1}{4}$
⑤ 분열 결과	생장	생식세포 형성

유형 044 ▶ 생식세포와 유전적 다양성

193 그림 (가)는 사람의 생식세포 형성 및 초기 발생 과정을, (나)는 세포 분열 과정 중 일부를 나타낸 것이다.

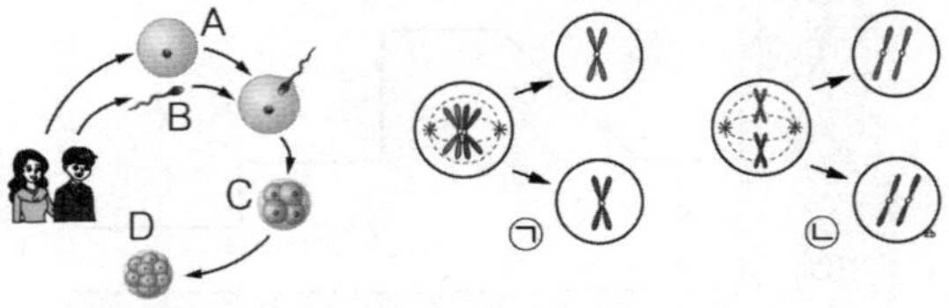

(가) (나)

이에 대한 설명으로 옳은 것만을 〈보기〉에서 있는 대로 고른 것은?(단, (나)에서는 1번 염색체의 분리만을 표시하였다.)

보기
ㄱ. A와 B는 ㉠과정을 거쳐 형성된다.
ㄴ. ㉡과정에서 핵상은 변하지 않는다.
ㄷ. C→D로 될 때 ㉡과 같은 세포 분열이 일어난다.

① ㄱ ② ㄴ
③ ㄱ, ㄷ ④ ㄴ, ㄷ
⑤ ㄱ, ㄴ, ㄷ

194 유성생식과 무성생식에 관한 설명으로 옳은 것만을 〈보기〉에서 있는 대로 고른 것은?

보기
ㄱ. 유성생식은 암수의 유전자가 섞이는 과정에서 자손의 유전자 조합이 다양해진다.
ㄴ. 무성생식을 하는 개체는 자신의 유전자를 자손에게 그대로 물려주며 빠르게 번식한다.
ㄷ. 유성생식을 하는 개체는 자손을 만드는데 시간과 에너지가 많이 들고, 자신이 지닌 유전자의 반만 자손에게 물려준다.

① ㄱ ② ㄷ
③ ㄱ, ㄴ ④ ㄴ, ㄷ
⑤ ㄱ, ㄴ, ㄷ

유형 045 ▶ 사람의 유전 연구

195 그림은 1란성 쌍둥이와 2란성 쌍둥이를 나타낸 것이다.

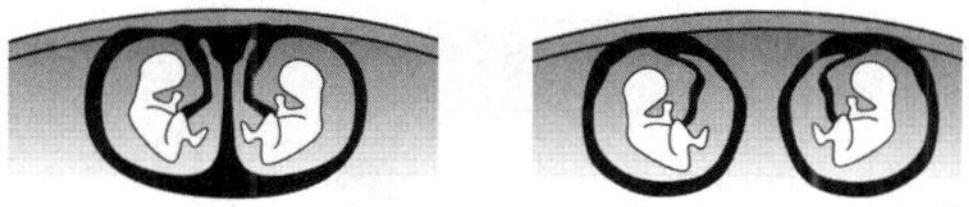

[1란성 쌍둥이] [2란성 쌍둥이]

〈보기〉에서 옳은 것만 모두 고른 것은?

보기
ㄱ. 1란성 쌍둥이는 유전적으로 다르다. ㄴ. 2란성 쌍둥이의 형질이 차이가 나는 원인은 유전과 환경적 요인 때문이다. ㄷ. 2란성 쌍둥이는 수정란이 발생 중에 둘로 나뉘어 2명의 태아로 자란 것이다.

① ㄱ ② ㄴ
③ ㄷ ④ ㄴ, ㄷ
⑤ ㄱ, ㄴ, ㄷ

196 다음은 어떤 사람의 유전 가계도 분석 방법에 대한 설명이다. <u>항상</u> 옳은 것을 <u>모두</u> 고르시오.

① 성염색체 유전에서 어머니가 유전병이면 아들은 반드시 유전병이다.
② 부모에서 없었던 형질이 자녀에서 나타나면 부모의 형질이 우성, 자녀의 형질이 열성이다.
③ 열성 형질을 가진 아이는 부모로부터 열성 유전자를 하나씩 물려받아야 하므로 이 아이의 부모는 모두 열성 유전자를 가진다.
④ 상염색체 유전에서 부모 중 한 사람이 열성이면 자녀는 열성 유전자를 1개 이상 가지므로, 우성인 자녀의 유전자형은 잡종이다.
⑤ 우성 형질을 가진 어떤 사람의 부모가 모두 우성일 때 이 사람의 부모의 유전자형은 순종이다.

197 그림은 양수검사를 통해 핵형을 분석하는 실험을 나타낸 것이다.

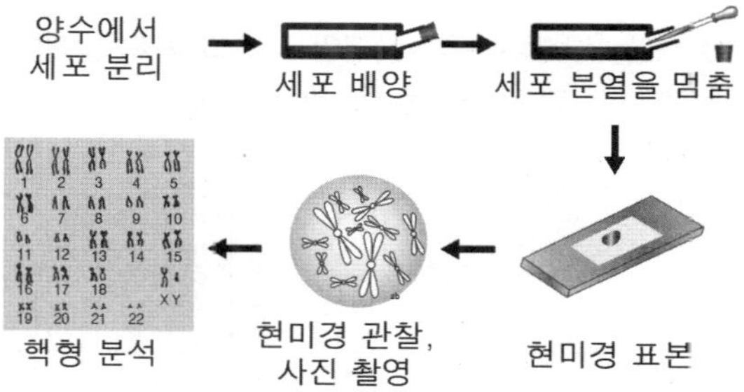

이에 대한 설명으로 옳은 것만을 〈보기〉에서 있는 대로 고른 것은?

보기
ㄱ. 핵형 분석으로 태아의 혈액형을 알 수 있다. ㄴ. 핵형 분석으로 태아의 고양이 울음 증후군 여부를 알 수 있다. ㄷ. 핵형 분석으로 태아의 낫모양 적혈구 빈혈증 여부를 알 수 있다.

① ㄱ ② ㄴ
③ ㄷ ④ ㄱ, ㄴ
⑤ ㄱ, ㄷ

유형 046 ▶ 상염색체 유전

198 표는 부모의 귀지 상태와 자녀의 귀지 상태를 나타낸 것이다. 귀지 상태는 한 쌍의 대립 유전자에 의해 결정된다.

구분	부모	자녀	
		축축한 귀지	마른 귀지
A	축축한 귀지 × 축축한 귀지	○	○
B	축축한 귀지 × 마른 귀지	㉠	○
C	마른 귀지 × 마른 귀지	㉡	○

이에 대한 설명으로 옳은 것만을 〈보기〉에서 있는 대로 고른 것은?(단, 돌연변이는 고려하지 않는다.)

보기

ㄱ. ㉠은 ○, ㉡은 ×이다.
ㄴ. 마른 귀지가 축축한 귀지에 대해 열성이다.
ㄷ. A와 B의 축축한 귀지 부모는 모두 유전자형이 같다.

① ㄱ ② ㄷ ③ ㄱ, ㄴ
④ ㄴ, ㄷ ⑤ ㄱ, ㄴ, ㄷ

199 다음은 어떤 집안의 유전병 ㉠에 대한 자료이다.

- 유전병 ㉠은 대립 유전자 A와 A*에 의해 결정되며, A는 정상 유전자이고 A*는 유전병 ㉠ 유전자이다.
- 3의 유전병 ㉠ 유전자형은 이형 접합이다.
- 그림은 이 집안의 유전병 ㉠에 대한 가계도이다.

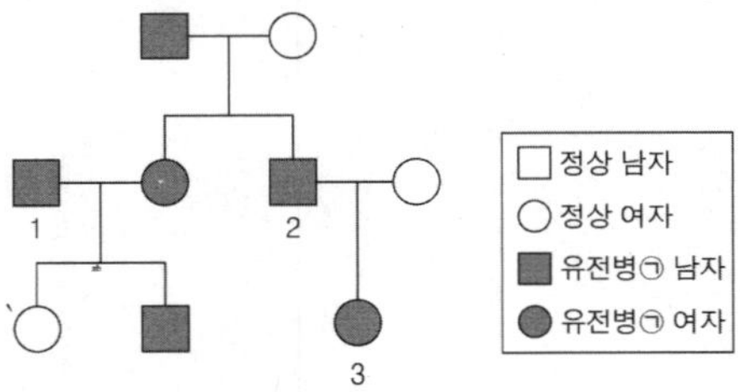

이에 대한 설명으로 옳은 것만을 〈보기〉에서 있는 대로 고른 것은?(단, 돌연변이는 고려하지 않는다.)

보기

ㄱ. 유전병 ㉠ 유전자는 상염색체에 있다.
ㄴ. 1과 2는 모두 A를 갖는다.
ㄷ. 3과 정상인 남자 사이에서 아이가 태어날 때, 이 아이가 유전병 ㉠을 갖는 딸일 확률은 25%이다.

① ㄱ ② ㄴ ③ ㄱ, ㄷ
④ ㄴ, ㄷ ⑤ ㄱ, ㄴ, ㄷ

유형 047 ▶ 성염색체 유전

200 그림은 어떤 집안의 적록 색맹 유전에 대한 가계도이다.

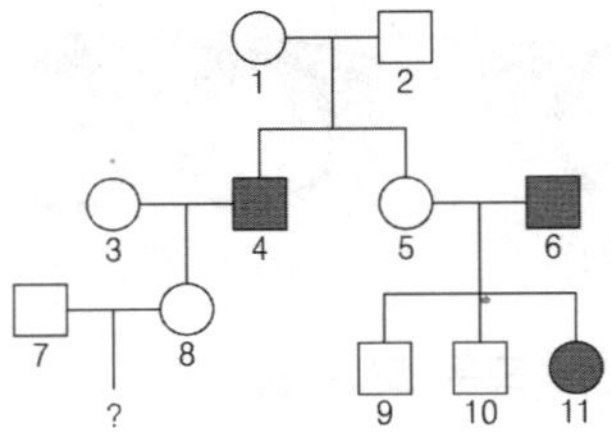

이에 대한 설명으로 옳은 것만을 〈보기〉에서 있는 대로 고른 것은?(단, 돌연변이는 고려하지 않는다.)

보기

ㄱ. 적록 색맹 유전자는 정상 유전자에 대해 우성이다.
ㄴ. 7과 8 사이에서 적록 색맹 자손이 태어날 확률은 $\frac{1}{4}$이다.
ㄷ. 유전자형이 확실하지 않은 사람을 모두 고르면 3, 9이다.

① ㄱ ② ㄴ ③ ㄱ, ㄷ
④ ㄴ, ㄷ ⑤ ㄱ, ㄴ, ㄷ

201 붉은 눈 수컷 초파리와 흰색 눈 암컷 초파리를 교배하였더니 F_1에서 수컷은 모두 흰 눈, 암컷은 모두 붉은 눈이었다. F_1 초파리의 흰 눈 수컷과 붉은 눈 암컷을 교배하여 F_2 초파리를 얻었다.

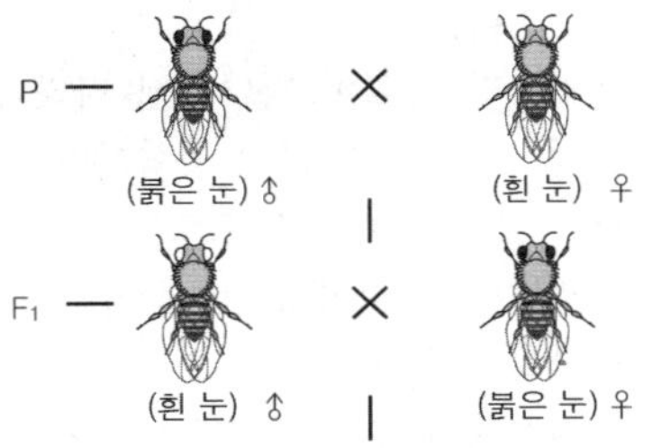

이에 대한 설명으로 옳은 것만을 〈보기〉에서 있는 대로 고른 것은?(단, 교차와 돌연변이는 고려하지 않는다.)

보기

ㄱ. 초파리의 눈 색 유전자는 X염색체에 있다.
ㄴ. F_2의 붉은 눈 수컷과 흰 눈 수컷의 비는 1:1이다.
ㄷ. F_1의 붉은 눈 암컷의 유전자형은 모두 동형접합이다.

① ㄱ ② ㄷ ③ ㄱ, ㄴ
④ ㄴ, ㄷ ⑤ ㄱ, ㄴ, ㄷ

202 그림은 어느 집안의 적록 색맹 유전에 대한 가계도이다.

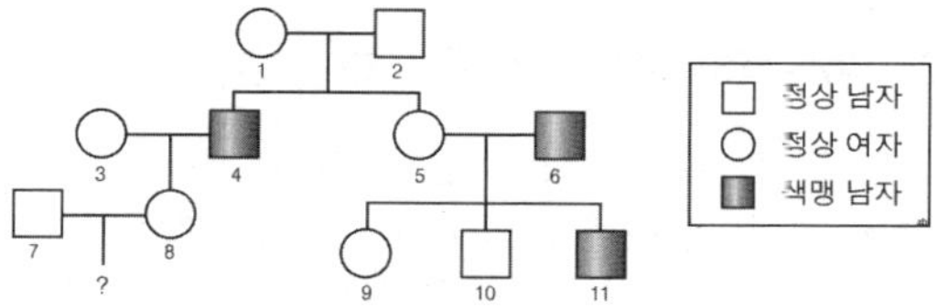

이에 대한 설명으로 옳은 것만을 〈보기〉에서 있는 대로 고른 것은?(단, 돌연변이는 고려하지 않는다.) {가계도 그림 4, 6, 11은 색맹이다.}

보기
ㄱ. 9는 보인자이다.
ㄴ. 7과 8사이에서 적록색맹인 딸이 태어날 확률은 50%이다.
ㄷ. 11의 적록 색맹 유전자는 1에서 5를 거쳐 전달 된 것이다.

① ㄱ ② ㄴ
③ ㄱ, ㄷ ④ ㄴ, ㄷ
⑤ ㄱ, ㄴ, ㄷ

203 다음 그림은 어느 집안의 색맹 가계도이다.

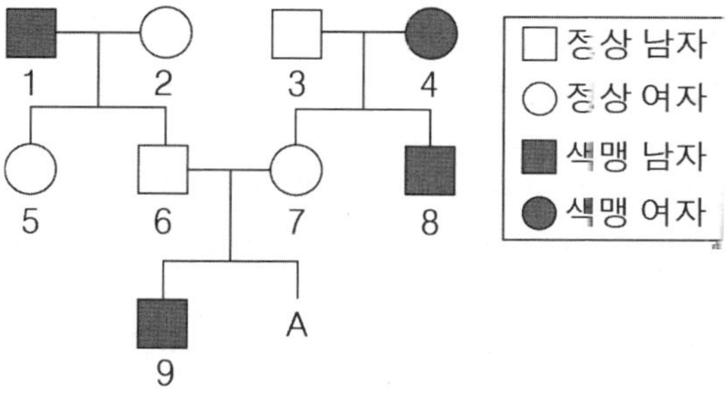

이에 대한 설명으로 옳은 것만을 〈보기〉에서 있는 대로 고른 것은?(단, 돌연변이와 교차는 고려하지 않는다.)

보기
ㄱ. A가 보인자일 확률은 50%이다.
ㄴ. 4가 낳는 아들은 무조건 색맹이다.
ㄷ. 딸이 색맹이라도 아버지는 색맹이 아닐 수 있다.

① ㄱ ② ㄴ
③ ㄱ, ㄷ ④ ㄴ, ㄷ
⑤ ㄱ, ㄴ, ㄷ

유형 048 ▶ 복대립 유전

204 다음은 어떤 동물의 유전 형질 (가)에 대한 자료이다.

- (가)는 1쌍의 대립 유전자에 의해 결정되며, 대립 유전자에는 A, B, C가 있다. (가)의 표현형은 4가지이고, 유전자형이 AA인 개체, BB인 개체, BC인 개체, CC인 개체의 표현형은 모두 다르다.
- (가)의 유전자형이 AC인 암컷 Ⅰ과 AC인 수컷 Ⅱ 사이에서 (가)의 표현형이 부모와 같은 개체 ㉠이 태어났다.

이에 대한 설명으로 옳은 것만을 〈보기〉에서 있는 대로 고른 것은?(단, 돌연변이는 고려하지 않는다.)

보기
ㄱ. (가) 유전은 복대립 유전에 해당한다.
ㄴ. B는 C에 대해 우성이다.
ㄷ. ㉠에서 (가)의 유전자형이 AC일 확률은 $\frac{1}{2}$이다.

① ㄱ ② ㄴ
③ ㄱ, ㄴ ④ ㄱ, ㄷ
⑤ ㄱ, ㄴ, ㄷ

205 그림은 영희네 집안의 ABO식 혈액형 유전 가계도를 나타낸 것이다. 영희의 ABO식 혈액형 유전자의 위치를 염색체 위에 바르게 나타낸 것은?(단, A : I^A, B : I^B, O : i이다.)

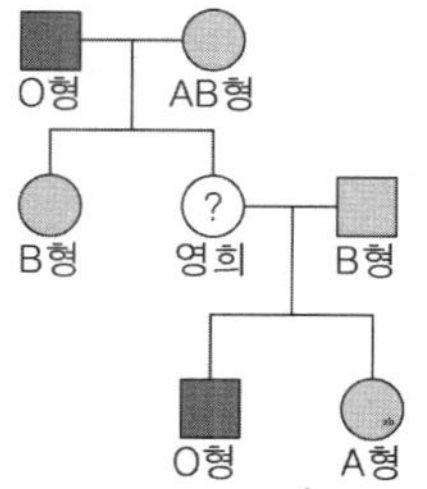

①
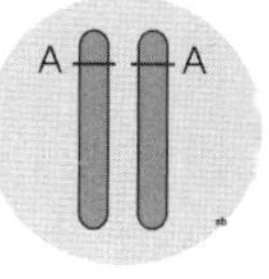

②
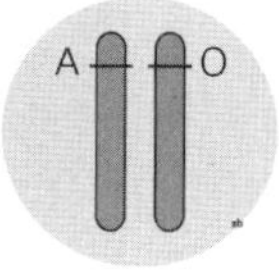

③
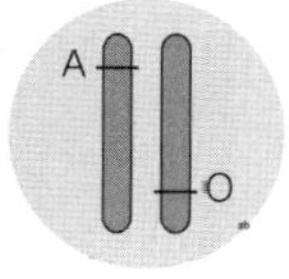

④
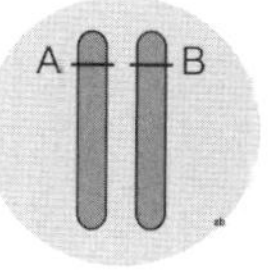

⑤
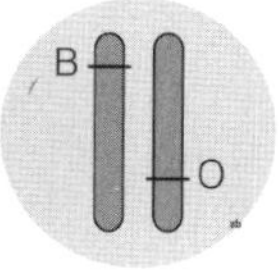

※ **다음은 어떤 동물의 털색 유전에 대한 자료이다.**

- 털색의 표현형은 3가지이며, 상염색체에 있는 한 쌍의 대립 유전자에 의해 결정된다.
- 털색 대립 유전자는 3가지 (검은색 유전자 B, 회색 유전자 G, 흰색 유전자 W)이며, 각 대립 유전자 사이의 우열 관계는 분명하다.
- 털색 대립유전자 3가지 중 어느 하나는 배아에서 동형 접합일 때, 이 배아는 출생 전에 죽게 된다.
- 표는 이 동물의 털색에 대한 교배 실험 결과이다.

실험	부모의 표현형		자손(F_1)의 표현형 비 (검은색:회색:흰색)
Ⅰ	㉠ 회색	흰색	0:1:1
Ⅱ	㉡ 검은색	회색	㉢ 2:1:1
Ⅲ	㉣ 검은색	㉤ 회색	1:1:0

- ㉣과 ㉤의 털색 유전자형은 모두 이형 접합(잡종)이다.
- 교차 및 돌연변이는 고려하지 않는다.

206 **이에 대한 설명으로 옳은 것만을 〈보기〉에서 있는 대로 고른 것은?**

보기

ㄱ. 털색은 복대립 유전 형질이다.
ㄴ. ㉡과 ㉢의 털색 유전자형은 모두 동일하다.
ㄷ. 세 대립 유전자의 우열관계는 B > G > W이다.

① ㄱ ② ㄱ, ㄴ
③ ㄱ, ㄷ ④ ㄴ, ㄷ
⑤ ㄱ, ㄴ, ㄷ

유형 049 ▶ 다인자 유전

207 **피부색의 유전 방식에 대한 설명이다.**

A, B, C, D는 피부색을 검게 하는 대립유전자이고 a, b, c, d는 피부색을 희게 하는 대립유전자이다. 그리고 피부색을 검게 만드는 유전자를 많이 가질수록 피부색은 더 짙어진다.
부모세대 유전자형이 aabbccdd인 흰 피부색을 가진 사람과 유전자형이 AABBCCDD인 검은 피부색을 가진 사람이 결혼하면 자식 F1에서는 유전자형이 AaBbCcDd로 갈색 피부색을 가진 사람이 태어난다.
이 사람이 동일한 유전자형을 가진 사람과 결혼하여 자식 F2를 낳는다면...

이에 대한 설명으로 옳은 것만을 〈보기〉에서 있는 대로 고른 것은?(단, 돌연변이와 교차는 고려하지 않는다.)

보기

ㄱ. 피부색은 다인자 유전이다.
ㄴ. F2에서 나타날 가능성이 있는 표현형은 7가지이다.
ㄷ. 피부색 유전은 집단 내에서 표현형에 따른 개체수 분포가 종 모양의 정규 분포 곡선을 나타낸다.

① ㄱ ② ㄴ ③ ㄱ, ㄷ
④ ㄴ, ㄷ ⑤ ㄱ, ㄴ, ㄷ

208 **어떤 동물에서 형질 ㉠은 3쌍의 대립유전자에 의해 결정되고, 각각 대립유전자 D와 d, E와 e, F와 f를 갖는다. ㉠의 표현형은 유전자형에서 대문자로 표시되는 대립유전자의 수에 의해서만 결정되며, 이 대립유전자의 수가 다르면 ㉠의 표현형은 다르다. D, E, F는 서로 다른 상염색체에 있다. ㉠에 대한 설명으로 옳은 것만을 〈보기〉에서 있는 대로 고른 것은?**

보기

ㄱ. ㉠의 표현형 종류는 총 7가지이다.
ㄴ. 유전자형이 DdEeFf인 개체에서 생성된 생식세포는 2종류이다.
ㄷ. 유전자형이 DdEeff인 개체와 ddeeff인 개체 사이에서 자손이 태어날 때, 이 자손에게서 나타날 수 있는 표현형은 최대 3가지이다.

① ㄱ ② ㄴ ③ ㄷ
④ ㄱ, ㄴ ⑤ ㄱ, ㄷ

209 다음은 어떤 동물($2n$)의 털색 유전에 대한 자료이다. 이에 대한 설명으로 옳은 것만을 <보기>에서 있는 대로 고른 것은?(단, 돌연변이와 교차는 없다.)

- 털색은 3쌍의 대립 유전자 A와 a, B와 b, D와 d에 의해 결정되며, A, B, D는 서로 다른 상염색체에 존재한다.
- A, B, D는 털색을 어둡게 하는 유전자이고, a, b, d는 털색에 영향을 미치지 않는 유전자이다.
- 가장 어두운 털의 수컷(AABBDD)과 가장 밝은색 털의 암컷(aabbdd) 사이에서 자손 (가)가 태어났다.
- (가)와 유전자형이 동일한 (나)를 (가)와 교배하여 자손(F_1)이 태어났다.

보기

ㄱ. (가)에서 형성되는 생식 세포의 유전자형은 최대 8가지이다.
ㄴ. (가)와 (나) 사이에서 태어나는 자손(F_1) 중 털색이 (가)와 같을 확률은 $\frac{5}{8}$이다.
ㄷ. 가장 어두운 털의 개체와 (가)를 교배하여 자손(F_1)이 태어날 때, 이 자손에서 나타나는 털색은 최대 5가지이다.

① ㄱ ② ㄷ ③ ㄱ, ㄴ ④ ㄱ, ㄷ ⑤ ㄴ, ㄷ

유형 050 ▶ 복합적 가계도 분석

210 다음은 어느 집안의 유전병 ㉠과 적록 색맹에 대한 자료이다.

- 유전병 ㉠과 적록 색맹은 모두 성염색체에 의해 유전된다.

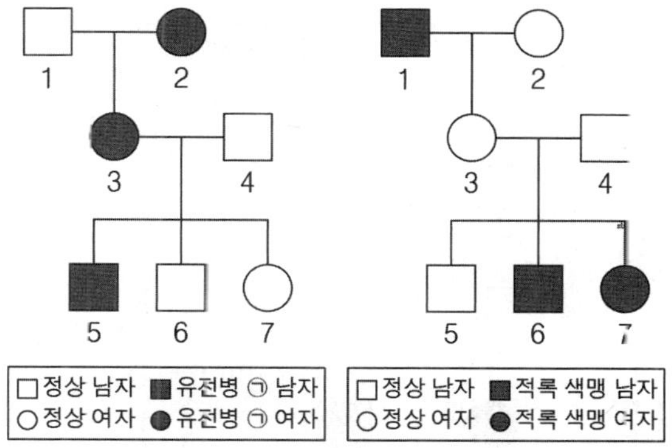

- 가족 구성원 7명의 핵형은 정상이나 1명은 ⓐ 염색체 수가 비정상인 생식세포가 수정되어 태어났다.

이에 대한 설명으로 옳은 것만을 <보기>에서 있는 대로 고른 것은?(단, 염색체 비분리는 1회만 일어났으며 교차와 다른 돌연변이는 고려하지 않는다.)

보기

ㄱ. 7의 X염색체는 외할머니에게서 유래하였다.
ㄴ. 3은 유전병 ㉠유전자와 색맹이 아닌 정상유전자가 연관된 X염색체를 갖고 있다.
ㄷ. ⓐ를 만들 때 비분리는 감수분열 1분열에서 일어났다.

① ㄴ ② ㄷ ③ ㄱ, ㄴ ④ ㄱ, ㄷ ⑤ ㄱ, ㄴ, ㄷ

211 다음은 어떤 집안의 유전병 (가)와 (나)에 대한 자료이다.

- (가)는 대립유전자 A와 a에 의해, (나)는 대립 유전자 B와 b에 의해 결정되며, A와 B는 각각 a와 b에 대해 완전 우성이다.
- 표는 5와 6이 가지고 있는 유전자 A와 a의 DNA 상대량을 나타낸 것이다.

구분	DNA상대량	
	A	a
5	?	1
6	1	1

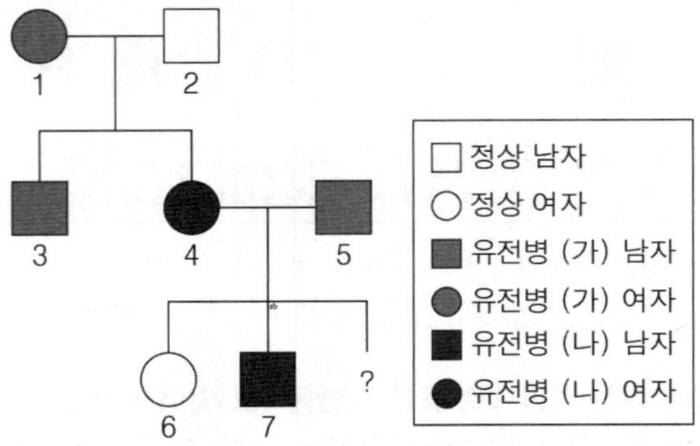

이에 대한 설명으로 옳은 것만을 〈보기〉에서 있는 대로 고른 것은?(단, 돌연변이는 고려하지 않는다.)

보기

ㄱ. 유전병 (가)에 대한 유전자는 X염색체 위에 있다.
ㄴ. 유전병 (나)에 대한 유전자는 b이다.
ㄷ. 7의 동생이 태어날 때, 동생이 유전병 (가), (나)를 모두 갖는 남동생일 확률은 $\frac{1}{8}$이다.

① ㄴ ② ㄱ, ㄴ
③ ㄱ, ㄷ ④ ㄴ, ㄷ
⑤ ㄱ, ㄴ, ㄷ

유형 051 ▶ 유전병의 원인

212 그림은 사람에서 돌연변이에 의한 유전병을 원인에 따라 구분하여 나타낸 것이다.

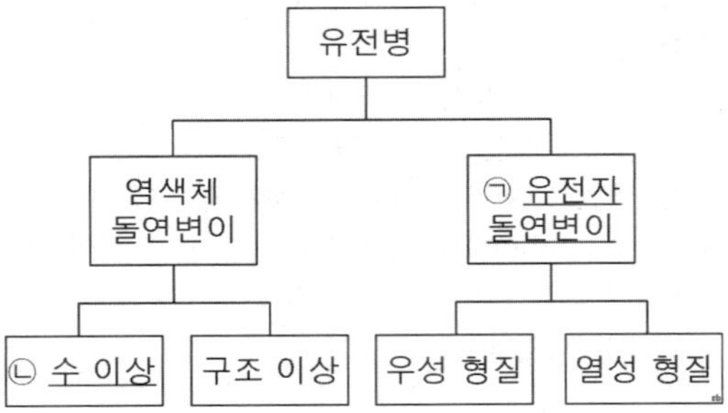

이에 대한 설명으로 옳은 것만을 〈보기〉에서 있는 대로 고른 것은?

보기

ㄱ. 유전자 돌연변이는 모두 열성 형질이다.
ㄴ. ㉠은 낫 모양 적혈구 빈혈증의 원인으로 작용한다.
ㄷ. ㉡은 염색체 비분리 현상에 의해 나타난다.

① ㄱ ② ㄴ
③ ㄷ ④ ㄱ, ㄴ
⑤ ㄴ, ㄷ

213 다음 표는 유전병 ㉠~㉢에 대한 설명이다. ㉠~㉢은 각각 낫 모양 적혈구 빈혈증, 다운 증후군, 페닐케톤뇨증 중 하나이다. 이에 대한 설명으로 옳은 것만을 〈보기〉에서 있는 대로 고른 것은?

유전병	특징
㉠	헤모글로빈 유전자에 돌연변이가 생겨 발병한다.
㉡	체내에 페닐알라닌이 축적되어 생긴다.
㉢	일반적으로 머리가 작고 지적장애, 심장기형을 가지고 있다.

보기

ㄱ. ㉠과 ㉡은 모두 유전자 이상에 의한 유전병이다.
ㄴ. ㉠은 심한 빈혈을 유발할 수 있다.
ㄷ. ㉢은 염색체 구조 이상에 의해 발생한다.

① ㄴ ② ㄷ
③ ㄱ, ㄴ ④ ㄴ, ㄷ
⑤ ㄱ, ㄴ, ㄷ

유형 052 ▶ 염색체 수 이상에 의한 유전병

214 그림 (가)는 유전병을 진단할 수 있는 방법 중 하나이고, (나)는 태아의 핵형을 분석한 것이다.

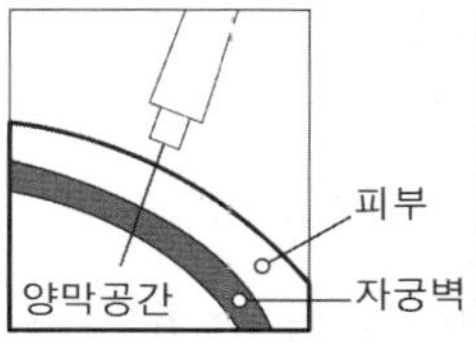

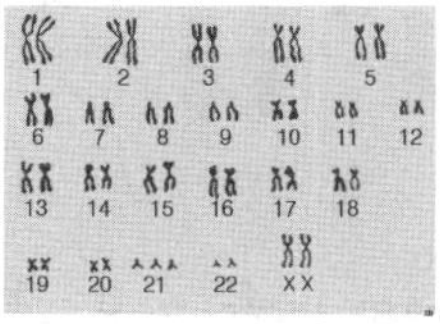

(가) (나)

이에 대한 설명으로 옳은 것만을 〈보기〉에서 있는 대로 고른 것은?

보기

ㄱ. (가)는 태반의 융모막 돌기 조직의 일부를 채취한다.
ㄴ. (나)를 통해 태아가 다운증후군인 것을 알 수 있다.
ㄷ. (나)를 통해 염색체 이상과 유전자 이상을 동시에 알 수 있다.

① ㄱ ② ㄴ ③ ㄷ
④ ㄱ, ㄴ ⑤ ㄴ, ㄷ

215 그림은 정자 형성 과정 중 감수 1분열과 2분열에서 각각 성염색체의 비분리가 일어나는 모습을 나타낸 것이다.

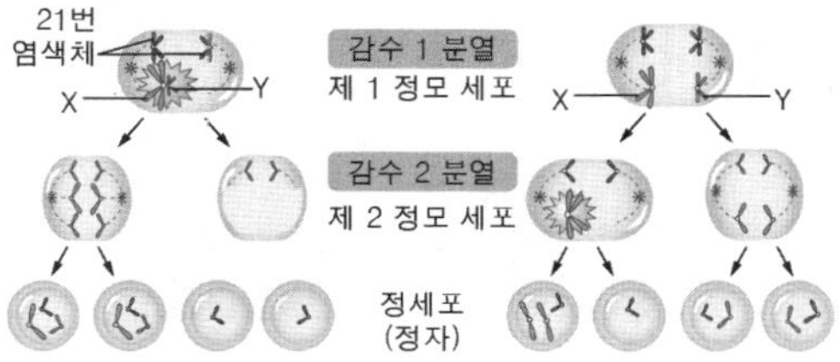

(가) (나)

이에 대한 설명으로 옳은 것을 〈보기〉에서 있는 대로 고른 것은?(단, 상염색체는 21번 염색체만 나타내었고, 나머지 상염색체는 모두 정상적으로 분리되었다.)

보기

ㄱ. (가)에서는 X염색체와 Y염색체를 모두 가진 정자가 생성된다.
ㄴ. (가)에서 생성된 정자가 정상 난자와 수정하면 모두 여자 아이가 태어난다.
ㄷ. (나)에서 성성되는 정자가 정상 난자와 수정하면 클라인펠터 증후군이나 터너증후군인 아기가 태어난다.

① ㄱ ② ㄴ ③ ㄱ, ㄴ
④ ㄱ, ㄷ ⑤ ㄴ, ㄷ

216 다음 그림은 유전적 결함이 있는 어떤 사람의 핵형을 나타낸 것이다. 이에 대한 설명으로 옳은 것만을 〈보기〉에서 모두 고른 것은?

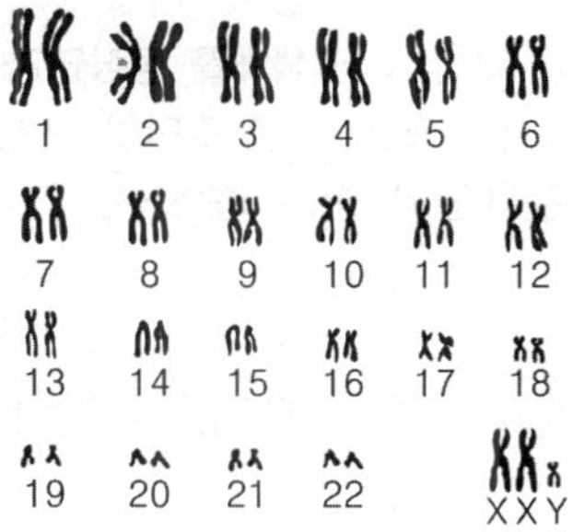

보기

ㄱ. 이 사람은 터너증후군인 남자이다.
ㄴ. 염색체의 일부분이 중복되어 발생한 구조적 이상이다.
ㄷ. 핵상이 n인 생식 세포와 n+1인 생식 세포의 수정에 의해 태어날 수 있다.

① ㄱ ② ㄴ
③ ㄷ ④ ㄱ, ㄴ
⑤ ㄴ, ㄷ

유형 053 ▶ 염색체 구조 이상에 의한 유전병

217 그림은 유전병이 있는 두 사람 A와 B의 핵형을 검사한 결과 중 세 쌍의 염색체를 정상인과 비교한 것이다. 이에 대한 설명으로 옳은 것만을 〈보기〉에서 있는 대로 고른 것은?(단, 나머지 염색체는 정상이다.)

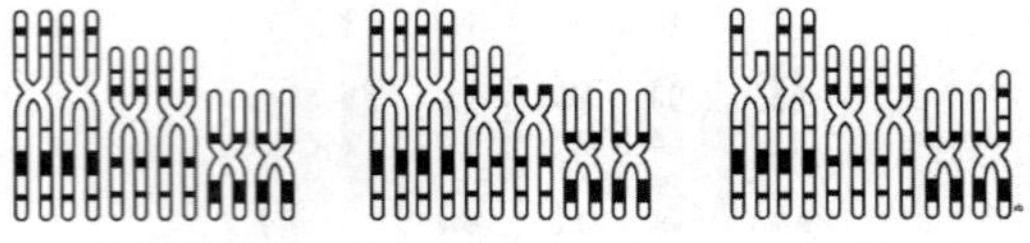

보기

ㄱ. 낫모양 적혈구 빈혈증이 있을 경우 A와 같은 핵형을 가진다.
ㄴ. B에서 결실, 역위 모두 일어났다.
ㄷ. A와 B의 체세포 염색체 수는 정상인과 같다.

① ㄱ ② ㄷ
③ ㄱ, ㄷ ④ ㄴ, ㄷ
⑤ ㄱ, ㄴ, ㄷ

218 그림은 어떤 동물에서 볼 수 있는 세포들의 염색체 일부를 나타낸 것이다. (가)는 체세포, (나)는 분열 중인 체세포, (다)는 감수 2분열이 끝난 직후의 생식 세포이다.

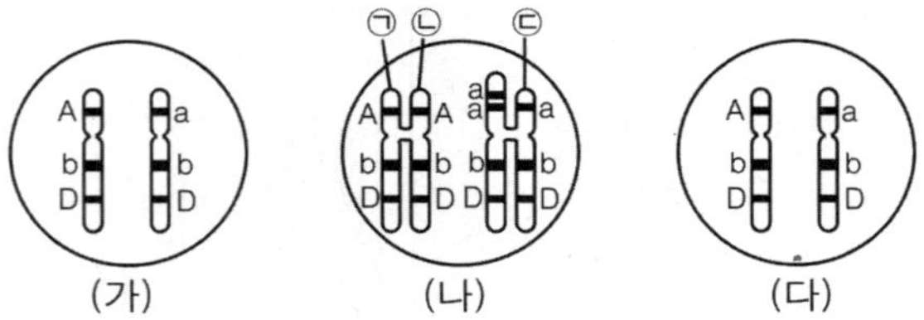

이 자료에 대한 설명으로 옳은 것만을 〈보기〉에서 있는 대로 고른 것은?

보기

ㄱ. ㉠과 ㉡은 정상적으로 분열할 때 각각 딸세포로 나뉘어 들어간다.
ㄴ. ㉢은 결실이 일어난 염색분체이다.
ㄷ. (다)는 감수 2분열에서 염색체 비분리가 일어났다.

① ㄱ ② ㄴ
③ ㄱ, ㄴ ④ ㄱ, ㄷ
⑤ ㄴ, ㄷ

219 그림 (가)는 돌연변이에 의해 상염색체에서 일어나는 구조 이상을, (나)는 정상 염색체와 구조 이상이 일어난 염색체 ㉠~㉢의 유전자 배열을 나타낸 것이다.

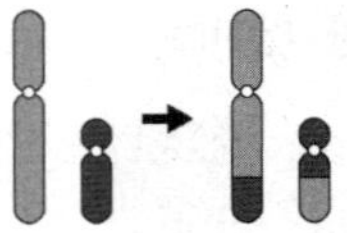

(가)

염색체	유전자 배열					
정상	a	b	c	d	e	
㉠	a	b	c	c	d	e
㉡	a	e	d	c	b	
㉢	a	b	c	d	m	n

(나)

이에 대한 설명으로 옳은 것만을 〈보기〉에서 있는 대로 고른 것은?(단, (나)에서 a ~ n은 유전자를 나타낸다.)

보기

ㄱ. (가)와 ㉢은 상동 염색체 사이에서 유전자 교환이 일어난 전좌이다.
ㄴ. ㉠은 중복이 일어난 염색체이다.
ㄷ. 정상 염색체와 비교하여 ㉡은 유전자 순서가 바뀌었다.

① ㄴ ② ㄷ ③ ㄱ, ㄴ
④ ㄴ, ㄷ ⑤ ㄱ, ㄴ, ㄷ

220 표는 철수네 가족의 ABO식 혈액형에 대한 자료를, 그림은 철수의 할아버지와 아버지의 ABO식 혈액형 유전자가 들어 있는 한 쌍의 상동 염색체를 나타낸 것이다.

• 할아버지와 아버지는 혈액형이 같다.
• 어머니는 O형, 철수는 AB형이다.

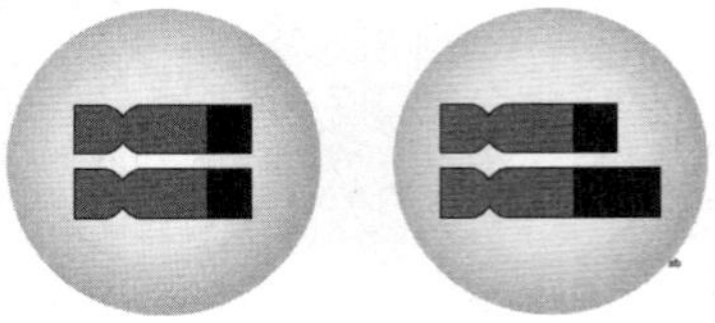

할아버지 아버지

이에 대한 설명으로 옳은 것만 〈보기〉에서 있는 대로 고른 것은?

보기

ㄱ. 아버지는 ABO식 혈액형 유전자를 3개를 가진다.
ㄴ. 철수와 할아버지 혈액형은 같다.
ㄷ. 철수가 O형인 여성과 결혼하면 O형인 자손을 가질 수 있다.

① ㄱ ② ㄴ
③ ㄱ, ㄴ ④ ㄱ, ㄷ
⑤ ㄱ, ㄴ, ㄷ

유형 054 ▶ 유전자 이상에 의한 유전병

221 사람의 염색체 돌연변이에 대한 설명으로 옳은 것을 〈보기〉에서 있는 대로 고른 것은?

보기

ㄱ. 염색체 구조 이상 돌연변이는 남녀 모두에게서 나타날 수 있다.
ㄴ. 염색체의 일부가 끊어져 상동 염색체에 붙는 현상을 전좌라고 한다.
ㄷ. 같은 성별의 낫 모양 적혈구 빈혈증 환자와 고양이 울음 증후군 환자의 체세포 핵형은 서로 같다.

① ㄱ ② ㄷ
③ ㄱ, ㄴ ④ ㄴ, ㄷ
⑤ ㄱ, ㄴ, ㄷ

222 다음은 헌팅턴 무도병에 대한 자료이다.

〈자료〉 헌팅턴 무도병

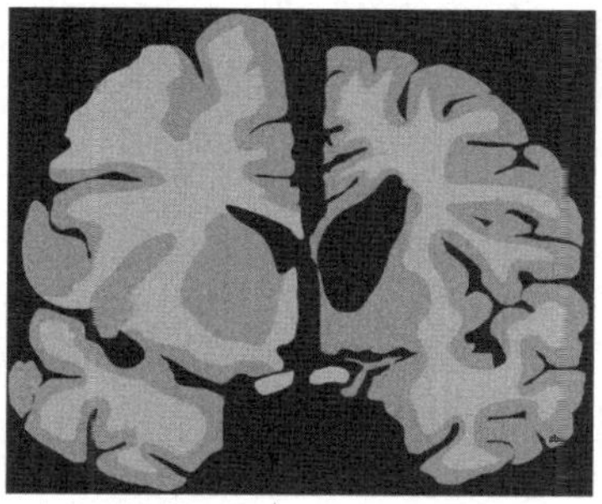

정상 뇌 / 헌팅턴 무도병 환자의 뇌

: 헌팅턴 무도병은 4번 염색체에 위치하는 염기서열 CAG가 과도하게 반복되어 생기는 질병이다.

이에 대한 설명으로 옳은 것을 〈보기〉에서 있는 대로 고른 것은?

보기

ㄱ. 헌팅턴 무도병은 유전자 이상에 의한 유전병이다.
ㄴ. 신경계가 점진적으로 파괴되며 팔다리의 움직임이 통제되지 않는다.
ㄷ. 대부분 30대 중반 이후 증세가 나타나기 시작한다.

① ㄱ ② ㄴ ③ ㄱ, ㄴ
④ ㄴ, ㄷ ⑤ ㄱ, ㄴ, ㄷ

223 다음은 어떤 유전병에 대한 자료이다.

- ㉠ <u>헤모글로빈 유전자의 이상</u>으로 헤모글로빈을 구성하는 아미노산 중 하나가 바뀌어 비정상적인 헤모글로빈이 합성된다.
- 비정상적인 헤모글로빈은 혈액 속 산소 농도가 낮을 때 비정상적으로 길게 결합하며, 그 결과 적혈구는 길쭉한 낫 모양으로 변형된다.

이에 대한 설명으로 옳은 것만을 〈보기〉에서 있는 대로 고른 것은?

보기

ㄱ. 이 유전병은 낫 모양 적혈구 빈혈증이다.
ㄴ. ㉠은 정상 헤모글로빈 유전자의 염기 서열이 달라진 경우이다.
ㄷ. 핵형 분석을 통해 이 유전병을 확인할 수 있다.

① ㄱ ② ㄷ
③ ㄱ, ㄴ ④ ㄴ, ㄷ
⑤ ㄱ, ㄴ, ㄷ

224 적혈구의 모양이 그림과 같이 변하는 유전병에 대한 설명으로 옳은 것만을 〈보기〉에서 있는 대로 고른 것은?

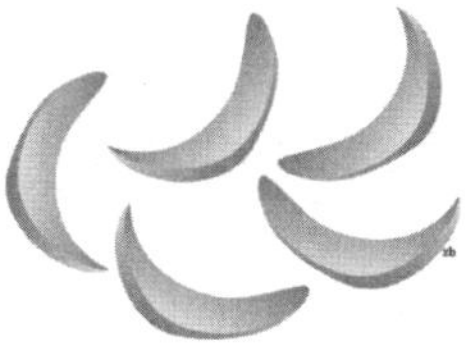

보기

ㄱ. 여성에서만 나타나는 유전병이다.
ㄴ. 낫 모양 적혈구 빈혈증이라고 한다.
ㄷ. 헤모글로빈을 만드는 유전자의 염기서열 변화에 의해 나타난다.

① ㄱ ② ㄴ
③ ㄱ, ㄷ ④ ㄴ, ㄷ
⑤ ㄱ, ㄴ, ㄷ

유형 055 ▶ 유전 물질의 확인

225 그림은 허시와 체이스의 실험을 나타낸 것이다. A와 B는 침전물이다.

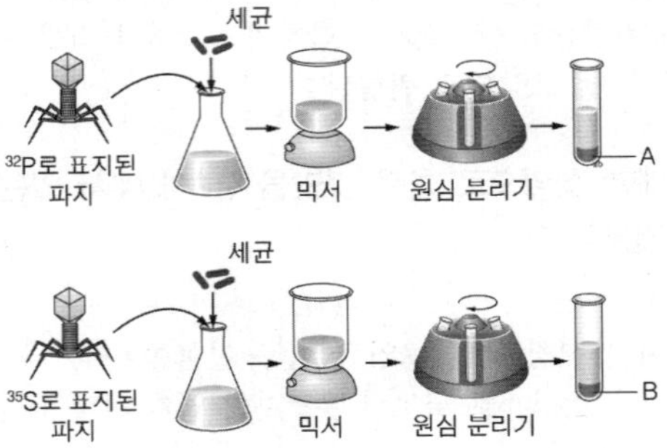

이에 대한 설명으로 옳은 것만을 〈보기〉에서 있는 대로 고른 것은?

보기

ㄱ. ^{32}P은 DNA를 표지하는 데 사용된다.
ㄴ. 이 실험에는 자기 방사법이 사용되었다.
ㄷ. 검출되는 방사선의 세기는 A에서가 B에서보다 크다.

① ㄱ ② ㄴ
③ ㄱ, ㄷ ④ ㄴ, ㄷ
⑤ ㄱ, ㄴ, ㄷ

226 다음은 폐렴 쌍구균을 이용한 에이버리의 형질 전환 실험의 일부이다. ㉠과 ㉡은 각각 단백질 분해 효소와 DNA 분해 효소 중 하나이며, Ⅰ과 Ⅱ는 각각 R형 균과 S형 균 중 하나이다.

(가) 열처리로 죽은 Ⅰ의 추출물, 살아 있는 Ⅱ, 효소 ㉠, 효소 ㉡을 준비한다.
(나) ⓐ 열처리로 죽은 Ⅰ의 추출물에 효소 ㉠을 넣어 충분히 반응시켜 얻은 혼합물을 살아 있는 Ⅱ와 혼합하여 배양한 배지에서 살아 있는 Ⅰ이 관찰되지 않았다.
(다) 열처리로 죽은 Ⅰ의 추출물에 효소 ㉡을 넣어 충분히 반응시켜 얻은 혼합물을 살아 있는 Ⅱ와 혼합하여 배양한 배지에서 살아 있는 Ⅰ이 관찰되었다.

이에 대한 설명으로 옳은 것만을 〈보기〉에서 있는 대로 고른 것은?(단, 각 효소는 특이적 기질을 완전히 분해한다고 가정한다.)

보기

ㄱ. ㉠은 단백질 분해 효소이다.
ㄴ. 살아 있는 Ⅱ에는 원형 DNA가 있다.
ㄷ. ⓐ에는 형질 전환을 일으키는 물질이 있다.

① ㄱ ② ㄴ
③ ㄱ, ㄷ ④ ㄴ, ㄷ
⑤ ㄱ, ㄴ, ㄷ

227 그림은 에이버리의 실험을 나타낸 것이다. ㉠과 ㉡은 각각 RNA와 DNA 중 하나를 분해한다.

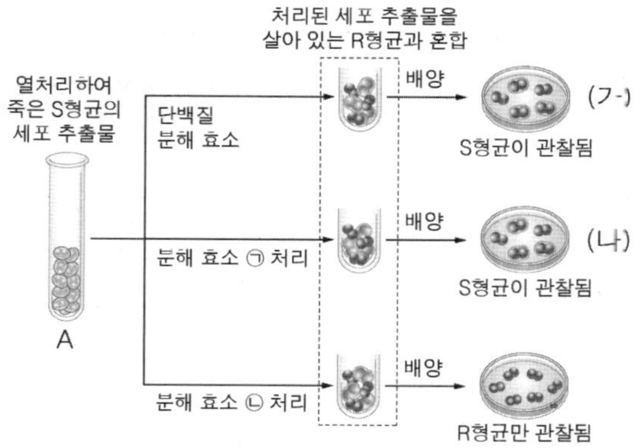

이에 대한 설명으로 옳은 것을 <보기>에서 모두 고른 것은?

보기
ㄱ. A에는 열처리로 인해 유전물질이 존재하지 않는다.
ㄴ. ㉠은 DNA 분해 효소, ㉡은 RNA 분해 효소이다.
ㄷ. (가)와 (나)에서 모두 형질 전환이 일어났다.

① ㄷ ② ㄱ, ㄴ
③ ㄱ, ㄷ ④ ㄴ, ㄷ
⑤ ㄱ, ㄴ, ㄷ

228 그림은 허시와 체이스의 실험을 나타낸 것이다.

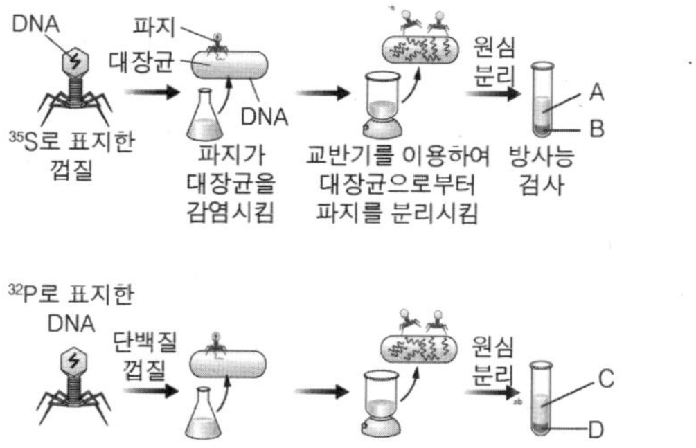

이에 대한 설명으로 옳은 것만을 <보기>에서 있는 대로 고른 것은?

보기
ㄱ. 파지는 바이러스이다.
ㄴ. A와 C층에서 방사능이 검출된다.
ㄷ. B와 D층에는 주로 파지의 껍질이 존재한다.

① ㄱ ② ㄷ
③ ㄱ, ㄴ ④ ㄱ, ㄷ
⑤ ㄴ, ㄷ

229 그림은 폐렴 쌍구균을 이용한 에이버리의 실험을 나타낸 것이다. (가)와 (나)는 각각 S형균과 R형균 중 하나이다.

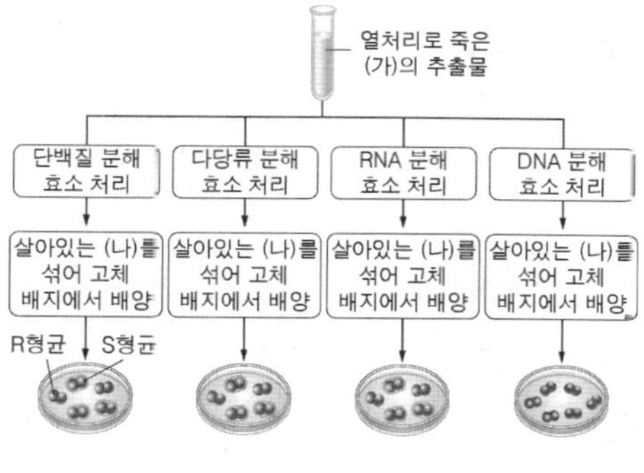

이 자료에 대한 설명으로 옳은 것만을 <보기>에서 있는 대로 고른 것은?

보기
ㄱ. (가)는 S형균, (나)는 R형균이다.
ㄴ. (나)의 DNA에 의해 (가)가 형질 전환되었다.
ㄷ. 열처리로 죽은 (가)의 추출물에는 유전 물질이 존재한다.

① ㄱ ② ㄴ ③ ㄱ, ㄴ
④ ㄱ, ㄷ ⑤ ㄱ, ㄴ, ㄷ

230 유전학과 분자생물학의 연구에 대한 자료이다.

(가) 비들과 테이텀은 돌연변이 붉은빵곰팡이의 생장을 연구하여 1유전자 1효소설을 발표하였다.
(나) 멘델은 완두의 교배 실험으로 유전 현상을 연구하였다.
(다) 왓슨과 크릭은 여러 과학자들에 의해 밝혀진 DNA에 대한 화학적 기초 지식과 X선 회절 사진 등을 종합하여 DNA 입체 구조를 제시하였다.

이 자료에 대한 설명으로 옳은 것만을 <보기>에서 있는 대로 고른 것은?

보기
ㄱ. (가)~(다)를 시대 순으로 배열하면 (나)→(가)→(다)이다.
ㄴ. 멘델은 (나)의 연구를 통해 분리의 법칙과 독립의 법칙을 밝혔다.
ㄷ. (다) 이후에 유전 부호가 모두 해독되었다.

① ㄱ ② ㄷ ③ ㄱ, ㄴ
④ ㄴ, ㄷ ⑤ ㄱ, ㄴ, ㄷ

231 그림은 허시와 체이스가 유전 물질이 무엇인지를 알아보기 위해 수행한 실험을 나타낸 것이다.

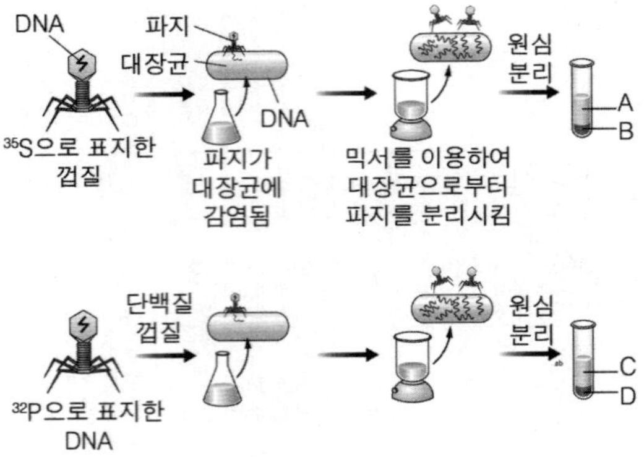

이에 대한 설명으로 옳은 것만을 〈보기〉에서 있는 대로 고른 것은?

보기

ㄱ. A와 C에서 방사능이 검출된다.
ㄴ. ^{35}S는 단백질의 위치를, ^{32}P는 DNA의 위치를 알기 위해 사용한다.
ㄷ. 침전물 B를 방사성 물질이 없는 배지에서 배양하면 새로 생성된 파지에서 방사능이 검출된다.

① ㄱ ② ㄴ
③ ㄱ, ㄴ ④ ㄴ, ㄷ
⑤ ㄱ, ㄴ, ㄷ

유형 056 ▶ DNA의 구성과 구조

232 DNA를 구성하는 염기에는 4종류가 있다. 이들 염기 중에서 고리 구조 1개로 이루어진 피리미딘 계열의 염기만으로 묶은 것은?

① 아데닌
② 아데닌, 구아닌
③ 아데닌, 타이민
④ 사이토신, 타이민
⑤ 사이토신, 타이민, 구아닌

233 그림은 이중 가닥 DNA를 구성하는 두 쌍의 뉴클레오타이드를, 표는 120개의 뉴클레오타이드로 구성된 이중 가닥 DNA (가)와 (나)의 염기 조성을 나타낸 것이다. ㉠~㉣은 A(아데닌), G(구아닌), C(사이토신), T(타이민)을 순서 없이 나타낸 것이다.

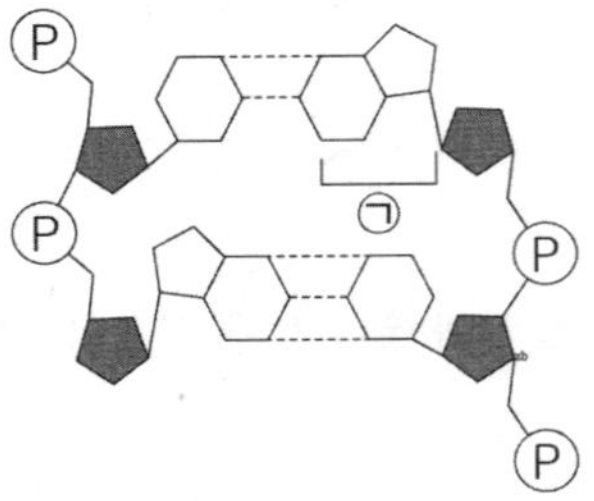

구분	염기 조성
(가)	$\frac{㉠+㉡}{㉢+㉣}=1$
(나)	$\frac{㉠+㉡}{㉢+㉣}=3$

이에 대한 설명으로 옳은 것만을 〈보기〉에서 있는 대로 고른 것은?

보기

ㄱ. (가)와 (나) 모두 퓨린 계열 염기의 수와 피리미딘 계열 염기의 수가 같다.
ㄴ. (가)에서 G의 수와 (나)에서 C의 수의 합은 90이다.
ㄷ. (가)가 (나)보다 열을 가했을 때 더 안정적이다.

① ㄱ ② ㄱ, ㄴ
③ ㄴ, ㄷ ④ ㄱ, ㄷ
⑤ ㄱ, ㄴ, ㄷ

234 다음은 양파에서 DNA를 추출하여 확인하는 실험이다.

(가) 믹서에 양파를 넣고 갈아 양파액을 만든다.
(나) 비커에 소금, 증류수, 주방용 세제를 섞은 혼합 용액을 준비한다.
(다) (가)의 양파액과 (나)의 혼합 용액을 잘 섞은 후, 일정 시간 동안 두었다가 거름종이로 거른다.
(라) (다)의 여과액에 적당량의 ㉠ 차가운 에탄올을 천천히 넣어 DNA를 추출한다.
(마) (라)의 DNA를 다른 시험관에 옮긴 다음 메틸렌블루 용액을 떨어뜨리고 5분이 경과한 후 70% 에탄올을 추가하고 관찰한다.

이에 대한 설명으로 옳은 것만을 〈보기〉에서 있는 대로 고른 것은?

보기
ㄱ. (나)의 주방용 세제는 양파 세포의 핵막을 녹인다.
ㄴ. (라)에서 ㉠은 DNA를 엉기게 한다.
ㄷ. (마)의 결과 추출된 DNA가 흰색으로 보인다.

① ㄱ ② ㄴ
③ ㄷ ④ ㄱ, ㄴ
⑤ ㄱ, ㄷ

235 표는 어떤 동물 I과 II, 메뚜기 세포내 핵 DNA의 염기 조성 비율을 나타낸 것이다.

구분	염기 조성 비율(%)				$\frac{A+T}{G+C}$
	A	T	G	C	
동물 I 의 간	28	28	22	22	?
동물 II 의 간	?	㉠	㉡	㉢	?
동물 II 의 폐	20	?	?	?	?
메뚜기	30	?	?	?	㉣

이에 대한 설명으로 옳은 것은?

① 메뚜기에서 ㉣은 1.2이다.
② ㉠은 30, ㉡은 20, ㉢은 30이다.
③ 타이민의 비율이 동물 I 보다 동물 II가 높다.
④ 메뚜기에서 퓨린 계열 염기와 피리미딘 계열 염기의 비는 1:1이다.
⑤ $\frac{\text{3개의 수소 결합을 하는 염기쌍의 수}}{\text{전체 염기쌍의 수}}$의 값은 메뚜기가 동물 I보다 크다.

236 다음은 DNA의 구조 일부를 모식적으로 나타낸 것이다.

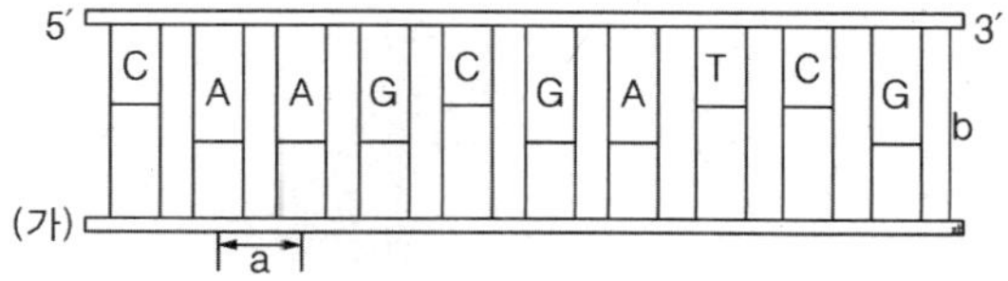

이에 대한 설명으로 옳은 것만을 〈보기〉에서 있는 대로 고른 것은?

보기
ㄱ. a는 염기와 염기 사이의 거리로 3.4nm이다.
ㄴ. b는 골격 사이 거리로 2nm이다.
ㄷ. (가)의 염기서열은 5′CGATCGCTTG−3′이다.

① ㄱ ② ㄷ
③ ㄱ, ㄴ ④ ㄱ, ㄷ
⑤ ㄴ, ㄷ

237 표는 이중가닥 DNA X와 단일 가닥 DNA Y의 염기 개수를 나타낸 것이다. Y는 X중 한 가닥의 염기서열과 동일하다.

구분	염기 개수(개)				
	A	G	T	C	합계
이중가닥 X	ⓐ	ⓑ	?	110	400
단일가닥 Y	30	60	ⓒ	ⓓ	200

이에 대한 설명으로 옳은 것만을 〈보기〉에서 있는 대로 고른 것은?(단, 돌연변이는 고려하지 않는다.)

보기
ㄱ. ⓐ+ⓑ의 값은 200이다.
ㄴ. ⓐ+ⓒ 〉 ⓑ+ⓓ이다.
ㄷ. $\frac{\text{퓨린 계열 염기의 수}}{\text{피리미딘 계열 염기의 수}}$는 X에서가 Y에서보다 작다.

① ㄱ ② ㄷ
③ ㄱ, ㄴ ④ ㄴ, ㄷ
⑤ ㄱ, ㄴ, ㄷ

238 그림은 DNA의 기본단위 중 1가지를, 표는 100쌍의 염기로 구성된 이중 나선 ⓐDNA에 대한 설명이다.

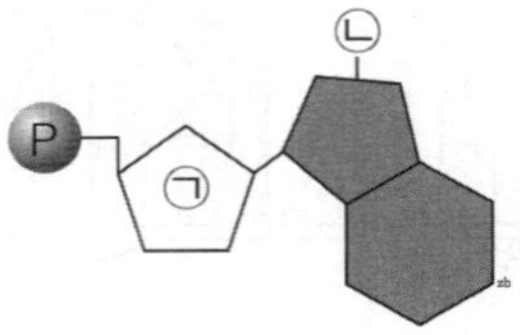

전체 염기 중 염기 ㉡의 비율	수소 결합 총 개수
20%	240개

이 자료에 대한 설명으로 옳은 것만을 〈보기〉에서 있는 대로 고른 것은?

보기

ㄱ. ㉠은 디옥시리보스이다.
ㄴ. ㉡은 A이다.
ㄷ. ⓐ에 포함된 T의 개수는 30개다.

① ㄱ ② ㄴ
③ ㄷ ④ ㄱ, ㄴ
⑤ ㄱ, ㄷ

유형 057 ▶ DNA 복제 모델

239 그림은 DNA 복제 방식을 알아보기 위해 대장균을 배양하면서 세대별로 DNA를 추출하여 원심 분리한 결과를 나타낸 것이다. ㉠과 ㉡은 각각 ^{14}N과 ^{15}N 중 하나이다.

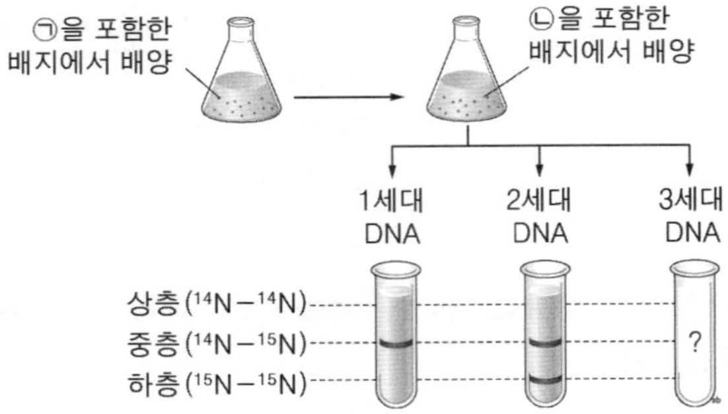

이에 대한 설명으로 옳은 것만을 〈보기〉에서 있는 대로 고른 것은?(단, 돌연변이는 고려하지 않는다.)

보기

ㄱ. ㉡은 ^{15}N이다.
ㄴ. 3세대 DNA 중 $^{14}N-^{14}N$의 비율은 0이다.
ㄷ. DNA가 분산적 복제를 한다면 3세대 DNA는 원심 분리 결과 2개 층에 분포할 것이다.

① ㄴ ② ㄷ
③ ㄱ, ㄴ ④ ㄱ, ㄷ
⑤ ㄴ, ㄷ

240 다음은 DNA의 복제에 관한 실험을 나타낸 것이다.

(가) 대장균을 ^{15}N이 들어있는 배지에서 여러 세대 배양하여 ^{15}N이 포함된 DNA를 갖는 대장균(G_0)을 얻었다.
(나) G_0를 ^{14}N이 들어 있는 배지로 옮겨 배양하였다.
(다) 1세대(G_1)에서는 원심 분리 결과 2중 가닥 DNA의 양이 모두 그림의 B에 모였다.

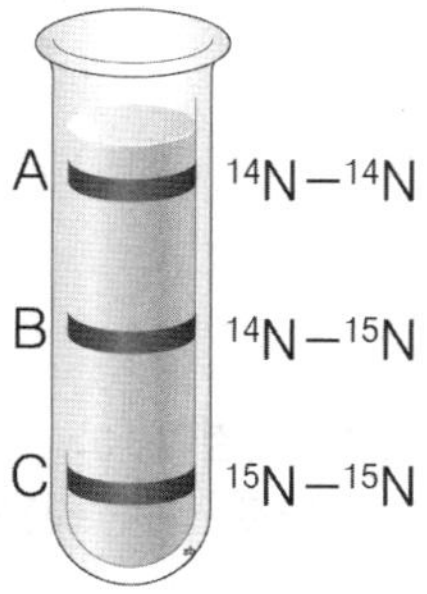

이에 대한 설명으로 옳은 것만을 〈보기〉에서 있는 대로 고른 것은?

보기
ㄱ. 2세대(G_2)에서의 원심 분리 결과 A와 B의 DNA 양은 같다.
ㄴ. 반보존적 복제를 증명한 실험이다.
ㄷ. 세대를 계속 거쳐도 C의 2중 가닥 DNA는 사라지지 않는다.

① ㄱ ② ㄴ
③ ㄷ ④ ㄱ, ㄴ
⑤ ㄱ, ㄷ

241 세포주기가 24시간인 어떤 세포들을 ^{15}N 배지에서 여러 세대 배양하면서 세포주기를 G_1기로 일치시켰다. 이 세포들을 ^{14}N 배지로 옮겨 72시간 동안 증식시킨 뒤 추출한 DNA의 조성을 옳게 나타낸 것은?

	$^{15}N-^{15}N$	$^{15}N-^{14}N$	$^{14}N-^{14}N$
①	0%	25%	75%
②	0%	33%	67%
③	0%	50%	50%
④	25%	25%	50%
⑤	50%	25%	25%

유형 058 ▶ DNA의 반보존적 복제 과정

242 그림은 주형 DNA로부터 새로운 DNA 가닥 A, B가 합성되는 것을 나타낸 것이다.

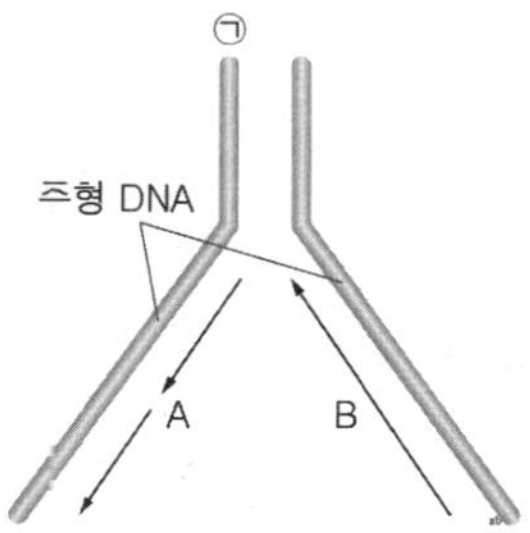

이에 대한 설명으로 옳은 것은?

① A는 선도 가닥이다.
② A의 합성 과정에 DNA 연결 효소가 필요하다.
③ B는 불연속적으로 합성된다.
④ B의 합성 과정에서 DNA 단편이 나타난다.
⑤ ㉠은 5′말단이다.

243 그림은 세포 내에서 DNA가 복제되는 과정을 나타낸 것이다. (가)~(다)는 각각 DNA 연결 효소, DNA 중합 효소, 헬리케이스 중 하나이며, ⓐ와 ⓑ는 새롭게 합성된 DNA 가닥이다.

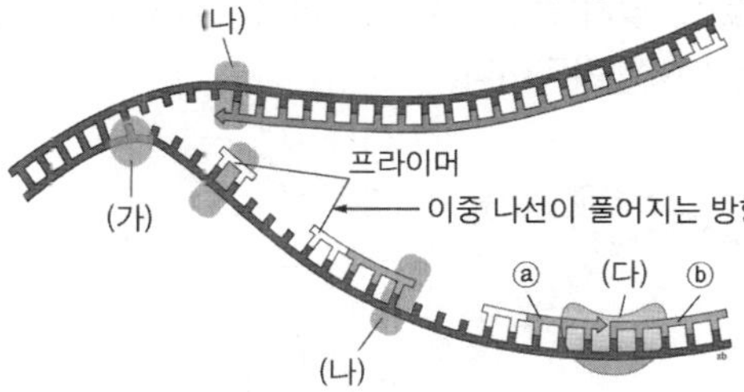

이에 대한 설명으로 옳은 것만을 〈보기〉에서 있는 대로 고른 것은?

보기
ㄱ. ⓐ보다 ⓑ가 먼저 합성되었다.
ㄴ. (가)에 의해 두 염기 사이에 수소 결합이 형성된다.
ㄷ. (나)는 (다)가 합성한 프라이머의 5′－말단에 새로운 가닥을 추가하면서 DNA를 복제한다.

① ㄱ ② ㄷ
③ ㄱ, ㄴ ④ ㄴ, ㄷ
⑤ ㄱ, ㄴ, ㄷ

244 그림은 세포 내에서 DNA 복제가 일어나는 과정을 나타낸 것이다.

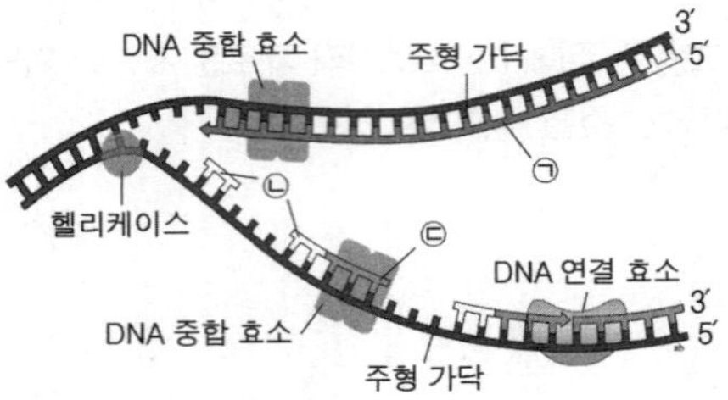

이에 대한 설명으로 옳은 것만을 〈보기〉에서 있는 대로 고른 것은?

보기

ㄱ. ㉠은 선도 가닥으로 새로운 DNA 가닥 중 한 가닥(㉠)은 3′→5′ 방향으로 연속적으로 합성된다.
ㄴ. ㉡은 DNA가 복제될 때 3′ 말단을 제공하는 프라이머이다.
ㄷ. ㉢은 DNA가 풀리는 방향의 반대쪽으로 작은 조각의 DNA가 5′→3′ 방향으로 만들어진다.

① ㄱ
② ㄷ
③ ㄱ, ㄴ
④ ㄴ, ㄷ
⑤ ㄱ, ㄴ, ㄷ

245 그림은 세포 내에서 DNA가 복제되는 과정을 나타낸 것이다. (가)~(다)는 각각 DNA 연결 효소, DNA 중합 효소, 헬리케이스 중 하나이며, ⓐ와 ⓑ는 새롭게 합성된 DNA 가닥이다.

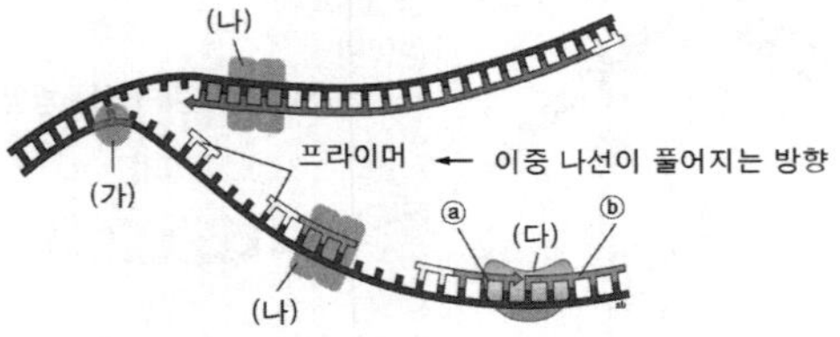

이에 대한 설명으로 옳은 것만을 〈보기〉에서 있는 대로 고른 것은?

보기

ㄱ. (가)에 의해 이중 가닥 사이의 수소 결합이 끊어진다.
ㄴ. (나)는 복제 주형 가닥을 따라 5′→3′ 방향으로 이동한다.
ㄷ. (다)는 ⓐ의 5′ 말단과 ⓑ의 3′ 말단을 연결한다.

① ㄱ
② ㄴ
③ ㄱ, ㄷ
④ ㄴ, ㄷ
⑤ ㄱ, ㄴ, ㄷ

※ 그림은 100개의 뉴클레오타이드로 구성된 DNA의 일부를 나타낸 것이다. 물음에 답하시오.

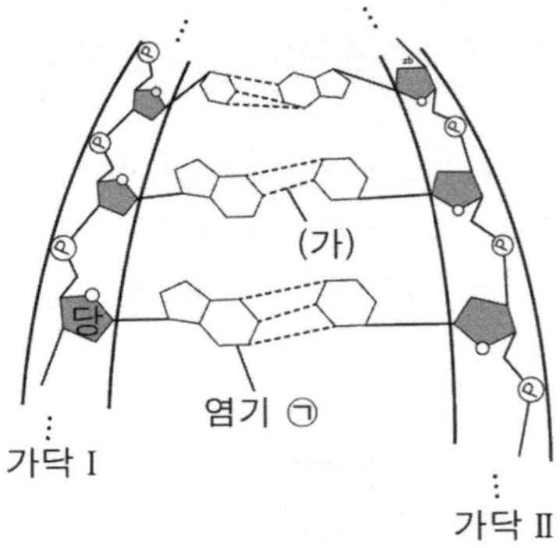

246 가닥 I 의 염기 서열이 5′－CGTTAGA－3′일 때, 가닥 II 의 염기 서열로 옳은 것은?(단, 돌연변이는 없다.)

① 5′－CGTTAGA－3′
② 5′－GCAATCT－3′
③ 3′－GCAATCT－5′
④ 3′－CGTTAGA－5′
⑤ 3′－GCAAUCU－5′

247 이에 대한 설명으로 옳은 것만을 〈보기〉에서 있는 대로 고른 것은?

보기

ㄱ. (가)는 수소 결합이다.
ㄴ. ㉠은 사이토신(C)이다.
ㄷ. 가닥 I 과 가닥 II 의 염기는 상보적 결합을 갖는다.

① ㄱ
② ㄷ
③ ㄱ, ㄴ
④ ㄱ, ㄷ
⑤ ㄴ, ㄷ

유형 059 ▶ 유전자와 단백질

248 그림 (가)는 어떤 곰팡이에서 아르지닌이 합성되는 과정을, (나)는 자외선에 의해 돌연변이가 일어난 곰팡이 X를 이용하여 최소 배지와 첨가된 물질에 따른 X의 생장 결과를 나타낸 것이다. (단, X는 하나의 유전자만 돌연변이가 일어났다.)

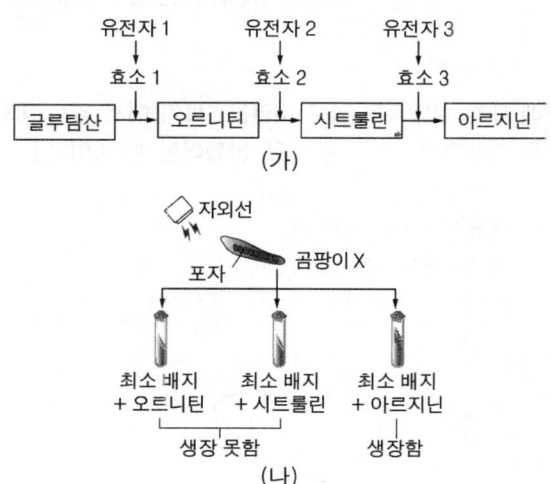

(가)

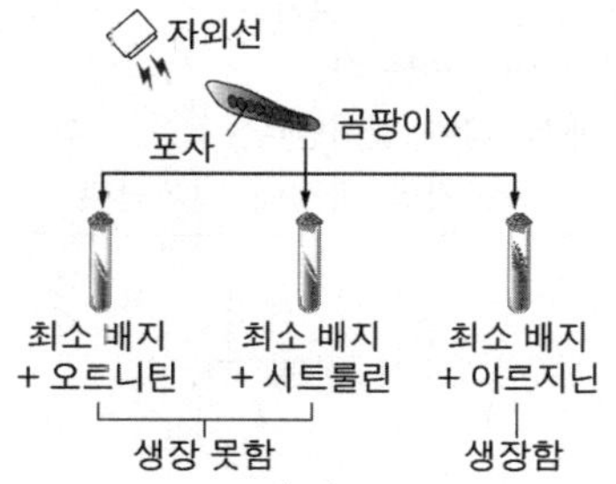

(나)

이에 대한 설명으로 옳은 것을 〈보기〉에서 모두 고른 것은?

〈보기〉

ㄱ. X는 유전자 3에 돌연변이가 일어난 것이다.
ㄴ. '최소 배지+아르지닌' 배지에서 X가 생장하는 동안 X의 세포 내에서 시트룰린의 농도는 감소한다.
ㄷ. X를 최소 배지에서 배양한 결과는 '최소 배지+아르지닌' 배지에서 배양한 결과와 같다.

① ㄱ ② ㄴ
③ ㄱ, ㄴ ④ ㄴ, ㄷ
⑤ ㄱ, ㄴ, ㄷ

249 표는 붉은빵곰팡이에 X선을 쬐어 얻은 돌연변이종 Ⅰ, Ⅱ, Ⅲ의 정보이고, 그림은 이들로부터 아르기닌 합성에 관여하는 유전자와 효소의 관계를 나타낸 모식도이다.

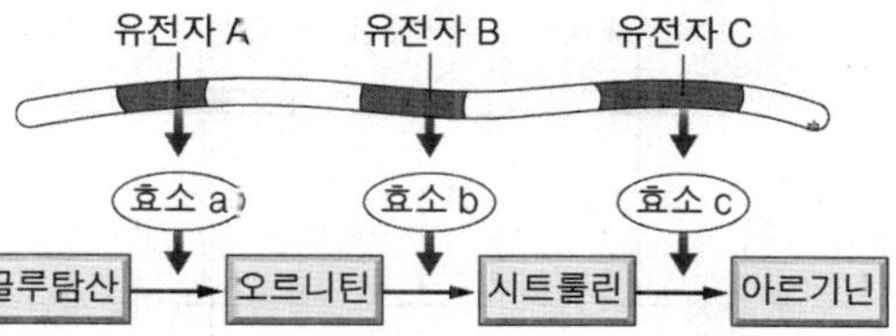

돌연변이종	손상된 유전자
Ⅰ	A
Ⅱ	B
Ⅲ	C

이에 대한 설명으로 옳은 것을 〈보기〉에서 모두 고른 것은?

〈보기〉

ㄱ. 유전자 B는 오르니틴의 유전 암호이다.
ㄴ. 돌연변이 Ⅰ을 오르니틴이 함유된 최소 배지에서 배양하면 체내에는 오르니틴이 축적되지 않는다.
ㄷ. 돌연변이종 Ⅱ는 최소 배지에 시트룰린이나 아르지닌 중 한 가지를 첨가하면 생장이 가능하다.

① ㄱ ② ㄷ
③ ㄱ, ㄴ ④ ㄴ, ㄷ
⑤ ㄱ, ㄴ, ㄷ

250 그림은 붉은빵곰팡이에서 아르지닌이 합성되는 과정을 표는 배지에 첨가된 물질에 따른 붉은빵곰팡이 야생형과 돌연변이 주 Ⅰ ~ Ⅲ의 생장 여부를 나타낸 것이다. ㉠~㉢은 각각 아르지닌, 시트룰린, 오르니틴 중 하나이다.

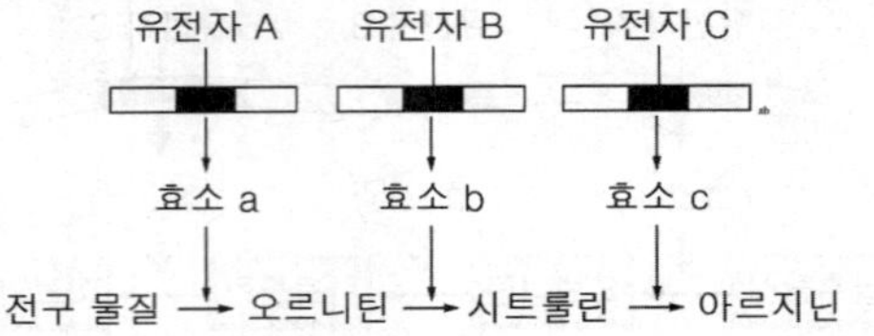

구분	최소 배지	최소 배지 +㉠	최소 배지 +㉡	최소 배지 +㉢
야생형	○	○	○	○
Ⅰ	×	○	○	○
Ⅱ	×	○	○	×
Ⅲ	×	○	×	×

(○: 생장함, ×: 생장 안 함)

이에 대한 설명으로 옳은 것만을 〈보기〉에서 있는 대로 고른 것은?(단, Ⅰ ~ Ⅲ은 각각 유전자 A ~ C 중 하나에만 돌연변이가 일어난 것이다.)

보기

ㄱ. 시트룰린은 ㉡에 해당된다.
ㄴ. Ⅰ은 유전자 A에 돌연변이가 일어난 것이다.
ㄷ. Ⅰ ~ Ⅲ 모두 생장하는데 아르지닌이 필요하다.

① ㄱ ② ㄴ ③ ㄱ, ㄴ
④ ㄴ, ㄷ ⑤ ㄱ, ㄴ, ㄷ

251 비들과 테이텀의 실험 내용이다.

- 최소 배지에 자라는 야생형의 붉은빵곰팡이 포자에 X선을 쬐어 돌연변이형 Ⅰ ~ Ⅲ을 얻은 후 최소 배지에 오르니틴, 시트룰린, 아르지닌 중 한 가지를 첨가하여 각 배지에서 자라는 붉은빵 곰팡이의 생장을 관찰한다.
- 그림은 실험 결과로 알아낸 아르지닌 합성 경로 및 각 경로에 관여하는 유전자와 효소를 나타낸 것이다.

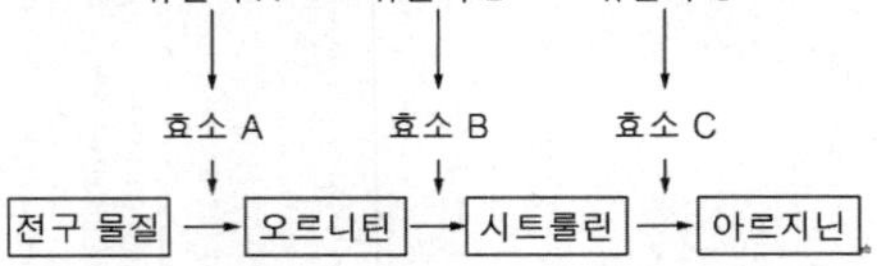

이 실험 결과를 바탕으로 제안된 가설은?

① 오페론설 ② RNA 우선 가설
③ 1유전자 1효소설 ④ 1유전자 1단백질설
⑤ 1유전자 1폴리펩타이드설

유형 060 ▶ 유전 정보의 흐름

252 그림은 진핵세포에서 유전 정보의 흐름을 나타낸 것이다. ㉠~㉢은 각각 번역, 전사, DNA 복제 중 하나이다.

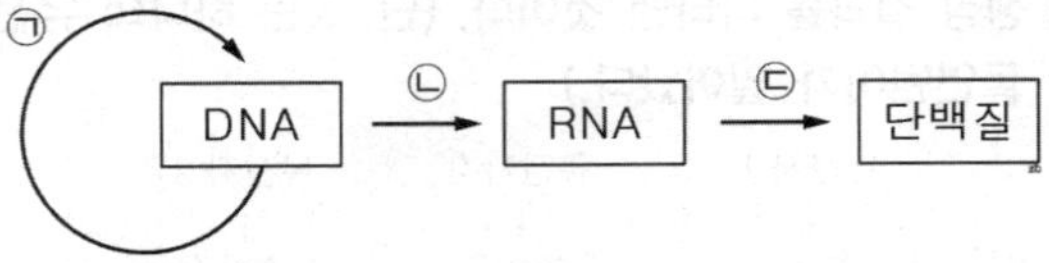

이에 대한 설명으로 옳은 것만을 〈보기〉에서 있는 대로 고른 것은?(단, RNA는 처음 만들어진 RNA이다.)

보기

ㄱ. 핵에서 ㉠이 일어난다.
ㄴ. 세포질에서 ㉡이 일어난다.
ㄷ. ㉢에서 RNA 가공 과정이 일어난다.

① ㄱ ② ㄴ
③ ㄷ ④ ㄱ, ㄴ
⑤ ㄱ, ㄷ

253 그림은 유전 정보의 중심 원리를 나타낸 것이다. ㉠~㉢은 DNA 복제, 번역, 전사를 순서 없이 나타낸 것이다.

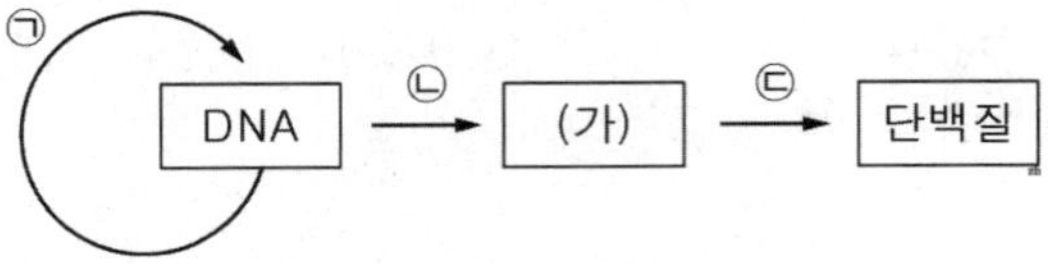

이에 대한 설명으로 옳지 않은 것은?

① (가)는 RNA이다.
② ㉠~㉢은 모두 핵에서 일어난다.
③ ㉠에 RNA 프라이머가 필요하다.
④ ㉡에 RNA 중합 효소가 사용된다.
⑤ ㉢에 개시코돈이 제일 처음 번역된다.

254 그림 (가)와 (나)는 어떤 진핵세포의 2중가닥 DNA로부터 일어나는 핵산 합성 과정을 나타낸 것이다. (가)와 (나)는 각각 복제 과정과 전사 과정 중 하나이다.

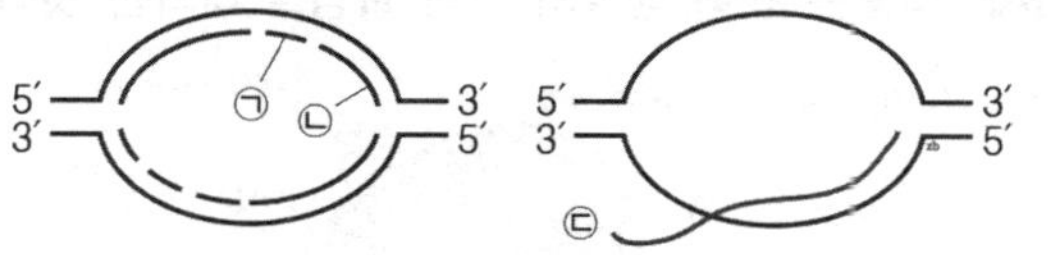

(가) (나)

이에 대한 설명으로 옳은 것만을 〈보기〉에서 있는 대로 고른 것은?(단, 엽록체와 미토콘드리아에서의 핵산 합성 과정은 고려하지 않는다.)

보기
ㄱ. (가)와 (나)과정 모두 핵에서 일어난다.
ㄴ. (가)와 (나)과정 모두 RNA뉴클레오타이드가 필요하다.
ㄷ. 폴리뉴클레오타이드 ㉠~㉢의 신장방향은 그림의 오른쪽에서 왼쪽방향이다.

① ㄱ ② ㄷ
③ ㄱ, ㄴ ④ ㄴ, ㄷ
⑤ ㄱ, ㄴ, ㄷ

255 유전자 발현 과정에 대한 설명으로 옳은 것은?

① tRNA에 코돈이 있다.
② 단백질과 rRNA가 리보솜을 이룬다.
③ tRNA의 5′말단에 아미노산이 결합한다.
④ 코돈이 5′－ACG－3′이면 안티코돈은 5′－UGC－3′이다.
⑤ 원핵생물의 tRNA는 대부분 핵 속의 인에서 전사된다.

유형 061 ▶ 전사

256 그림은 어떤 진핵세포에서 전사가 일어나는 과정을 나타낸 것이다. ㉠은 3′ 말단과 5′ 말단 중 하나이고, ⓐ는 뉴클레오타이드이다.

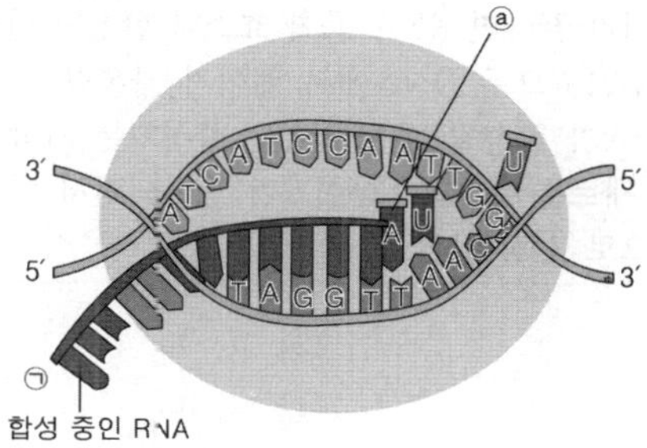

이에 대한 설명으로 옳은 것만을 〈보기〉에서 있는 대로 고른 것은?(단, 돌연변이는 고려하지 않는다.)

보기
ㄱ. ㉠은 3′ 말단이다.
ㄴ. 핵에서 일어나는 과정이다.
ㄷ. ⓐ를 구성하는 당은 리보스이다.

① ㄱ ② ㄴ ③ ㄷ
④ ㄱ, ㄴ ⑤ ㄴ, ㄷ

257 그림은 대장균에서 일어나는 전사 과정의 일부를 나타낸 것이다. A, G, C, T, U는 모두 염기이고, (가)는 이 과정을 촉매하는 효소, ㉠은 뉴클레오타이드이다.

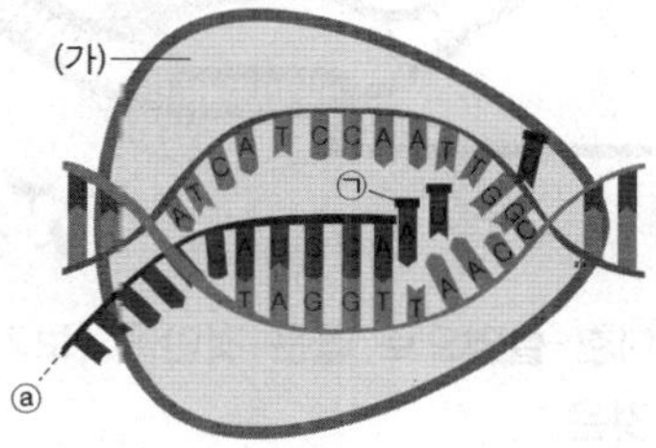

이에 대한 설명으로 옳은 것만을 〈보기〉에서 있는 대로 고른 것은?

보기
ㄱ. (가)가 결합한 프로모터에는 U염기가 존재하지 않는다.
ㄴ. 합성 중인 RNA에는 프라이머가 포함된다.
ㄷ. ⓐ사슬의 말단에 ㉠이 결합하는 과정은 핵 속에서 일어난다.

① ㄱ ② ㄴ ③ ㄱ, ㄴ
④ ㄱ, ㄷ ⑤ ㄴ, ㄷ

258 다음은 DNA에 저장되어 있던 유전 정보가 RNA로 옮겨지는 과정인 유전 정보의 전사 과정에 관한 설명이다. 옳은 것만을 〈보기〉에서 있는 대로 고른 것은?

보기

ㄱ. 전사 과정에서는 DNA 복제와는 달리 프라이머를 필요로 하지 않는다.
ㄴ. 전사가 끝나면 RNA 중합 효소와 합성된 단일 가닥 RNA는 모두 DNA에서 떨어져 나온다.
ㄷ. RNA가 합성될 때, RNA는 합성되는 가닥 5′말단에 새로운 뉴클레오타이드가 첨가되면서 3′→5′ 방향으로 신장된다.

① ㄱ ② ㄱ, ㄴ
③ ㄱ, ㄴ, ㄷ ④ ㄴ, ㄷ
⑤ ㄷ

259 그림은 어떤 세포에서 전사가 일어나는 과정을 나타낸 것이다. 프로모터는 Ⅰ과 Ⅱ 중 하나에 있고, ㉠과 ㉡은 DNA 이중 나선을 구성하는 각각의 가닥이다. (가)와 (나)는 각각 RNA 중합 효소와 리보뉴클레오타이드(RNA 뉴클레오타이드)를 나타낸 것이다.

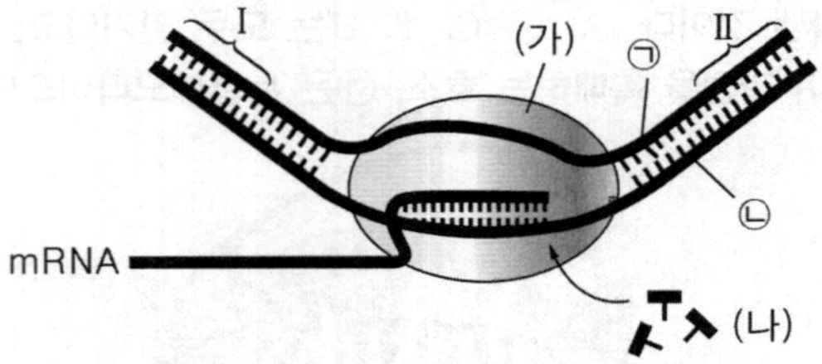

이 자료에 대한 설명으로 옳은 것만을 〈보기〉에서 있는 대로 고른 것은?

보기

ㄱ. (가)는 Ⅰ에 결합하여 전사를 시작한다.
ㄴ. 전사에 이용된 주형 가닥은 ㉠이다.
ㄷ. (나)를 구성하는 당은 디옥시리보스이다.

① ㄱ ② ㄴ
③ ㄱ, ㄷ ④ ㄴ, ㄷ
⑤ ㄱ, ㄴ, ㄷ

유형 062 ▶ 번역

260 다음은 진핵 생물의 번역 과정을 나타낸 것이다.

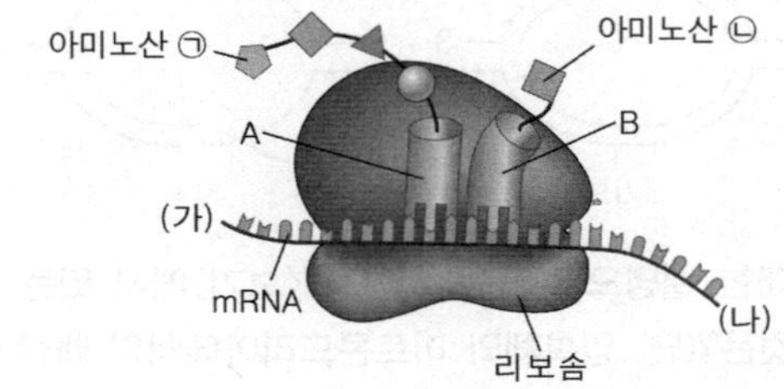

이에 대한 설명으로 옳은 것을 고르시오. (단, 번역 과정에 폴리펩타이드 가공 과정은 포함되지 않는다.)

① ㉠은 프롤린이다.
② A가 B보다 먼저 리보솜에서 방출된다.
③ A는 리보솜의 E자리에 결합되어 있다.
④ B의 안티코돈은 종결코돈과 결합되어 있다.
⑤ mRNA의 유전 정보는 (나)→(가) 방향으로 번역된다.

261 그림은 단백질 합성 과정을 나타낸 것이고, 표는 유전 암호의 일부를 나타낸 것이다.

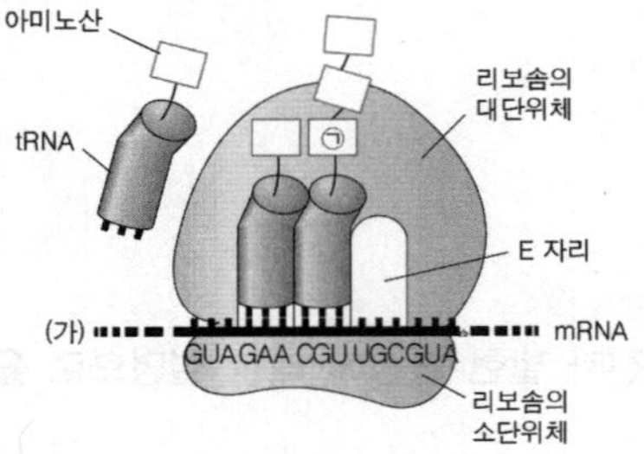

코돈	아미노산	코돈	아미노산
AAU	라이신	GAA	글루탐산
AUG	메싸이오닌	GUA	발린
CGU	아르지닌	UGC	시스테인

이에 대한 설명으로 옳은 것만을 〈보기〉에서 있는 대로 고른 것은?

보기

ㄱ. mRNA에서 리보솜의 이동 방향은 (가)쪽이다.
ㄴ. ㉠은 시스테인이고, ㉠을 지정한 트리플렛코드는 5′－ACG－3′이다.
ㄷ. E 자리에 있는 tRNA는 폴리펩타이드와 함께 리보솜에서 빠져나간다.

① ㄱ ② ㄷ ③ ㄱ, ㄴ
④ ㄴ, ㄷ ⑤ ㄱ, ㄴ, ㄷ

262 단백질 합성(번역 과정)에 대한 설명으로 옳은 것은?

① tRNA는 코돈이 있어 mRNA의 안티코돈과 상보적으로 결합할 수 있다.
② 개시 단계에서 첫 번째 tRNA는 리보솜의 A자리에 붙는다.
③ 신장 단계에서는 비어 있는 P자리에 충전된 tRNA가 들어온다.
④ 단백질 합성에는 rRNA는 관여하지 않으며, mRNA와 tRNA만 관여한다.
⑤ 리보솜이 종결코돈에 도달하면 상보적으로 결합할 수 있는 tRNA가 없어 방출인자가 결합한다.

263 그림은 어떤 세포에서 유전자가 발현되는 과정을 나타낸 것이다. ㉠은 3′ 말단과 5′ 말단 중 하나이다.

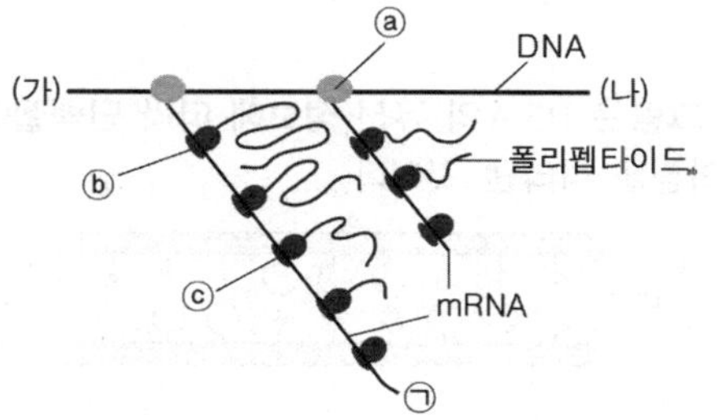

이에 대한 설명으로 옳은 것만을 〈보기〉에서 있는 대로 고른 것은?

보기
ㄱ. ㉠은 5′ 말단이다. ㄴ. ⓒ는 ⓑ보다 mRNA에 먼저 결합하였다. ㄷ. (나)에서 (가) 방향으로 전사가 일어난다.

① ㄷ ② ㄱ, ㄴ
③ ㄴ, ㄷ ④ ㄱ, ㄷ
⑤ ㄱ, ㄴ, ㄷ

264 그림은 진핵세포의 폴리펩타이드 합성 과정을 나타낸 것이다.

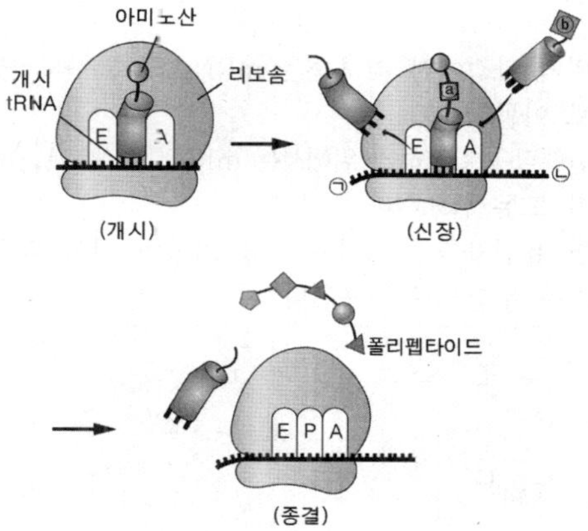

이에 대한 설명으로 옳은 것만을 〈보기〉에서 있는 대로 고른 것은?

보기
ㄱ. ㉠은 리보스 당의 5번 탄소 방향이다. ㄴ. 리보솜은 ㉡에서 ㉠방향으로 3염기씩 이동한다. ㄷ. 아미노산과 tRNA 사이의 결합은 ⓑ가 ⓐ보다 먼저 끊어진다.

① ㄱ ② ㄴ
③ ㄱ, ㄷ ④ ㄴ, ㄷ
⑤ ㄱ, ㄴ, ㄷ

265 그림은 폴리펩타이드 합성과정 중 형성되는 복합체를 나타낸 것이다.

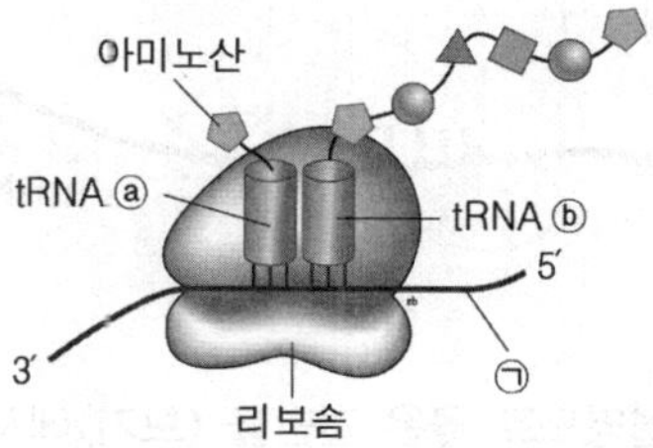

설명으로 옳은 것만을 〈보기〉에서 있는 대로 고른 것은?

보기
ㄱ. 리보솜은 tRNA를 구성 성분으로 갖는다. ㄴ. ㉠에는 코돈이 있다. ㄷ. 리보솜에서 tRNA ⓐ가 tRNA ⓑ보다 먼저 방출된다.

① ㄱ ② ㄴ
③ ㄱ, ㄷ ④ ㄴ, ㄷ
⑤ ㄱ, ㄴ, ㄷ

266 **단백질 합성에 대한 설명으로 옳은 것만을 〈보기〉에서 있는 대로 고른 것은?**

보기

ㄱ. 번역 과정에서 리보솜은 mRNA의 3′→5′ 방향으로 이동한다.
ㄴ. 단백질을 합성하기 위해서는 mRNA, rRNA, tRNA가 모두 필요하다.
ㄷ. 한 유전자를 구성하는 이중 가닥이 전사 과정에서 모두 주형으로 이용된다.

① ㄱ　② ㄴ　③ ㄱ, ㄷ　④ ㄴ, ㄷ　⑤ ㄱ, ㄴ, ㄷ

267 **그림은 폴리펩타이드 합성 과정 중 형성되는 복합체를 나타낸 것이다.**

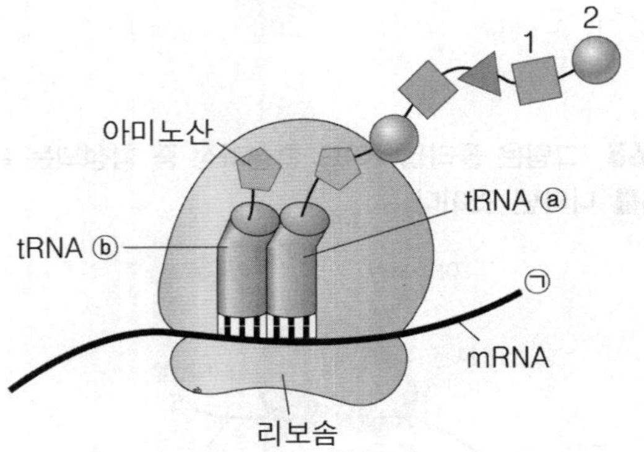

이에 대한 설명으로 옳은 것만을 〈보기〉에서 있는 대로 고른 것은?

보기

ㄱ. 아미노산 1은 2보다 먼저 리보솜으로 운반되었다.
ㄴ. ㉠은 mRNA의 3′말단이다.
ㄷ. tRNA ⓐ는 P자리, tRNA ⓑ는 A자리에 위치해 있다.

① ㄱ　② ㄴ　③ ㄷ　④ ㄱ, ㄴ　⑤ ㄴ, ㄷ

268 **그림은 어떤 진핵세포에서 단백질이 합성되는 과정의 일부를, 표는 코돈의 일부를 나타낸 것이다.**

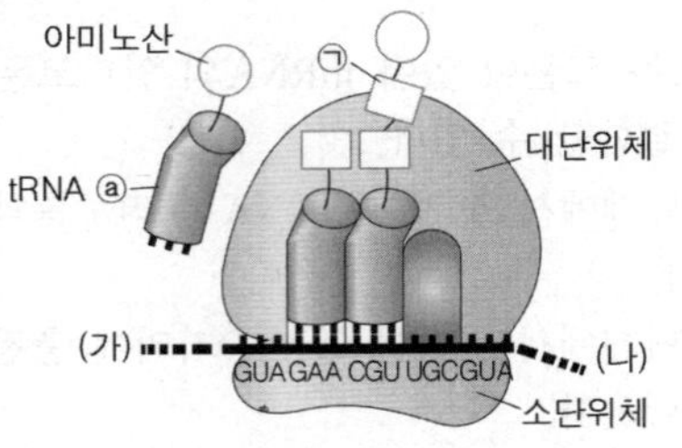

코돈	아미노산
CGU	아르지닌
UGC	시스테인

이에 대한 설명으로 옳은 것만을 〈보기〉에서 있는 대로 고른 것은?(단, 돌연변이는 고려하지 않는다.)

보기

ㄱ. 새로 추가되는 tRNA A 자리에 결합한다.
ㄴ. 아미노산 ㉠을 지정하는 코돈은 5′ − CGU − 3′이다.
ㄷ. 리보솜은 (가)→(나) 방향으로 이동한다.

① ㄱ　② ㄷ　③ ㄱ, ㄴ　④ ㄴ, ㄷ　⑤ ㄱ, ㄴ, ㄷ

269 **그림은 DNA의 유전 정보에 따라 단백질이 합성되는 과정을 나타낸 것이다.**

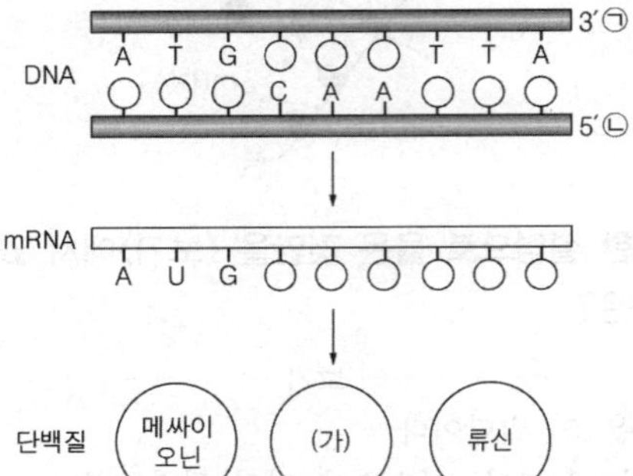

이에 대한 설명으로 옳은 것만을 〈보기〉에서 있는 대로 고른 것은?(단, 코돈 AUG는 메싸이오닌, AAC는 아스파라진, GUU는 발린, UUA는 류신을 지정하고, 돌연변이는 고려하지 않는다.)

보기

ㄱ. 아미노산 (가)는 류신이다.
ㄴ. mRNA는 ㉡을 주형으로 전사되었다.
ㄷ. mRNA의 염기 서열은 3′ − AUGGUUUUA − 5′이다.

① ㄱ　② ㄴ　③ ㄱ, ㄷ　④ ㄴ, ㄷ　⑤ ㄱ, ㄴ, ㄷ

270 유전부호의 해독으로 확인된 사실들로 옳지 않은 것은?

① 64개 코돈 중 61개는 특정 아미노산을 암호화하는 코돈이고 나머지 3개는 종결코돈이다.
② 하나의 코돈이 서로 다른 아미노산을 암호화하지는 않기 때문에 유전 암호는 모호하지 않다.
③ 20개의 아미노산을 지정하는 코돈은 61개이지만 tRNA의 종류는 아미노산의 개수와 같은 20개다.
④ 단백질을 암호화하는 mRNA에 있는 유전 정보는 AUG로 시작하므로 AUG를 개시코돈이라고 하며, 이 코돈은 메싸이오닌을 암호화 한다.
⑤ 유전 암호는 세균으로부터 인간에 이르기까지 거의 동일한 보편성이 있는데, 이는 모든 생물이 공통 조상으로부터 진화해 왔다는 증거이다.

※ 다음은 단백질이 합성되는 과정을 나타낸 것이다. 다음 물음에 답하시오.

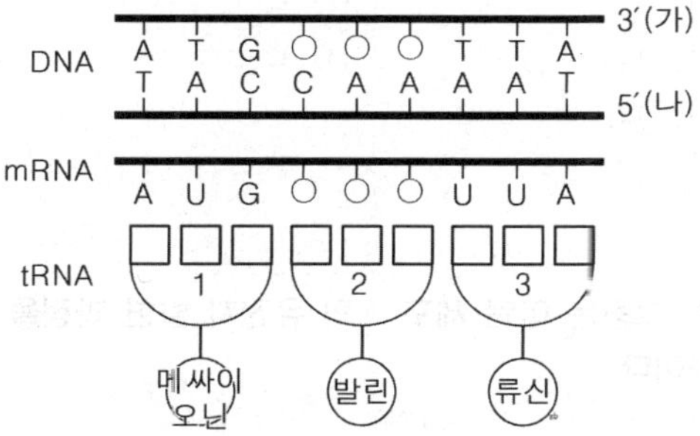

271 mRNA의 빈 칸에 들어갈 염기로 알맞은 것은? (〈보기〉의 염기는 그림 상의 왼쪽에서 오른쪽 순으로 나열되어 있다.)

① CAA ② CUU
③ GUU ④ GTT
⑤ GAA

272 다음 중 3번 tRNA의 안티코돈으로 옳은 것은?(〈보기〉의 염기는 그림 상의 왼쪽에서 오른쪽 순으로 나열되어 있다.)

① AAT ② AAU
③ TTA ④ UUA
⑤ UUT

유형 063 ▶ 원핵생물의 유전자 발현 조절

273 다음은 결실이 일어난 돌연변이 대장균 Ⅰ ~ Ⅲ에 대한 자료이다.

- Ⅰ ~ Ⅲ에서 결실된 DNA 부위는 각각 젖당 오페론의 구조 유전자, 젖당 오페론의 작동 부위, 젖당 오페론을 조절하는 조절 유전자 중 하나이다.
- 표는 야생형 대장균과 Ⅰ ~ Ⅲ을 서로 다른 배지에서 배양 할 때, 조절 유전자로부터 발현되는 억제 단백질에 대한 자료를 나타낸 것이다.

구분	억제 단백질과 젖당(젖당 유도체)의 결합		억제 단백질과 작동 부위의 결합	
	포도당이 없고 젖당이 있는 배지	포도당이 있고 젖당이 없는 배지	포도당이 없고 젖당이 있는 배지	포도당이 있고 젖당이 없는 배지
야생형	○	×	×	○
Ⅰ	×	×	×	?
Ⅱ	○	×	?	×
Ⅲ	?	×	?	○

이에 대한 설명으로 옳은 것만을 〈보기〉에서 있는 대로 고른 것은?(단, 제시된 돌연변이 이외의 돌연변이는 고려하지 않는다.)

보기
ㄱ. Ⅰ은 포도당과 젖당이 없는 배지에서 젖당 분해 효소를 생성한다.
ㄴ. Ⅱ는 포도당이 없고 젖당이 있는 배지에서 억제 단백질과 작동 부위는 결합하지 못한다.
ㄷ. Ⅲ은 구조 유전자가 결실된 대장균이다.

① ㄱ ② ㄴ
③ ㄱ, ㄷ ④ ㄴ, ㄷ
⑤ ㄱ, ㄴ, ㄷ

274 그림은 젖당이 있을 때와 젖당 오페론의 작동 과정을 나타낸 것이다.

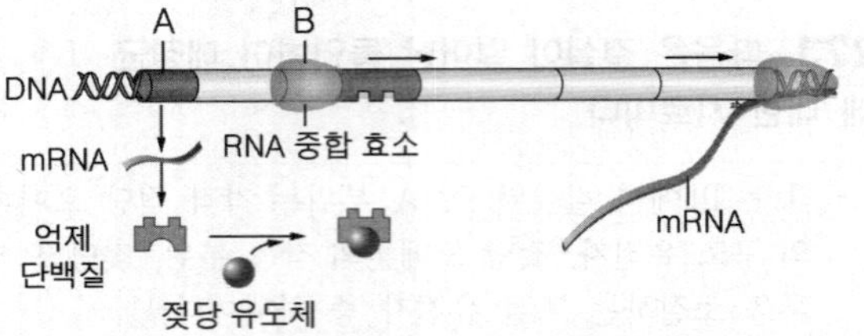

이에 대한 설명으로 옳은 것만을 〈보기〉에서 있는 대로 고른 것은?

보기
ㄱ. A는 젖당이 있을 때와 없을 때 모두 발현되는 유전자이다. ㄴ. B는 작동 유전자이다. ㄷ. A와 B는 젖당 오페론을 구성하는 유전자이다.

① ㄱ ② ㄴ ③ ㄱ, ㄷ ④ ㄴ, ㄷ ⑤ ㄱ, ㄴ, ㄷ

275 그림은 대장균의 젖당 오페론에 대한 조절 유전자와 젖당 오페론이 구조를 나타낸 것이다. ㉠~㉢은 각각 젖당 오페론의 작동 부위, 프로모터, 구조 유전자 중 하나이다.

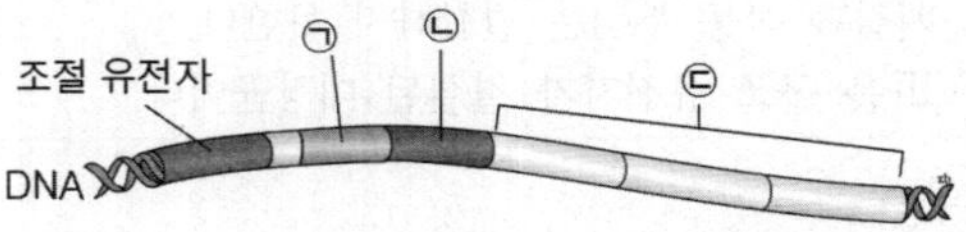

이에 대한 설명으로 옳은 것만을 〈보기〉에서 있는 대로 고른 것은?(단, 돌연변이는 고려하지 않는다.)

보기
ㄱ. ㉠에 억제 단백질이 결합한다. ㄴ. ㉡은 단백질을 암호화한다. ㄷ. ㉢은 젖당 이용에 관련된 세 효소를 암호화한다.

① ㄱ ② ㄴ ③ ㄷ ④ ㄱ, ㄷ ⑤ ㄴ, ㄷ

276 그림은 젖당이 있을 때 젖당 오페론의 작동 과정을 나타낸 것이다. A ~ D는 프로모터, 구조유전자, 조절유전자, 작동 부위 중 하나이다.

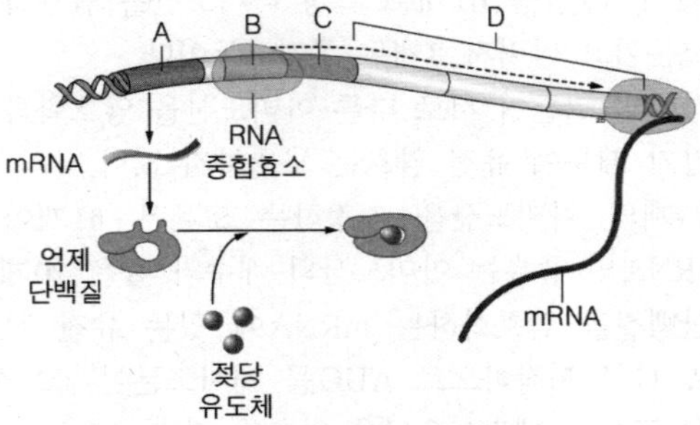

이에 대한 설명으로 옳은 것만을 〈보기〉에서 있는 대로 고른 것은?

보기
ㄱ. A는 조절유전자이다. ㄴ. B가 결실된 돌연변이에서 젖당 유무에 상관없이 젖당 분해 효소를 합성하지 못한다. ㄷ. D로부터 전사된 mRNA는 인트론 가공 후 번역된다.

① ㄱ ② ㄷ ③ ㄱ, ㄴ ④ ㄴ, ㄷ ⑤ ㄱ, ㄴ, ㄷ

277 그림은 어떤 세포 A의 유전자 발현 과정을 나타낸 것이다.

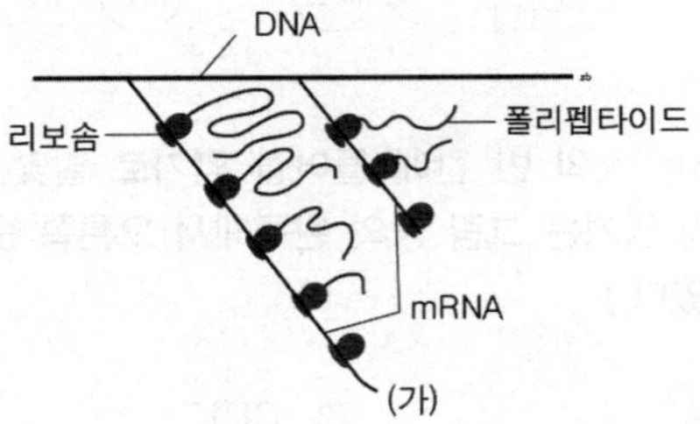

이에 대한 설명으로 옳은 것만을 〈보기〉에서 있는 대로 고른 것은?

보기
ㄱ. (가)는 5′ 말단이다. ㄴ. 세포 A는 원핵 세포이다. ㄷ. 유전자 발현 과정에서 전사와 번역이 동시에 일어난다.

① ㄱ ② ㄴ ③ ㄱ, ㄴ ④ ㄴ, ㄷ ⑤ ㄱ, ㄴ, ㄷ

278 그림은 대장균의 젖당 오페론을 나타낸 것이다. A ~ D는 각각 조절 유전자, 구조 유전자, 프로모터, 작동 부위 중 하나이다.

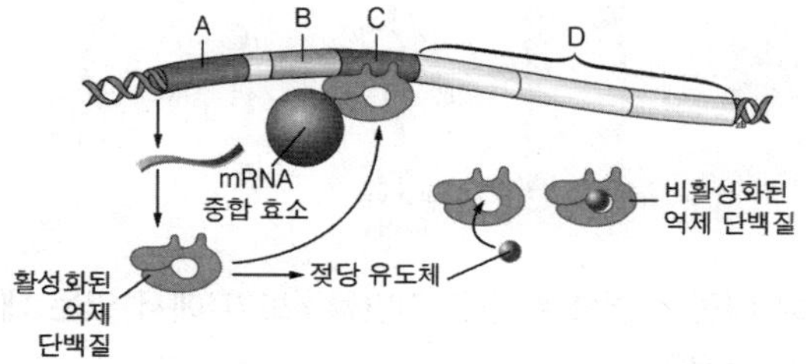

이에 대한 설명으로 옳은 것만을 〈보기〉에서 있는 대로 고른 것은?(단, 돌연변이는 고려하지 않는다.)

보기
ㄱ. C는 작동 부위이다.
ㄴ. A는 젖당 유무에 상관없이 발현된다.
ㄷ. 젖당이 있을 때 B가 없으면 D는 발현된다.

① ㄱ ② ㄷ
③ ㄱ, ㄴ ④ ㄱ, ㄷ
⑤ ㄱ, ㄴ, ㄷ

279 포도당이 없고 젖당이 있는 환경에서 대장균의 젖당 오페론의 발현 조절이 이루어지는 과정에 대한 설명으로 옳은 것만을 〈보기〉에서 있는 대로 고른 것은?

보기
ㄱ. 억제 단백질이 젖당 유도체와 결합하다.
ㄴ. 젖당 이용에 필요한 효소의 생성이 가능해진다.
ㄷ. 변형되지 않은 억제 단백질이 작동부위에 결합한다.

① ㄱ ② ㄱ, ㄴ
③ ㄱ, ㄷ ④ ㄴ, ㄷ
⑤ ㄱ, ㄴ, ㄷ

280 그림은 조절 유전자와 젖당 오페론의 작용을 나타낸 것이다. ⓐ와 ⓑ는 각각 작동 부위와 프로모터 중 하나이다.

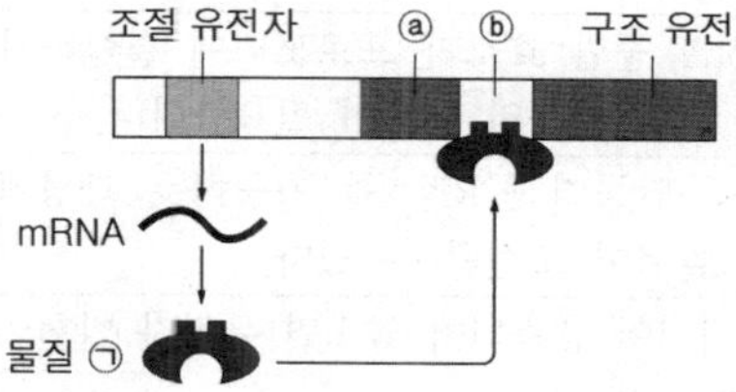

이에 대한 설명으로 옳은 것만을 〈보기〉에서 있는 대로 고른 것은?

보기
ㄱ. ⓐ는 작동 부위이다.
ㄴ. ㉠이 ⓑ에 결합하면, 구조 유전자의 전사가 진행된다.
ㄷ. 젖당 유도체가 ㉠에 결합하면, ㉠이 ⓑ에 결합하지 못한다.

① ㄱ ② ㄴ ③ ㄷ
④ ㄱ, ㄴ ⑤ ㄴ, ㄷ

281 그림 (가)는 대장균의 젖당 오페론을, (나)는 사람의 전사 부위 x와 이에 대한 조절 부위 A ~ C를 나타낸 것이다.

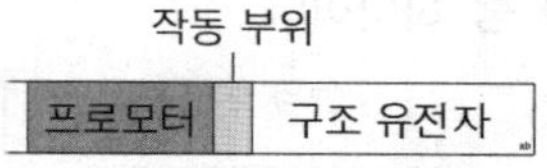

(가)

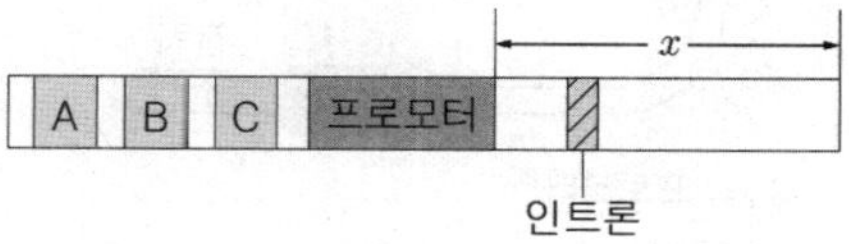

(나)

이에 대한 설명으로 옳은 것만을 〈보기〉에서 있는 대로 고른 것은?(단, 돌연변이는 고려하지 않는다.)

보기
ㄱ. 단백질이 결합할 수 있는 부위의 수는 (가)보다 (나)에서 더 많다.
ㄴ. (가)의 구조 유전자에는 억제 단백질이 암호화되어 있다.
ㄷ. x에는 단백질을 암호화하지 않는 부위가 있다.

① ㄱ ② ㄴ
③ ㄱ, ㄷ ④ ㄴ, ㄷ
⑤ ㄱ, ㄴ, ㄷ

282 표는 사람의 유전자 발현 조절에 대한 학생 A ~ C의 발표 내용을 나타낸 것이다.

학생	발표 내용
A	RNA 중합 효소가 프로모터에 결합하기 위해서는 전사 인자의 도움이 필요합니다.
B	처음 만들어진 RNA를 가공하는 과정에서 유전자 발현이 조절될 수 있다.
C	염색질이 응축되어 있으면 유전자 발현이 억제됩니다.

발표 내용이 옳은 학생만을 있는 대로 고른 것은?

① A ② C
③ A, B ④ B, C
⑤ A, B, C

283 그림은 진핵 생물에서 유전자 발현이 조절되는 과정을 나타낸 것이다. ㉠과 ㉡은 각각 RNA 중합효소와 전사 인자 중 하나이다.

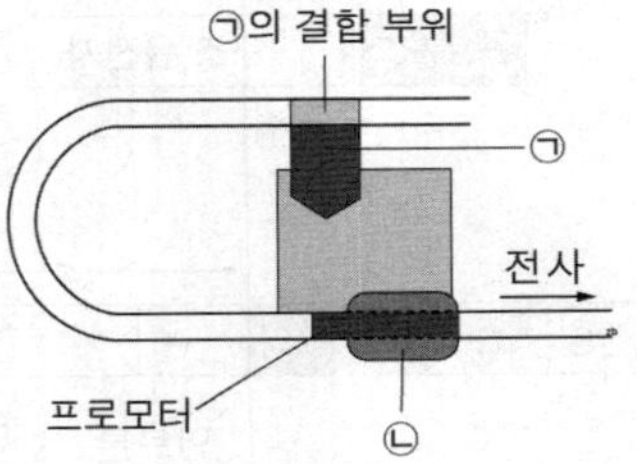

이에 대한 설명으로 옳은 것만을 〈보기〉에서 있는 대로 고른 것은?

보기
ㄱ. ㉠의 주성분은 단백질이다.
ㄴ. ㉡은 전사 인자들과 결합하여 전사 개시 복합체를 형성한다.
ㄷ. 프로모터, ㉠의 결합부위, 유전자를 합쳐서 오페론이라고 한다.

① ㄱ ② ㄷ
③ ㄱ, ㄴ ④ ㄴ, ㄷ
⑤ ㄱ, ㄴ, ㄷ

284 그림은 진핵세포에서 유전자가 발현되는 과정을 나타낸 것이다. ㉠은 엑손과 인트론 중 하나이다.

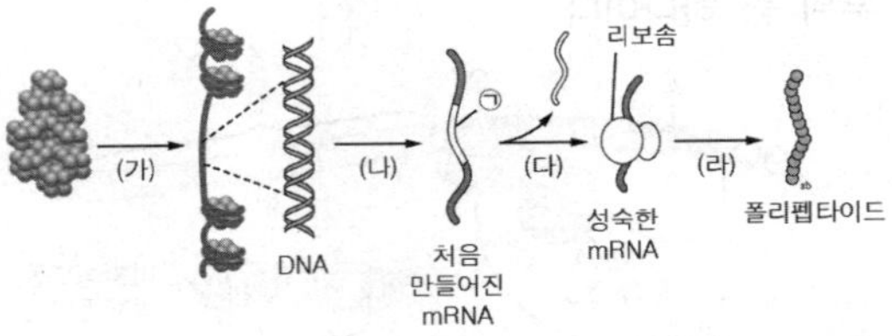

이에 대한 설명으로 옳은 것만을 〈보기〉에서 있는 대로 고른 것은?

보기
ㄱ. 과정 (가)를 통해 응축된 염색질이 풀어진다.
ㄴ. 과정 (나)에서 전사 인자에 종류에 따라 전사되는 유전자가 달라질 수 있다.
ㄷ. 과정 (다)에서 엑손이 제거된다.

① ㄱ ② ㄴ
③ ㄱ, ㄴ ④ ㄱ, ㄷ
⑤ ㄴ, ㄷ

285 그림 (가)는 진핵세포에서 유전자 X가 발현되는 과정을, (나)는 단백질 A에 의해 X의 발현이 조절되는 과정의 일부를 나타낸 것이다. A는 단백질 B와 복합체를 형성하여 X의 발현을 촉진한다.

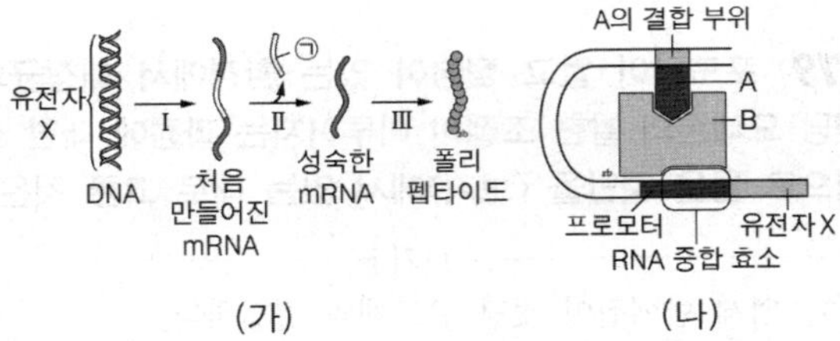

이에 대한 설명으로 옳은 것만을 〈보기〉에서 있는 대로 고른 것은?

보기
ㄱ. (나)는 과정 Ⅰ에서 일어난다.
ㄴ. 과정 Ⅰ은 복제 과정이고 과정 Ⅱ는 전사 과정이다.
ㄷ. ㉠은 과정 Ⅲ에서 폴리펩타이드로 번역되지 않는다.

① ㄱ ② ㄱ, ㄴ
③ ㄱ, ㄷ ④ ㄴ, ㄷ
⑤ ㄱ, ㄴ, ㄷ

286 그림은 사람의 세포 X의 핵에서 형성된 전사 개시 복합체를 나타낸 것이다. ⓐ는 조절 부위이고, ㉠과 ㉡은 전사 인자와 RNA 중합효소를 순서 없이 나타낸 것이다.

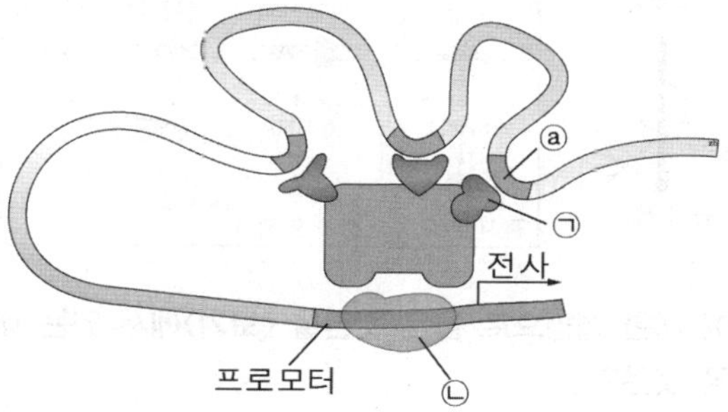

이에 대한 설명으로 옳은 것만을 〈보기〉에서 있는 대로 고른 것은?

보기
ㄱ. ⓐ는 전사 인자를 만드는 유전자이다.
ㄴ. ㉡에 의해 RNA가 합성된다.
ㄷ. ㉠은 ⓐ에 대한 상보적인 염기를 갖고 있다.

① ㄴ
② ㄷ
③ ㄱ, ㄴ
④ ㄴ, ㄷ
⑤ ㄱ, ㄷ

유형 064 ▶ 유전자 발현 조절 비교

287 원핵생물과 진핵생물의 공통점을 〈보기〉에서 있는 대로 고른 것은?

보기
ㄱ. 전사가 종료되기 전에 번역이 시작될 수 있다.
ㄴ. 하나의 mRNA에 여러 개의 리보솜이 결합할 수 있다.
ㄷ. RNA 가공 과정이 일어나 인트론이 제거된다.
ㄹ. 번역이 세포질에서 일어난다.

① ㄱ, ㄴ
② ㄴ, ㄹ
③ ㄷ, ㄹ
④ ㄱ, ㄴ, ㄹ
⑤ ㄴ, ㄷ, ㄹ

유형 065 ▶ 세포 분화와 유전자 발현 조절

288 그림은 사람의 근육 모세포가 근육 세포로 분화하는 과정을 나타낸 것이다.

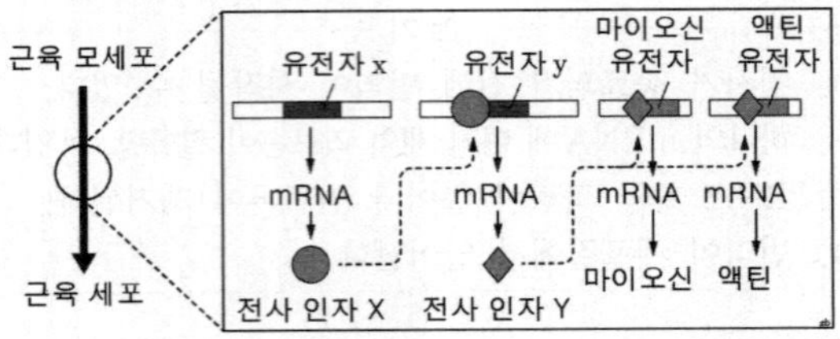

이에 대한 설명으로 옳은 것은?

① 유전자 y는 핵심 조절 유전자이다.
② 유전자 x는 모든 세포에서 항상 발현되어 있다.
③ 전사 인자 Y는 DNA의 한 부위에만 결합한다.
④ 전사 인자 X는 전사 인자 Y의 발현을 촉진한다.
⑤ 근육 모세포가 분화되는 과정에서 유전자 x와 y를 제외한 다른 유전자는 제거된다.

289 그림은 사람의 근육 모세포가 근육 세포로 분화되는 과정에서 유전자 발현 조절을 나타낸 것이다.

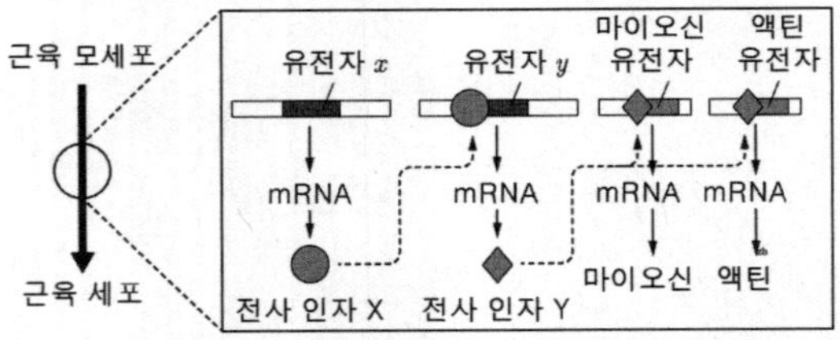

이에 대한 설명으로 옳은 것만을 〈보기〉에서 있는 대로 고른 것은?

보기
ㄱ. 전사 인자 X를 암호화 하는 유전자는 근육 모세포에만 있다.
ㄴ. 전사 인자 Y는 세포질에서 합성된다.
ㄷ. 전사 인자는 DNA 중합 효소와 프로모터의 결합을 돕는다.

① ㄱ ② ㄴ
③ ㄱ, ㄴ ④ ㄴ, ㄷ
⑤ ㄱ, ㄴ, ㄷ

290 다음은 사람의 근육 세포 분화에 대한 자료이다.

- 마이오신과 액틴은 근육 세포의 주요 구성 성분이고, 근육 세포는 근육 모세포로부터 분화한다.

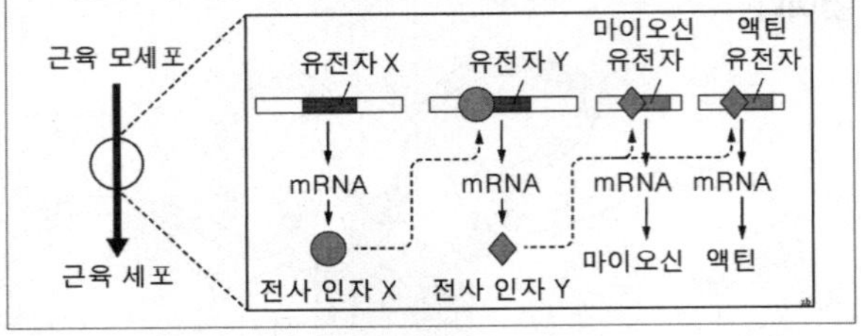

이에 대한 설명으로 옳은 것만을 〈보기〉에서 있는 대로 고른 것은?

보기
ㄱ. 전사 인자 X는 Y유전자의 전사를 촉진한다.
ㄴ. X유전자를 갖는 세포는 모두 근육 세포이다.
ㄷ. 액틴의 아미노산 서열은 X 유전자에 의해 결정된다.

① ㄱ ② ㄴ ③ ㄷ
④ ㄱ, ㄴ ⑤ ㄴ, ㄷ

291 그림은 배아 전구 세포에 존재하는 마이오디 유전자의 작용을 나타낸 것이다.

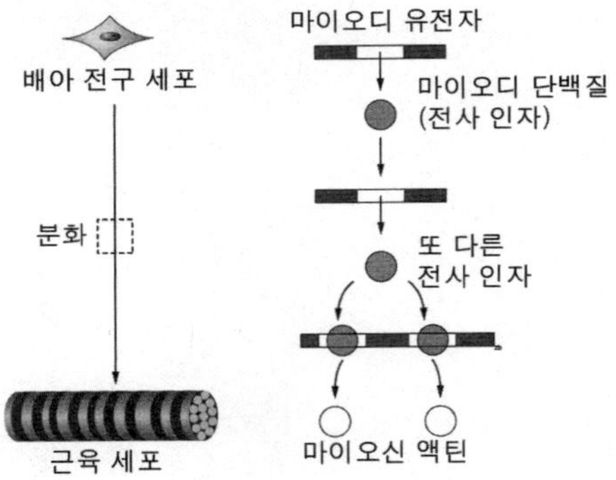

이에 대한 설명으로 옳은 것만을 〈보기〉에서 있는 대로 고른 것은?

보기
ㄱ. 마이오디 유전자는 근육 세포에만 존재한다.
ㄴ. 전사 인자의 연속적인 작용에 따라 세포의 분화가 일어난다.
ㄷ. 마이오디 유전자는 다른 조절 유전자를 활성화시키는 핵심 조절 유전자이다.

① ㄱ ② ㄴ ③ ㄷ
④ ㄴ, ㄷ ⑤ ㄱ, ㄴ, ㄷ

292 그림은 수정란으로부터 근육 세포와 모근 세포르 분화되는 과정과 분화된 각 세포에서 발현되는 특정 유전자를 나타낸 것이다. 이에 대한 설명으로 옳은 것만을 〈보기〉에서 있는 대로 고른 것은?

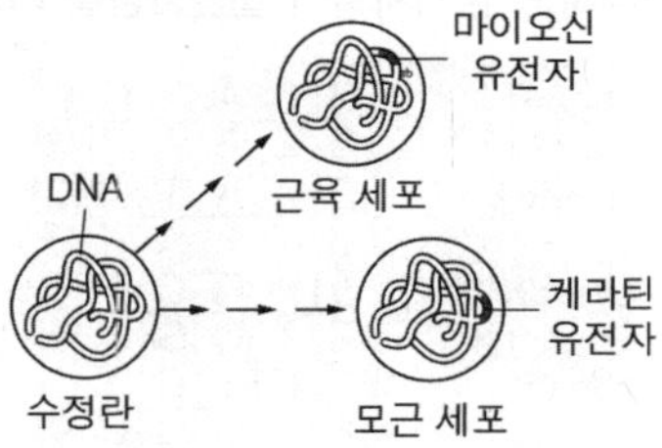

보기

ㄱ. 수정란에는 마이오신 유전자와 케라틴 유전자가 므두 있다.
ㄴ. 근육 세포에는 케라틴 유전자가 있다.
ㄷ. 근육 세포에는 마이오신 유전자 전사에 필요한 전사 인자가 있다.

① ㄱ ② ㄴ
③ ㄱ, ㄴ ④ ㄴ, ㄷ
⑤ ㄱ, ㄴ, ㄷ

유형 066 ▶ 발생과 유전자 발현 조절

293 초파리의 혹스 유전자들에 대한 설명으로 옳지 않은 것을 두 가지 고른 것은?(단, 돌연변이는 고려하지 않는다.) (정답 2개)

① 핵심 조절 유전자이다.
② 체절 고유의 기관 형성에 관여한다.
③ 여러 염색체에 분산되어 있다.
④ 혹스 유전자가 발현되면 호미오 박스는 호미오 도메인으로 발현된다.
⑤ 염색체 상의 배열 순서는 각각의 혹스 유전자가 영향을 미치는 체절의 배열 순서와 일치하지 않는다.

294 혹스 유전자에 대한 설명으로 옳지 않은 것은?

① 핵심 조절 유전자이다.
② 몸의 기관 형성에 관여한다.
③ 여러 생물종에서 혹스 유전자의 배열 순서가 유사하게 나타난다.
④ 초파리 배아의 각 위치에 있는 세포들은 서로 다른 혹스 유전자를 가지고 있다.
⑤ 초파리 배아에서 염색체상의 혹스 유전자 배열 순서는 각각의 혹스 유전자가 영향을 미치는 체절의 배열 순서와 대체로 일치한다.

※ **그림은 진핵세포에서 유전자 X의 발현이 조절되어 폴리펩타이드 Y가 만들어지는 과정을 나타낸 것이다. 물음에 답하시오.**

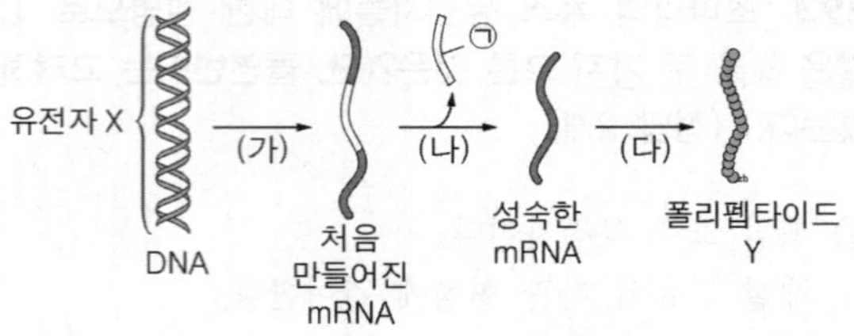

295 **그림에 대한 설명으로 옳은 것만을 〈보기〉에서 있는 대로 고른 것은?**

보기

ㄱ. DNA가 많이 응축될수록 (가) 과정이 잘 일어난다.
ㄴ. ㉠은 엑손으로부터 합성되었다.
ㄷ. (다) 과정에서 tRNA와 rRNA가 모두 필요하다.

① ㄴ ② ㄷ
③ ㄱ, ㄴ ④ ㄱ, ㄷ
⑤ ㄴ, ㄷ

유형 067 ▶ 유전자 재조합 기술

296 **다음 표는 유전자 재조합 기술에 사용되는 제한 효소와 이들이 인식하는 염기서열의 절단양상을 나타낸 것이다.**

<table>
<tr><td>BamH I</td><td>G|G A T C C
C C T A G|G</td></tr>
<tr><td>EcoR I</td><td>G|A A T T C
C T T A A|G</td></tr>
<tr><td>HindR Ⅲ</td><td>A|A G C T T
T T C G A|A</td></tr>
<tr><td>Hpa Ⅱ</td><td>C|C G G
G G C|C</td></tr>
</table>

이에 대한 설명으로 옳은 것을 〈보기〉에서 있는 대로 고른 것은?

보기

ㄱ. 제한 효소의 종류에 따라 각각 인식하는 염기 부위가 다르다.
ㄴ. 제한 효소는 특정 유전자를 자를 수 있다.
ㄷ. 인식부위와 절단 양상이 같으면 다른 종의 DNA라도 연결효소로 연결된다.

① ㄱ ② ㄴ ③ ㄱ, ㄷ
④ ㄴ, ㄷ ⑤ ㄱ, ㄴ, ㄷ

297 **다음은 인슐린 유전자를 재조합해 대장균에 삽입한 뒤 재조합 DNA를 가진 대장균을 선별하는 과정을 나타낸 것이다. 효소 A는 물질 X를 분해해 푸른색 물질을 생성한다.**

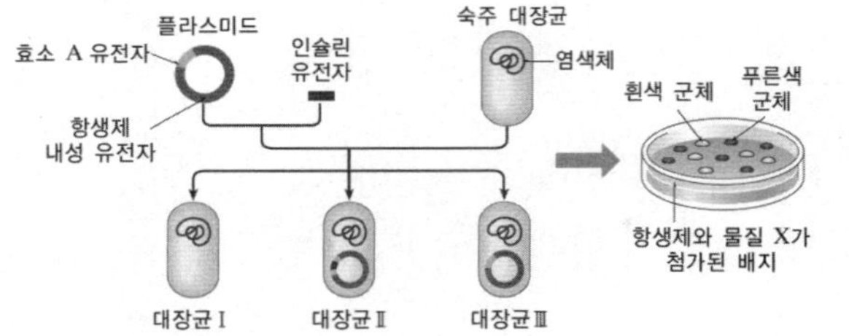

이에 대한 설명으로 옳은 것만을 〈보기〉에서 있는 대로 고른 것은?

보기

ㄱ. 대장균 Ⅰ은 배지에서 군체를 형성하지 못한다.
ㄴ. 대장균 Ⅱ는 흰색, 대장균 Ⅲ은 푸른색 군체를 형성한다.
ㄷ. 흰색 군체의 대장균을 조직 배양해야 한다.

① ㄱ ② ㄱ, ㄴ ③ ㄱ, ㄷ
④ ㄴ, ㄷ ⑤ ㄱ, ㄴ, ㄷ

298 그림은 인슐린 유전자를 플라스미드에 재조합 시킨 후, 재조합 플라스미드를 가진 대장균을 선별하는 실험을 나타낸 것이다. 물질 X는 *lacZ* 유전자가 발현된 물질에 의해 변화되어 푸른색을 나타낸다. 숙주 대장균은 항생제인 앰피실린 저항성 유전자와 인슐린 유전자 및 *lacZ* 유전자가 없는 것을 사용한다.

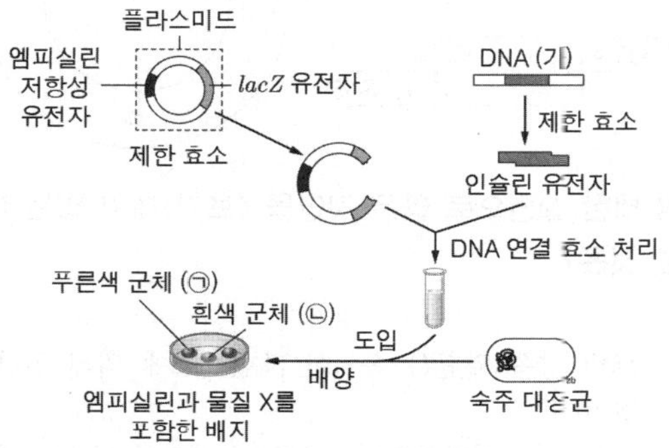

이에 대한 설명으로 옳은 것을 〈보기〉에서 모두 고른 것은?

보기
ㄱ. DNA (가)와 플라스미드를 같은 제한 효소로 각각 한 곳씩 자른다. ㄴ. ㉠은 인슐린 유전자를 가지고 있고, ㉡은 인슐린 유전자를 가지고 있지 않다. ㄷ. ㉠과 ㉡은 모두 앰피실린에 대하여 생존이 가능하다.

① ㄷ ② ㄱ, ㄴ ③ ㄱ, ㄷ ④ ㄴ, ㄷ ⑤ ㄱ, ㄴ, ㄷ

299 그림은 중합 효소 연쇄 반응(PCR)에 의해 표적 DNA가 증폭되는 과정을 나타낸 것이다.

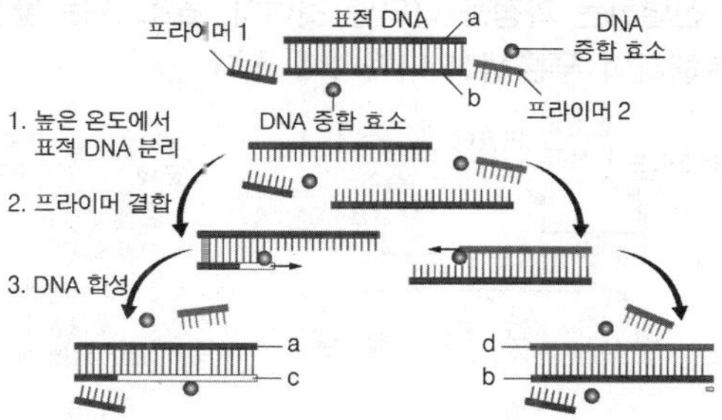

이에 대한 설명으로 옳은 것만을 〈보기〉에서 있는 대로 고른 것은?

보기
ㄱ. 실험에 사용한 DNA 중합 효소는 높은 온도에서 변성되지 않아야 한다. ㄴ. 위 과정을 3회 반복하면 표적 DNA의 수가 3배로 늘어난다. ㄷ. 프라이머 1과 2는 동일한 염기 서열로 되어 있다.

① ㄱ ② ㄴ ③ ㄷ ④ ㄱ, ㄴ ⑤ ㄴ, ㄷ

300 그림은 인슐린 유전자가 재조합된 플라스미드를 숙주 대장균에 도입하는 과정에서 얻어진 대장균 A~C를 나타낸 것이다.

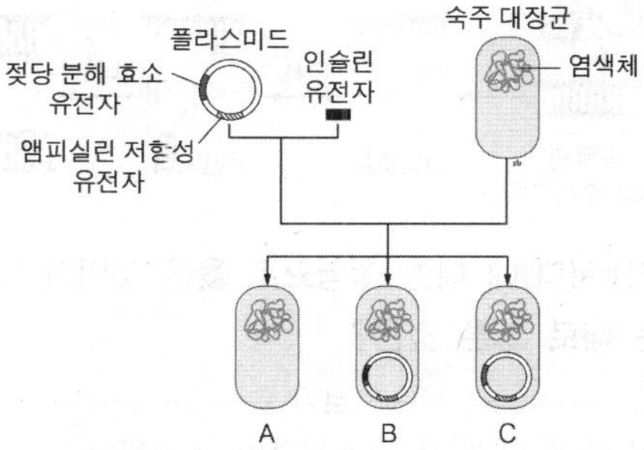

이에 대한 설명으로 옳은 것만을 〈보기〉에서 있는 대로 고른 것은?(단, 숙주 대장균에는 젖당 분해 효소 유전자와 앰피실린 저항성 유전자가 없다.)

보기
ㄱ. A는 앰피실린이 포함된 배지에서 생존한다. ㄴ. B를 배양하면 인슐린을 얻을 수 있다. ㄷ. B와 C는 모두 젖당 분해 효소를 합성할 수 있다.

① ㄱ ② ㄴ ③ ㄱ, ㄷ ④ ㄴ, ㄷ ⑤ ㄱ, ㄴ, ㄷ

301 그림 (가)는 인슐린 유전자를 재조합하여 대장균에 주입하는 과정을, (나)는 재조합 DNA가 주입된 대장균을 선별하는 과정을 나타낸 것이다. 효소 A는 물질 X를 분해하여 푸른색이 나타나게 한다.

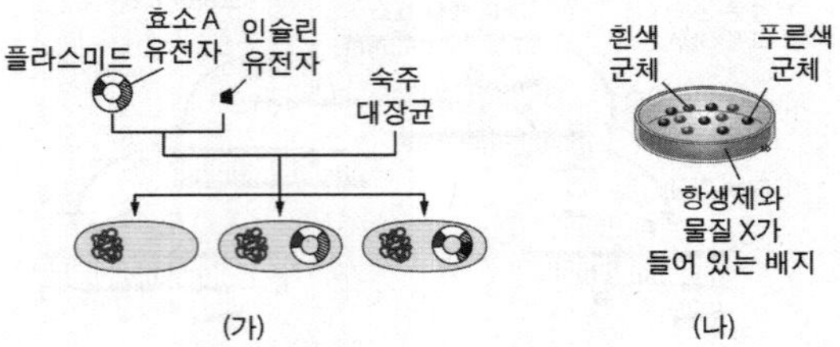

이에 대한 설명으로 옳은 것만을 〈보기〉에서 있는 대로 고른 것은?

보기
ㄱ. (가)에서 제한 효소는 항생제 내성 유전자를 자른다.
ㄴ. (나)에서 흰색 군체를 형성한 대장균에는 인슐린 유전자가 있다.
ㄷ. 숙주 대장균에는 효소 A 유전자와 항생제 내성 유전자가 포함된 플라스미드가 있다.

① ㄱ ② ㄴ ③ ㄱ, ㄷ
④ ㄴ, ㄷ ⑤ ㄱ, ㄴ, ㄷ

302 그림은 중합 효소 연쇄 반응(PCR)을 이용하여 DNA를 증폭시키는 과정을 나타낸 것이다.

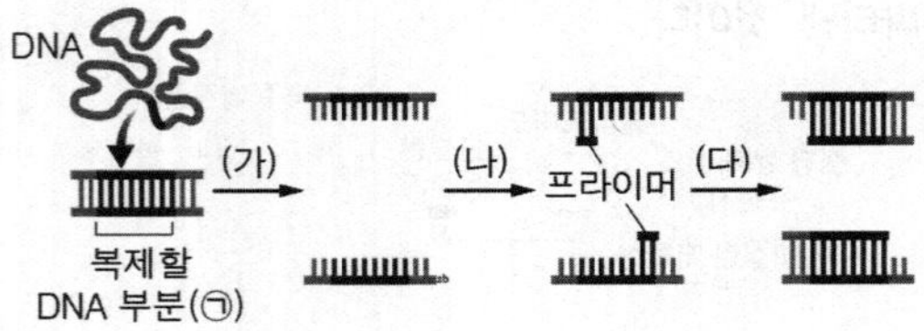

과정 (가)~(다)에 대한 설명으로 옳은 것만을 〈보기〉에서 있는 대로 고른 것은?

보기
ㄱ. (가)에서 염기 간 수소결합이 분해된다.
ㄴ. (다)에서 온도가 가장 낮다.
ㄷ. (가)~(다)를 10회 반복하면 ㉠의 DNA양은 10배로 증가한다.

① ㄱ ② ㄴ
③ ㄱ, ㄴ ④ ㄱ, ㄷ
⑤ ㄴ, ㄷ

303 그림은 여러 가지 제한효소로 절단하여 얻은 DNA 조각 ㉠~㉢을 나타낸 것이다. ㉢은 2종류의 제한효소를 이용하여 플라스미드를 절단한 것이다.

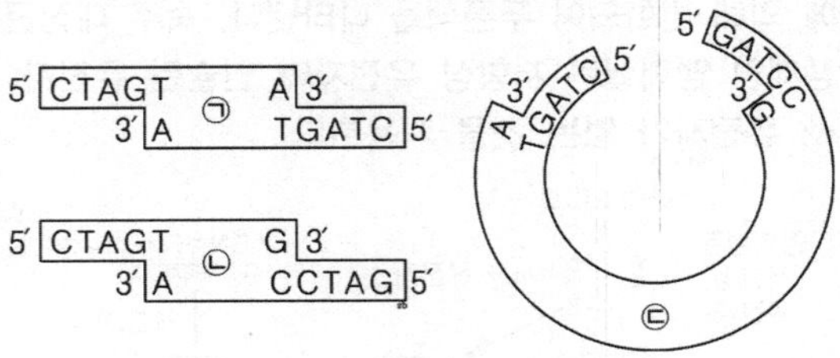

이에 대한 설명으로 옳은 것만을 〈보기〉에서 있는 대로 고른 것은?

보기
ㄱ. ㉠의 양쪽 말단은 동일한 제한효소에 의해 절단된 것이다.
ㄴ. ㉠을 ㉢의 절단부위에 삽입하여 완전한 재조합 플라스미드를 형성할 수 있다.
ㄷ. ㉡과 ㉢은 같은 종류의 제한효소에 의해 절단된 것이다.

① ㄱ ② ㄴ
③ ㄷ ④ ㄱ, ㄷ
⑤ ㄴ, ㄷ

304 그림은 생명 공학 기술을 이용하여 유용한 단백질을 대량 생산하는 과정을 나타낸 것이다.

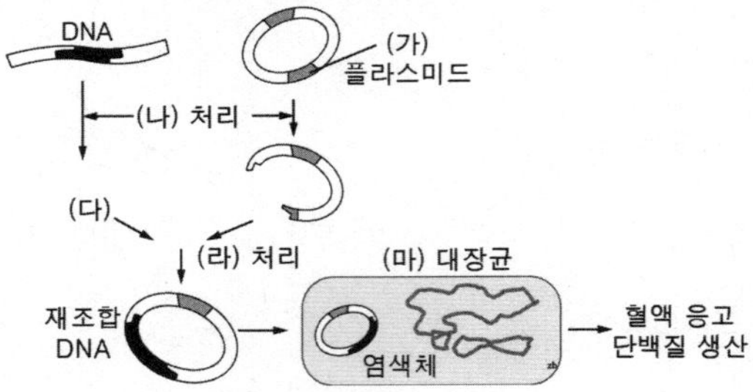

이에 대한 설명으로 옳은 것을 2개 고르면?

① (가)는 혈액응고 단백질 유전자이다.
② (나)와 (라)는 동일한 효소이다.
③ (가)부위는 (마)대장균을 다른 대장균으로부터 선별하는 것에 유용하다.
④ (다)는 항생제 내성 유전자이다.
⑤ (마) 대장균은 (가)와 (다)에 의한 형질을 모두 나타낸다.

305 그림은 중합 효소 연쇄 반응(PCR)이 1회 일어나는 과정을 나타낸 것이다.

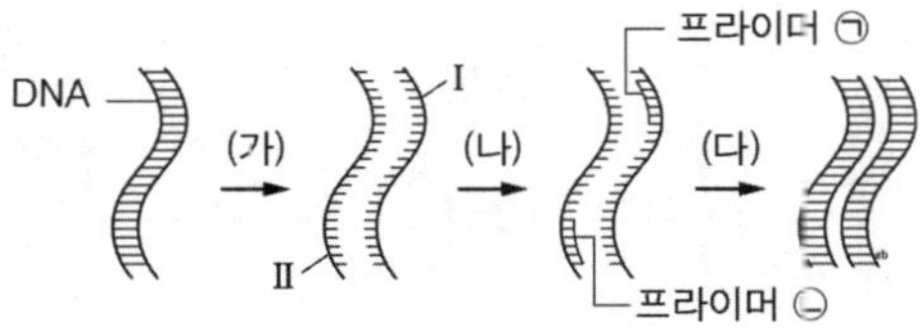

이에 대한 설명으로 옳은 것만을 〈보기〉에서 있는 대로 고른 것은?

보기
ㄱ. (가)에서 DNA 변성이 일어난다.
ㄴ. (나)에서 ㉠은 I 의 5′ 말단 부위에, ㉡은 II 의 3′ 말단 부위에 결합한다.
ㄷ. (가)~(다)에서 가장 낮은 온도에서 진행되는 과정은 (다)이다.

① ㄱ ② ㄴ
③ ㄱ, ㄷ ④ ㄴ, ㄷ
⑤ ㄱ, ㄴ, ㄷ

유형 068 ▶ 복제와 관련된 생명 공학 기술

306 그림은 생명 공학 기술을 이용하여 포마토를 만드는 과정을 나타낸 것이다.

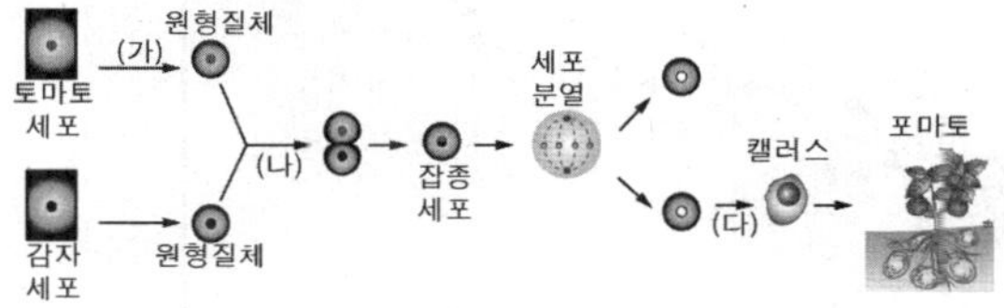

이에 대한 설명으로 옳은 것만을 〈보기〉에서 있는 대로 고른 것은?

보기
ㄱ. (가)는 세포벽을 제거하는 과정이다.
ㄴ. (나)에서 핵치환 기술이 사용된다.
ㄷ. (다)에서 조직 배양 기술이 사용된다.

① ㄱ ② ㄴ
③ ㄷ ④ ㄱ, ㄴ
⑤ ㄱ, ㄷ

307 핵치환기술에 대한 설명으로 옳은 것은?

① 멸종 위기 동물의 보존에 활용할 수 있다.
② 복제양 돌리의 경우 대리모 양과 유전적으로 동일하다.
③ 정자의 핵을 제거하고 체세포의 핵을 무핵 정자에 이식한다.
④ 환자의 체세포를 이용하여 줄기세포를 얻는 것은 윤리적인 문제에서 자유롭다.
⑤ 결함이 있는 유전자를 가진 사람을 치료하는 방법으로 결함이 있는 유전자를 대체하거나 치료 단백질을 생산하도록 하는 기술이다.

308 그림은 생명 공학 기술을 이용하여 양 D를 만드는 과정을 나타낸 것이다.

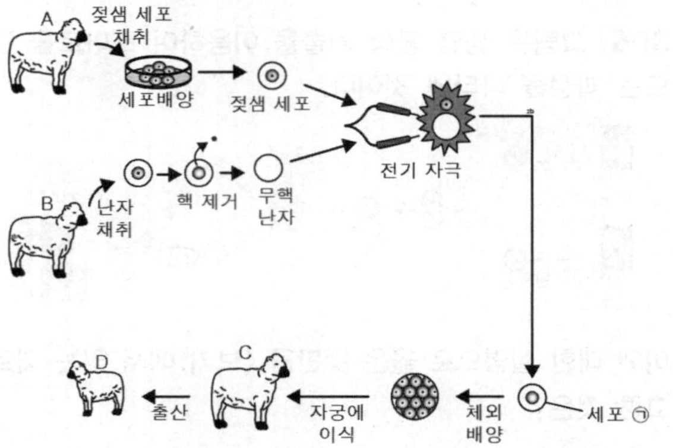

이에 대한 설명으로 옳은 것만을 〈보기〉에서 있는 대로 고른 것은?

보기
ㄱ. D는 A를 복제한 것이다. ㄴ. ㉠의 핵에는 A와 B의 유전 정보가 모두 있다. ㄷ. 이 과정은 멸종 위기 동물의 보존에 활용된다.

① ㄱ ② ㄴ
③ ㄱ, ㄷ ④ ㄴ, ㄷ
⑤ ㄱ, ㄴ, ㄷ

309 그림은 양의 복제 과정을 나타낸 것이다.

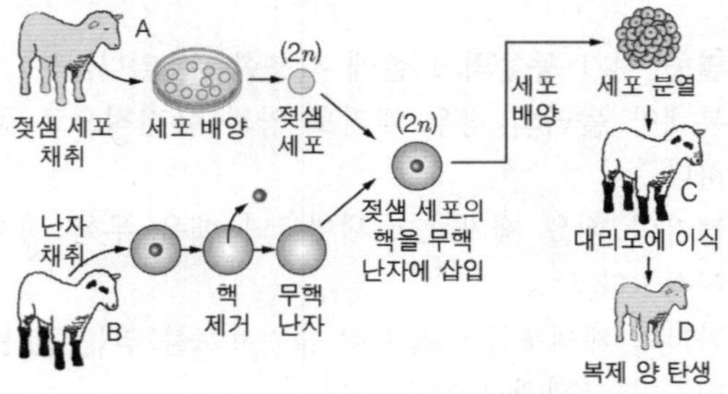

이에 대한 설명으로 옳은 것만을 〈보기〉에서 있는 대로 고른 것은?

보기
ㄱ. 세포 융합 기술이 이용되었다. ㄴ. 복제 양 D의 핵의 DNA는 A와 동일하다. ㄷ. 복제 양 D의 미토콘드리아와 유전자는 B와 동일하다.

① ㄱ ② ㄷ
③ ㄱ, ㄴ ④ ㄴ, ㄷ
⑤ ㄱ, ㄴ, ㄷ

310 그림은 당근을 조직 배양하는 과정을 나타낸 것이다.

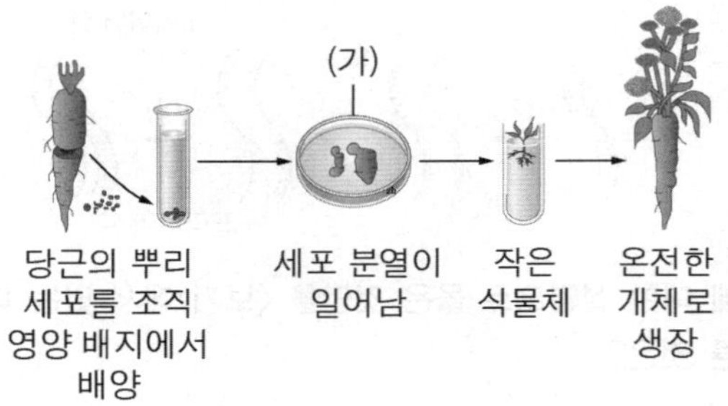

이에 대한 설명으로 옳은 것을 〈보기〉에서 있는 대로 고른 것은?

보기
ㄱ. (가)에서 캘러스가 형성된다. ㄴ. 당근 뿌리의 세포에는 완전한 배 발생에 필요한 유전자가 있다. ㄷ. 이 기술은 우수한 형질의 식물을 대량으로 증식할 때 이용할 수 있다.

① ㄱ ② ㄷ
③ ㄱ, ㄴ ④ ㄴ, ㄷ
⑤ ㄱ, ㄴ, ㄷ

311 다음은 B형 간염 백신을 만드는 과정을 나타낸 것이다.

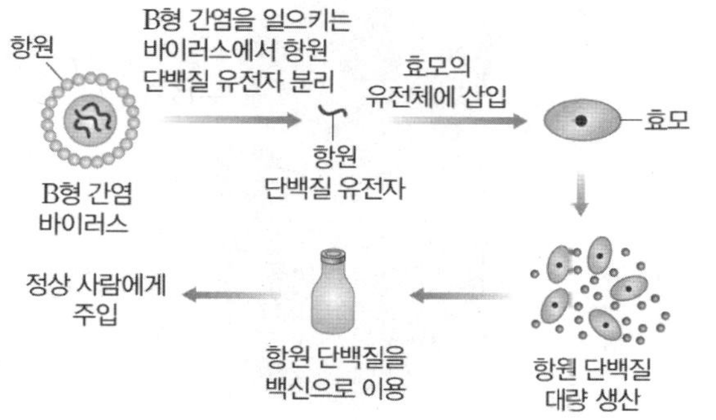

이에 대한 설명으로 옳은 것만을 〈보기〉에서 있는 대로 고른 것은?

보기
ㄱ. 제한 효소와 DNA연결 효소가 필요하다.
ㄴ. 세포 융합 기술을 활용해 B형 간염 백신을 얻는다.
ㄷ. DNA 운반체로 효모를 사용했다.

① ㄱ　② ㄴ
③ ㄱ, ㄷ　④ ㄴ, ㄷ
⑤ ㄱ, ㄴ, ㄷ

※ **그림은 복제 개를 만드는 과정을 나타낸 것이다.**

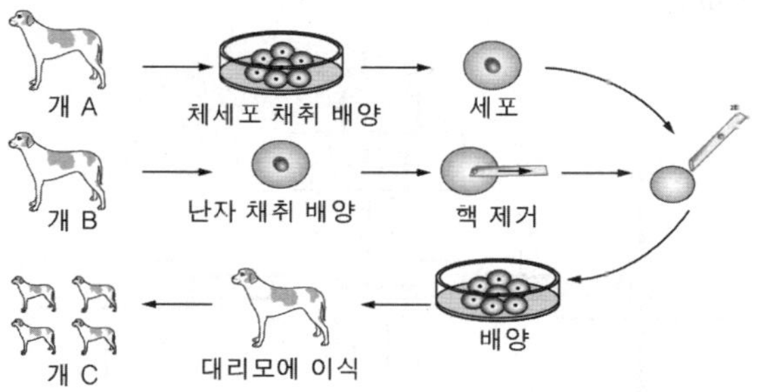

312 복제 개를 만드는 과정에 대한 설명으로 옳은 것만을 〈보기〉에서 있는 대로 고른 것은?

보기
ㄱ. A에서 채취한 세포의 핵상은 n이다.
ㄴ. C는 A와 핵 DNA의 유전 정보가 같다.
ㄷ. C의 미토콘드리아 DNA는 B에서 유래한 것이다.

① ㄱ　② ㄷ
③ ㄱ, ㄴ　④ ㄴ, ㄷ
⑤ ㄱ, ㄴ, ㄷ

※ **그림은 생명 공학 기술을 이용하여 인슐린을 대량 생산하는 과정을 나타낸 것이다. 효소 A와 효소 B는 각각 DNA 연결 효소와 제한 효소 중 하나이다.**

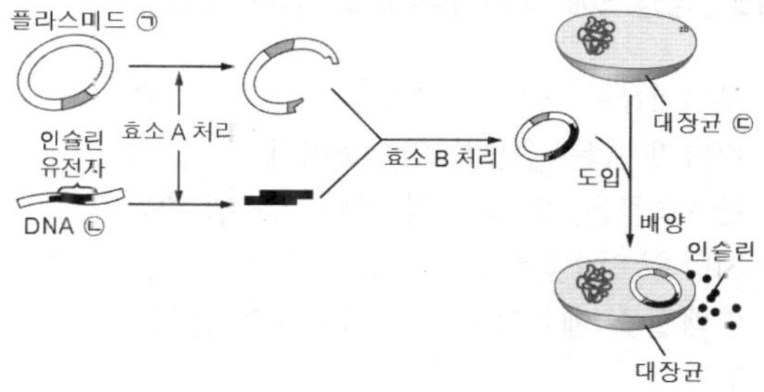

313 이 실험에서 활용한 생명 공학 기술은?

① 핵치환　② 세포 융합
③ 유전자 재조합　④ 단일 클론 항체
⑤ 줄기 세포 치료

314 이에 대한 설명으로 옳은 것만을 〈보기〉에서 있는 대로 고른 것은?

보기
ㄱ. 플라스미드 ㉠은 인슐린 유전자를 갖고 있다.
ㄴ. 플라스미드 ㉠과 DNA ㉡에는 효소 A의 인식 부위가 있다.
ㄷ. 효소 B는 DNA연결 효소이다.

① ㄱ　② ㄴ
③ ㄷ　④ ㄱ, ㄷ
⑤ ㄴ, ㄷ

유형 069 ▶ 영양소와 소화, 순환계, 호흡계, 배설계

315 영양소에 대한 설명으로 옳은 것은?

① 무기염류는 에너지원이다.
② 비타민 A는 수용성 영양소이다.
③ 탄수화물은 9kcal/g의 에너지를 낼 수 있다.
④ 지방은 탄소, 수소, 산소, 질소로 구성되어 있다.
⑤ 단백질을 에너지원으로 이용하면 암모니아가 생성된다.

316 3대 영양소를 분해하고 흡수하는 소화기관은?

① 입 ② 식도 ③ 위
④ 소장 ⑤ 대장

317 소화기관에서 일어나는 소화 작용에 대한 설명으로 옳은 것은?

① 입에서 분비되는 소화효소는 녹말을 포도당으로 분해한다.
② 위에서 분비되는 소화효소는 아밀레이스이다.
③ 위에서 분비되는 소화효소는 단백질을 폴리펩타이드로 분해한다.
④ 이자에서 생성되어 십이지장으로 분비되는 소화효소는 아밀레이스, 펩신, 라이페이스이다.
⑤ 소장의 장샘에서 분비되는 소화효소는 영양소를 엿당 아미노산, 지방산, 글리세롤로 분해한다.

318 수용성 영양소의 흡수와 이동 경로를 순서대로 나타낸 것이다. A로 옳은 것은?

융털의 모세혈관 → 간문맥 → 간 → 간정맥 → A → 심장 → 온몸

① 가슴관 ② 림프관
③ 상대정맥 ④ 하대정맥
⑤ 빗장밑 정맥

319 그림은 소화 기관의 일부를 나타낸 것이다.

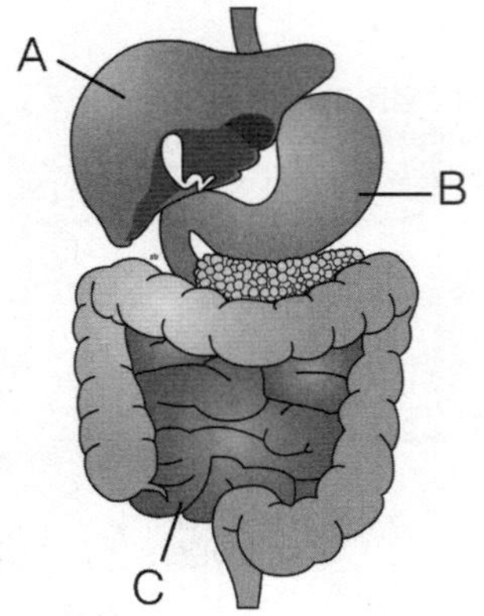

각 기관에 대한 설명으로 옳은 것은?

① A에서 지방을 유화시키는 물질을 만든다.
② B에서 녹말이 엿당으로 분해된다.
③ C에서 단백질의 소화가 처음 일어난다.
④ A와 B에서 단백질을 분해하는 효소를 분비한다.
⑤ B와 C에서 소화된 영양소를 흡수한다.

320 그림은 사람 몸에 있는 각 기관계의 통합적 작용을 나타낸 것이다. (가)와 (나)는 소화계와 배설계중 하나이다.

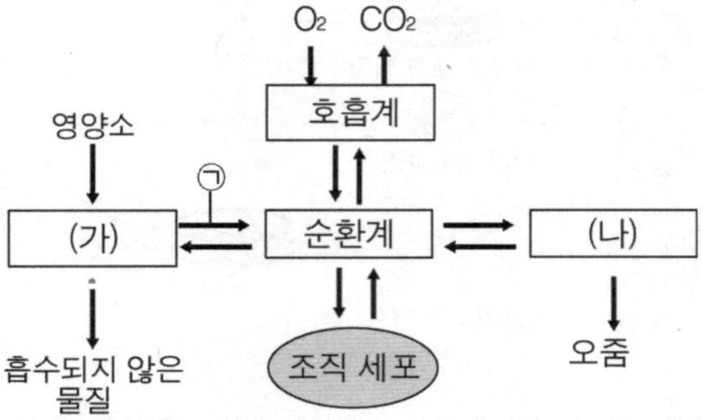

이에 대한 옳은 설명만을 〈보기〉에서 있는 대로 고른 것은?

보기
ㄱ. 입과 대장은 (가)에 속한다. ㄴ. 요소는 (나)의 기관 중 하나인 콩팥에서 만들어진다. ㄷ. ㉠에는 아미노산의 이동이 포함된다.

① ㄱ ② ㄴ ③ ㄷ
④ ㄱ, ㄴ ⑤ ㄱ, ㄷ

321 다음은 건강한 사람에게서 관찰되는 혈장, 원뇨, 오줌의 성분을 나타낸 것이다.

물질	A	B	아미노산	C
혈장	0.030	0.100	0.050	8.00
원뇨	0.030	0.100	0.050	0.00
오줌	2.00	0.00	0.00	0.00

(단위 : %)

이에 대한 설명으로 옳은 것은?

① A는 포도당이다.
② B는 세뇨관에서 100% 재흡수된다.
③ C는 단백질 분해 결과 생성된 암모니아이다.
④ B는 C보다 분자량이 크다.
⑤ A, B, C 모두 사구체를 통과한다.

322 그림은 폐포, 모세 혈관, 조직 세포에서의 기체 운반을 나타낸 것이다. A와 B는 각각 폐정맥과 대정맥 중 하나이다.

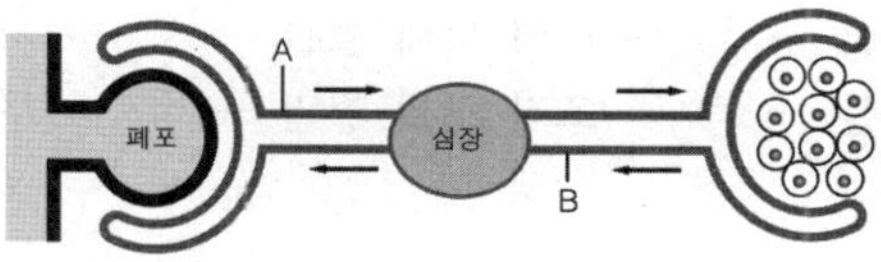

이에 대한 옳은 설명만을 〈보기〉에서 있는 대로 고른 것은?

보기
ㄱ. A에는 동맥혈이 흐르고 B에는 정맥혈이 흐른다.
ㄴ. 폐포와 심장은 호흡계에 속한다.
ㄷ. 조직 세포 주변의 모세 혈관에서 조직 세포로 확산되는 기체는 이산화탄소이다.

① ㄱ ② ㄷ ③ ㄱ, ㄴ
④ ㄱ, ㄷ ⑤ ㄱ, ㄴ, ㄷ

323 세포의 에너지 대사에 필요한 물질과 노폐물에 대한 설명으로 옳지 않은 것은?

① 모든 영양소는 소장 융털 내부에 있는 모세혈관으로 흡수되어 세포로 운반된다.
② 혈액은 폐순환을 통해 폐에서 산소를 공급받고 이산화탄소를 내보낸다.
③ 혈액은 체순환을 통해 온몸의 조직 세포에 산소와 양분을 공급한다.
④ 양분은 혈장에 포함되어 이동하고, 산소는 적혈구와 결합하여 이동한다.
⑤ 폐와 조직에서 이루어지는 산소와 이산화탄소의 교환은 확산에 의해 이루어지며 에너지가 소모되지 않는다.

324 그림은 사람의 혈액 순환 경로를 나타낸 것이다.

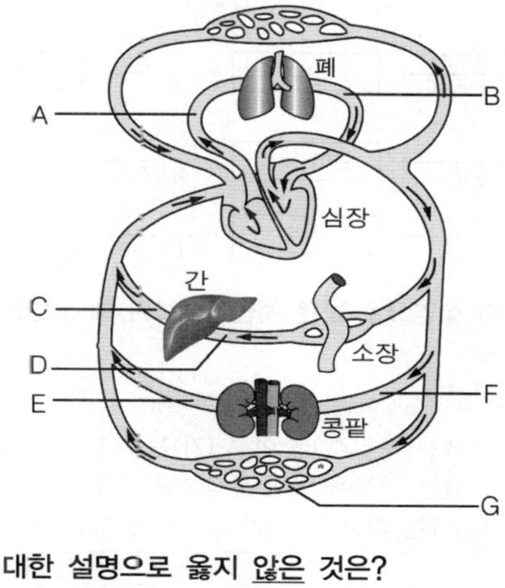

이에 대한 설명으로 옳지 않은 것은?

① 혈액의 요소 농도는 콩팥 정맥(E)이 콩팥 동맥(F)보다 높다.
② 혈액의 O_2 분압은 폐정맥(B)이 폐동맥(A)보다 높다.
③ 식사 후 혈당량은 간문맥(D)이 간정맥(C)보다 높다.
④ 온몸으로 혈액이 순환하는 원동력은 심장 박동이다.
⑤ G에서는 조직 세포 사이에서 물질 교환과 기체 교환이 일어난다.

325 그림은 3대 영양소의 소화 과정을 나타낸 것이다. (단, A ~ E는 소화 효소이다.)

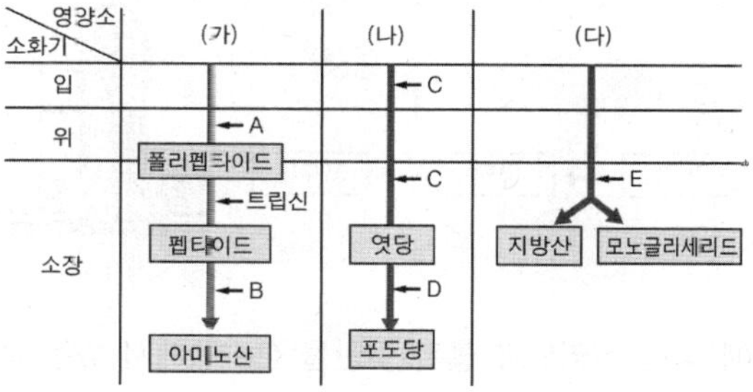

이에 대한 설명으로 옳은 것은?

① (가)는 녹말, (나)는 단백질, (다)는 지방이다.
② A는 위에서, B는 이자에서 생성된다.
③ 소장에서 작용하는 C는 입에서 분비된 아밀레이스이다.
④ B와 D가 작용하지 않으면 (가)와 (나)의 소화 산물은 소장으로 흡수될 수 없다.
⑤ D와 E는 같은 소화 기관에서 생성된다.

326 그림은 세 가지 영양소의 소화 과정을 나타낸 것이다.

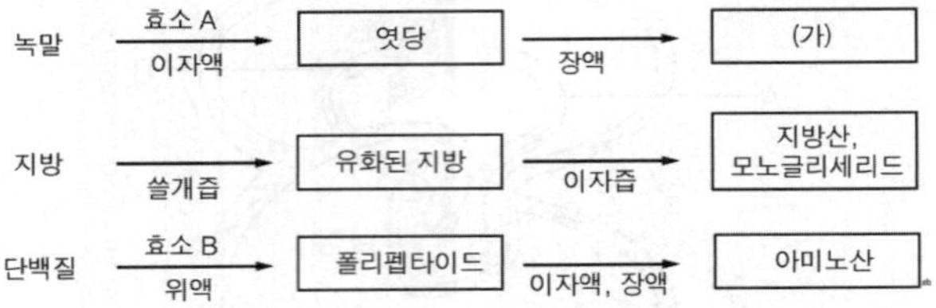

이에 대한 설명으로 옳은 것만을 〈보기〉에서 있는 대로 고른 것은?

보기
ㄱ. 효소 A는 아밀레이스이고 (가)는 포도당이다.
ㄴ. 효소 B는 염산에 의해 활성화되는 효소이다.
ㄷ. 쓸개즙에는 라이페이스가 포함되어 있다.

① ㄱ ② ㄷ ③ ㄱ, ㄴ
④ ㄴ, ㄷ ⑤ ㄱ, ㄴ, ㄷ

327 그림 (가)는 녹말이 분해되는 과정을, (나)는 소장 융털의 단면 구조를 나타낸 것이다. A와 B는 각각 모세 혈관과 암죽관 중 하나이며, ㉠과 ㉡은 소화 효소이다.

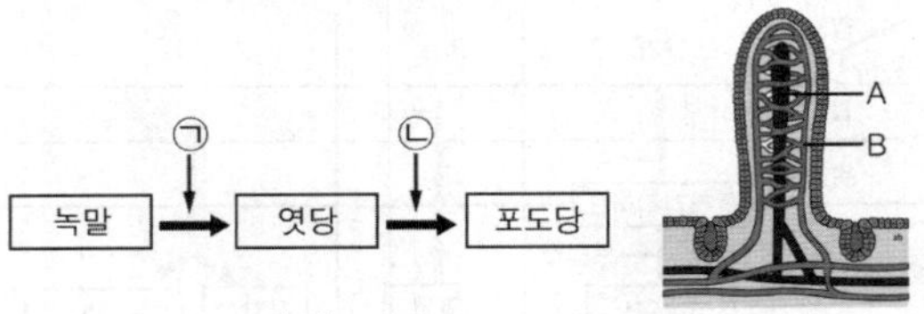

(가) (나)

이에 대한 설명으로 옳은 것만을 〈보기〉에서 있는 대로 고른 것은?

보기
ㄱ. ㉠은 침과 이자액 모두에 존재한다.
ㄴ. ㉡은 펩티데이스이다.
ㄷ. A와 B를 통해 흡수된 최종 소화 산물은 간을 거친 후 심장으로 이동한다.

① ㄱ ② ㄴ ③ ㄱ, ㄷ
④ ㄴ, ㄷ ⑤ ㄱ, ㄴ, ㄷ

328 그림은 우리 몸의 순환계를 나타낸 것이다. 체순환의 경로로 옳은 것은?(단, ㉠~㉣은 심장과 연결된 혈관이다.)

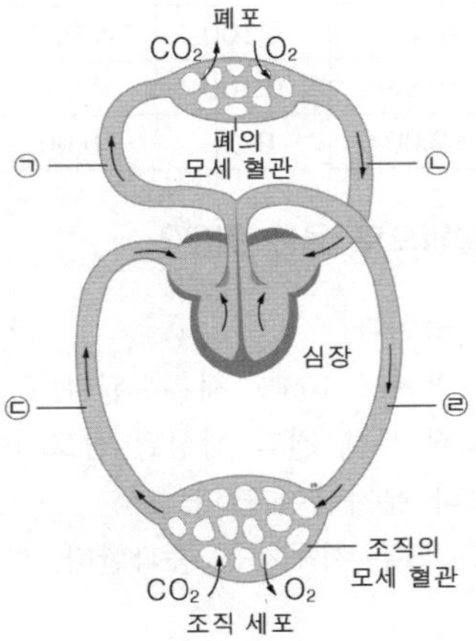

① 우심실 → ㉠ → 폐의 모세 혈관 → ㉡ → 우심방
② 우심실 → ㉣ → 조직 모세 혈관 → ㉡ → 우심방
③ 좌심방 → ㉡ → 폐의 모세 혈관 → ㉡ → 우심실
④ 좌심실 → ㉠ → 폐의 모세 혈관 → ㉡ → 우심방
⑤ 좌심실 → ㉣ → 조직 모세 혈관 → ㉢ → 우심방

329 그림은 A에서 D로 흐르는 혈액 순환의 일부와 두 지점 B와 C사이를 흐르는 혈액의 O_2와 CO_2 분압 변화를 나타낸 것이다. A와 D는 각각 폐정맥과 폐동맥 중 하나이다.

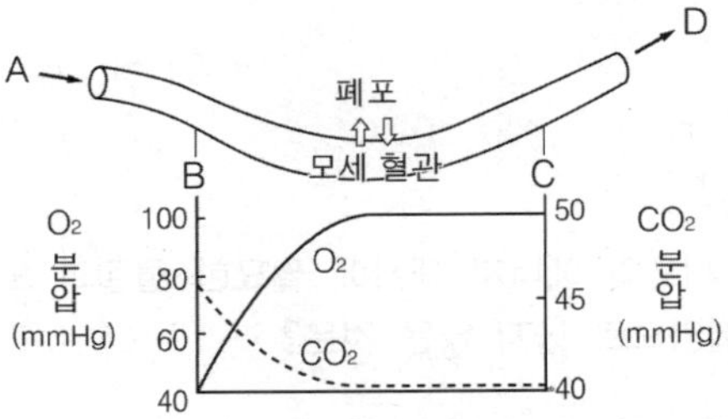

이에 대한 설명으로 옳은 것만을 〈보기〉에서 있는 대로 고른 것은?

보기
ㄱ. A는 폐동맥, D는 폐정맥이다.
ㄴ. B보다 C에서 이산화탄소 분압이 높다.
ㄷ. 혈액과 폐포 사이의 기체교환에는 에너지가 필요하다.

① ㄱ ② ㄷ ③ ㄱ, ㄴ
④ ㄴ, ㄷ ⑤ ㄱ, ㄴ, ㄷ

330 그림은 사람의 혈액 순환 경로를 나타낸 것이다. ㉠과 ㉡은 각각 폐동맥과 폐정맥 중 하나이고, A와 B는 각각 소장과 콩팥 중 하나이다.

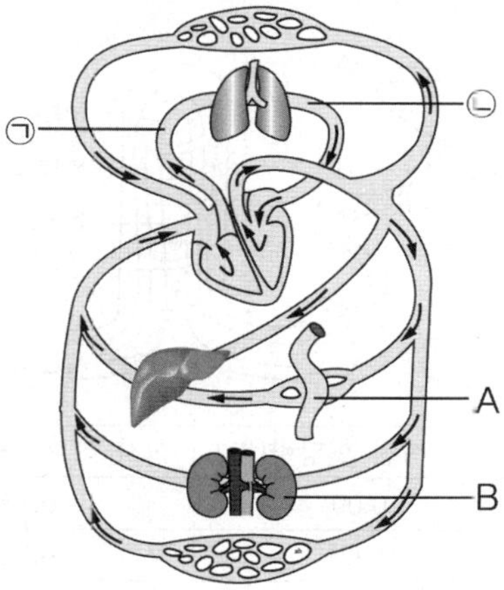

이에 대한 설명으로 옳은 것만을 〈보기〉에서 있는 대로 고른 것은?

보기

ㄱ. 혈액의 산소 분압은 ㉠이 ㉡보다 높다.
ㄴ. A에서 흡수된 모든 영양소는 림프관으로 이동한다.
ㄷ. B에서 오줌이 생성된다.

① ㄱ ② ㄷ ③ ㄱ, ㄴ
④ ㄴ, ㄷ ⑤ ㄱ, ㄴ, ㄷ

331 에너지 생성과 노폐물의 배설에 관한 내용으로 옳지 않은 것을 〈보기〉에서 있는 대로 고른 것은?

보기

ㄱ. 노폐물이 체내에 쌓여도 생명 유지에는 별다른 영향을 주지 않는다.
ㄴ. 암모니아는 혈액 순환을 통해 곧바로 배설 기관으로 운반되어 몸 밖으로 나간다.
ㄷ. 단백질이 세포 호흡과 같이 에너지원으로 이용되면 물, 이산화탄소 이외에 암모니아가 더 생성된다.

① ㄱ ② ㄱ, ㄴ ③ ㄱ, ㄷ
④ ㄴ, ㄷ ⑤ ㄷ

332 그림은 배설 기관의 일부를 모식 적으로 나타낸 것이다.

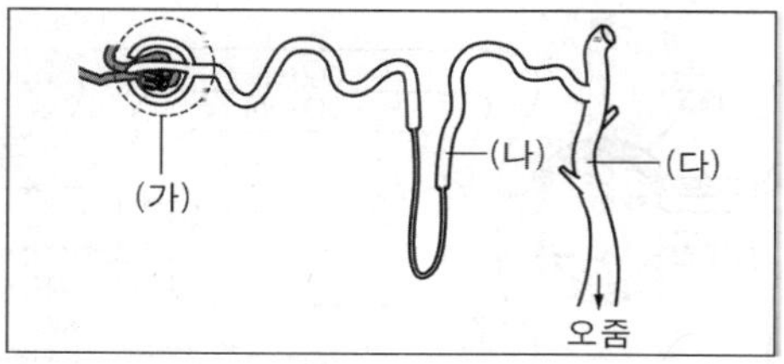

이에 대한 설명으로 옳은 것을 〈보기〉에서 있는 다로 고른 것은?

보기

ㄱ. (가)에서 여과되는 물질에는 적혈구가 포함된다.
ㄴ. 원뇨의 성분 중 물, 포도당, 아미노산이 (나)를 통과하는 동안 재흡수 될 수 있다.
ㄷ. (다)를 통과하는 동안 미처 여과되지 않은 노폐물의 분비 과정이 일어난다.

① ㄱ ② ㄴ ③ ㄷ
④ ㄱ, ㄴ ⑤ ㄱ, ㄴ, ㄷ

333 그림은 3대 영양소의 소화와 흡수 과정을 나타낸 것이다.

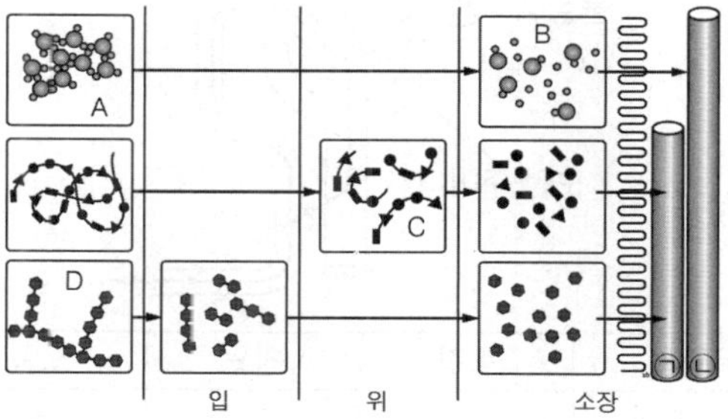

이에 대한 설명으로 옳은 것만을 〈보기〉에서 있는 대로 고른 것은?

보기

ㄱ. ㉠은 암죽관이며 ㉡은 모세혈관이다.
ㄴ. 이자액에는 A와 D를 분해하는 효소가 포함되어 있다.
ㄷ. ㉠으로는 비타민 B와 비타민 C도 함께 흡수되어 이동한다.
ㄹ. 위에서의 소화가 완료된 C를 최종 분해하는 효소는 펩타이드와 트립신이며 각각 소장과 이자에서 분비된다.

① ㄱ, ㄴ ② ㄴ, ㄷ ③ ㄷ, ㄹ
④ ㄱ, ㄷ, ㄹ ⑤ ㄴ, ㄷ, ㄹ

334 그림은 폐포와 조직에서 일어나는 기체 교환을 나타낸 것이다.

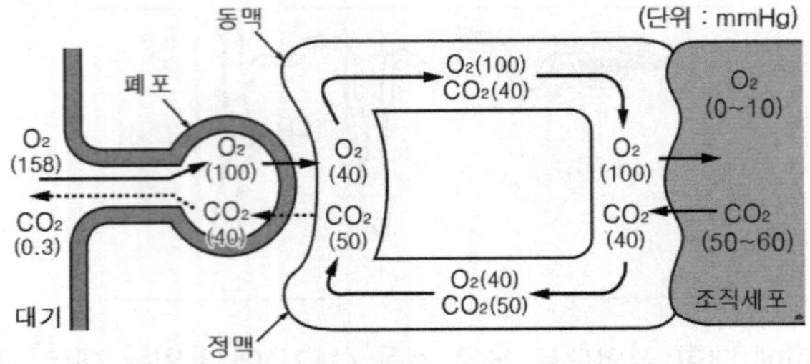

이에 대한 설명으로 옳지 않은 것은?

① 산소의 분압은 폐포가 대기보다 높다.
② 이산화탄소 분압은 폐포가 대기보다 높다.
③ 혈액은 폐포를 지나면서 산소분압이 증가한다.
④ 분압 차에 의한 확산 현상에 의해 기체가 교환된다.
⑤ 산소는 적혈구의 헤모글로빈과 결합한 상태로 이동한다.

335 표는 정상인의 혈장, 원뇨 및 오줌 내 세 가지 물질의 유무를, 그림은 물질 A가 콩팥에서 이동하는 방식을 나타낸 것이다. (A는 단백질, 포도당, 요소 중 하나이다.)

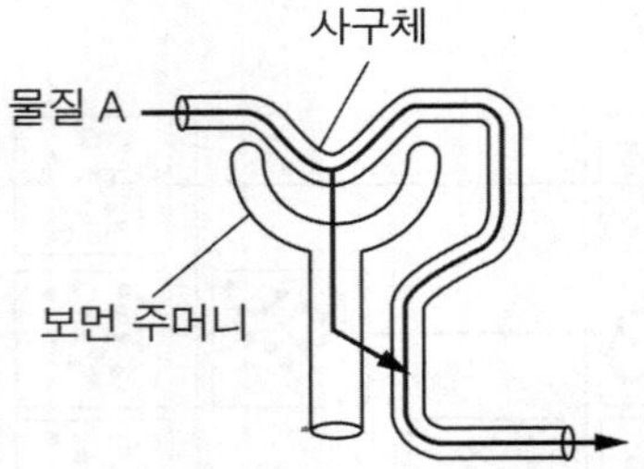

구분	혈장	원뇨	오줌
단백질	○	×	×
포도당	○	○	×
요소	○	○	○

(○ : 있음, × : 없음)

이에 대한 설명으로 옳은 것만을 〈보기〉에서 있는 대로 고른 것은?

〈보기〉
ㄱ. 물질 A는 포도당이다.
ㄴ. 단백질은 사구체에서 보먼주머니로 여과된다.
ㄷ. 요소는 주로 방광에서 농축되어 체외로 배설된다.

① ㄱ ② ㄷ ③ ㄱ, ㄷ
④ ㄴ, ㄷ ⑤ ㄱ, ㄴ, ㄷ

336 그림은 소장에서 흡수된 영양소의 이동 경로를, 표는 간과 연결된 혈관 A, B의 식사 직전과 직후 혈당량을 나타낸 것이다.

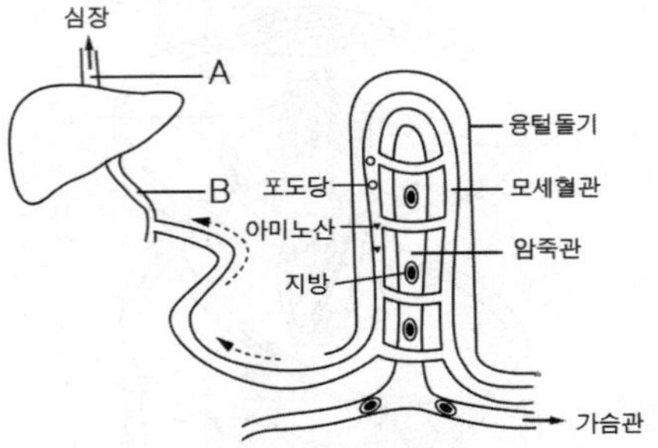

구분	식사 직전 혈당량(%)	식사 직후 혈당량(%)
A	0.09	0.12
B	0.025	0.30

이에 대한 설명으로 옳은 것만을 〈보기〉에서 있는 대로 고른 것은?

〈보기〉
ㄱ. 지방은 최종 분해 상태로 심장으로 이동한다.
ㄴ. 간은 포도당을 저장하고 방출하는 기능이 있다.
ㄷ. 소화된 3대 영양소는 대부분 소장에서 흡수된다.

① ㄴ ② ㄷ ③ ㄱ, ㄷ
④ ㄴ, ㄷ ⑤ ㄱ, ㄴ, ㄷ

337 그림은 사람의 순환계를 모식적으로 나타낸 것이다.

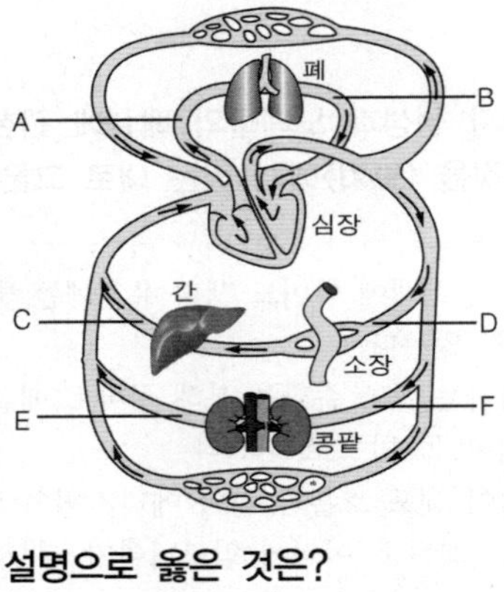

이에 대한 설명으로 옳은 것은?

① A와 B의 혈액은 산소를 많이 포함하고 있다.
② C에는 암모니아 성분이 많은 상태의 혈액이 흐른다.
③ D를 지나 소장에서 흡수된 양분은 온몸으로 공급된다.
④ E의 혈액은 요소의 성분이 많은 상태의 혈액이 흐른다.
⑤ F의 혈액은 질소 노폐물의 성분이 적은 상태의 혈액이 흐른다.

338 그림은 소화가 된 후 체내로 흡수된 영양소가 생명 활동에 이용되는 과정을 (가)~(라)로 나타낸 것이다.

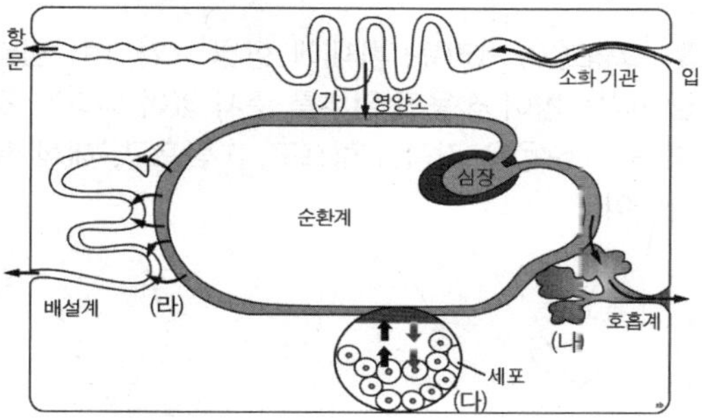

이에 대한 설명으로 옳은 것만을 〈보기〉에서 있는 대로 고른 것은?

보기

ㄱ. (가)에는 흡수율을 높이기 위해 융털이 있다.
ㄴ. (나)에서 기체의 이동에는 에너지가 필요하다.
ㄷ. (다)에서 헤모글로빈과 결합되어있던 산소가 해리된다.
ㄹ. (라)의 과정이 잘 일어나지 않아도 생명을 유지하는 데 큰 지장은 없다.

① ㄱ, ㄴ ② ㄱ, ㄷ
③ ㄴ, ㄹ ④ ㄱ, ㄷ, ㄹ
⑤ ㄴ, ㄷ, ㄹ

339 그림은 인체 내에서 일어나는 에너지 대사 과정을 나타낸 것이다. 이에 대한 설명으로 옳지 않은 것은?

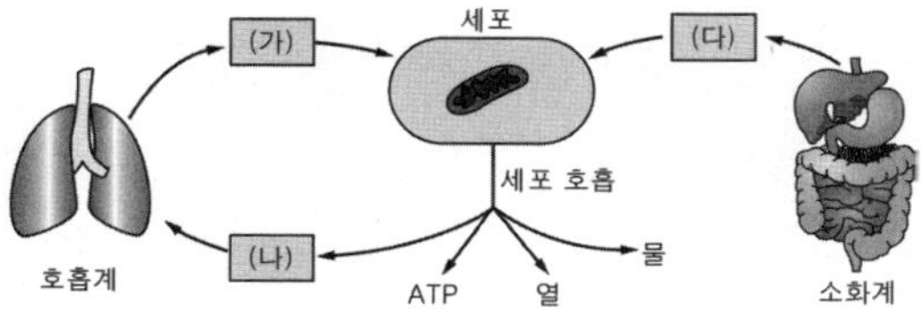

① (가)는 산소이다.
② (나)는 폐를 통해 몸 밖으로 배출된다.
③ (다)는 포도당과 같은 영양소이다.
④ (가)~(다)는 모두 순환계를 통해 운반된다.
⑤ (가)는 심장을 거쳐 세포에 운반되고, (다)는 심장을 거치지 않고 운반된다.

유형 070 ▶ 특이적 방어 작용

340 다음은 상처난 피부를 통해 세균 X가 침입했을 때 염증 반응이 일어나는 과정을 나타낸 것이다.

(가) 상처난 피부를 통해 세균 X가 침입한다.
(나) 상처난 조직 세포에서 히스타민을 분비한다.
(다) 상처 부위는 붉게 부어오르고, 백혈구가 혈관벽을 통과해 상처난 조직으로 이동한다.
(라) 상처 부위에서 ㉠ 백혈구가 ㉡ 식균작용으로 세균 X를 제거한다.

이에 대한 설명으로 옳은 것만을 〈보기〉에서 있는 대로 고른 것은?

보기

ㄱ. (나)에서 분비된 히스타민은 모세혈관을 확장시킨다.
ㄴ. ㉠의 종류에는 대식 세포가 있다.
ㄷ. ㉡은 특이적 면역 반응이다.

① ㄱ ② ㄴ
③ ㄱ, ㄴ ④ ㄴ, ㄷ
⑤ ㄱ, ㄴ, ㄷ

341 사람의 방어 작용에 대한 설명으로 옳은 것만을 〈보기〉에서 있는 대로 고른 것은?

보기

ㄱ. 위 안쪽 표면에서 분비되는 위산은 대부분의 세균을 제거한다.
ㄴ. 비특이적 방어 작용은 병원체의 종류에 따라 다르게 나타나는 방어 작용이다.
ㄷ. 콧속이나 기관지 표면을 덮고 있는 털, 섬모, 점액은 병원체의 이동을 방해한다.

① ㄱ ② ㄴ
③ ㄱ, ㄷ ④ ㄴ, ㄷ
⑤ ㄱ, ㄴ, ㄷ

342 그림은 피부에 상처가 생겼을 때의 염증 반응을 나타낸 것이다. 이에 대한 설명으로 옳은 것만을 〈보기〉에서 있는 대로 고른 것은?

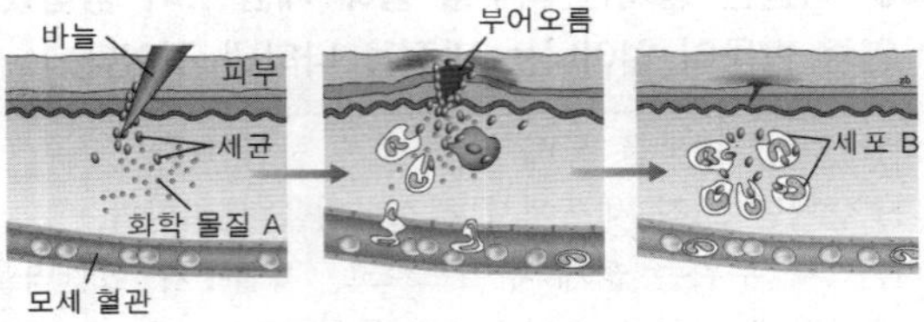

〈보기〉

ㄱ. 화학 물질 A는 히스타민이다.
ㄴ. 세포 B에서 항체가 만들어져 식균 작용이 일어난다.
ㄷ. 염증 반응은 특이적 방어 작용에 해당한다.

① ㄱ　② ㄴ　③ ㄱ, ㄷ　④ ㄴ, ㄷ　⑤ ㄱ, ㄴ, ㄷ

유형 071 ▶ 특이적 방어 작용

343 그림 (가)~(라)는 체내에 항원 A가 1차 침입할 때 일어나는 방어 작용의 일부를 순서 없이 나타낸 것이다. 세포 ㉠~㉢은 각각 B림프구, T림프구, 대식 세포 중 하나이다.

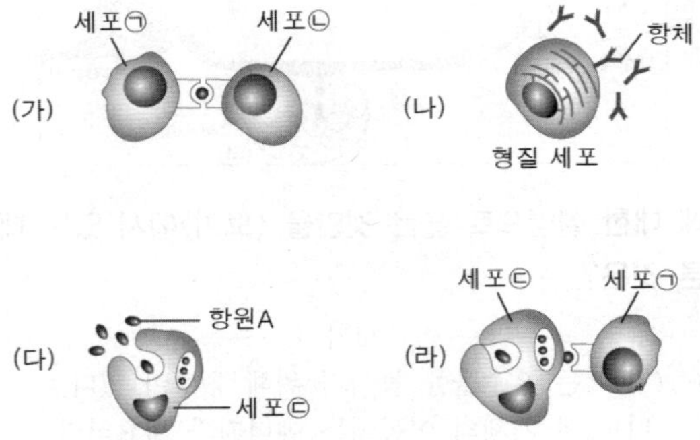

이에 대한 설명으로 옳은 것만을 〈보기〉에서 있는 대로 고른 것은?

〈보기〉

ㄱ. 세포 ㉠은 골수에서 성숙한다.
ㄴ. (다)는 비특이적 방어 작용에 해당한다.
ㄷ. 방어 작용은 (다)→(라)→(가)→(나)의 과정으로 진행된다.

① ㄱ　② ㄷ　③ ㄱ, ㄴ　④ ㄴ, ㄷ　⑤ ㄱ, ㄴ, ㄷ

344 그림 (가)와 (나)는 각각 세포 ⓐ와 ⓑ가 작용하는 두 종류의 면역 반응을 나타낸 것이다. ⓐ와 ⓑ는 각각 세포 독성 T림프구와 형질세포 중 하나이다.

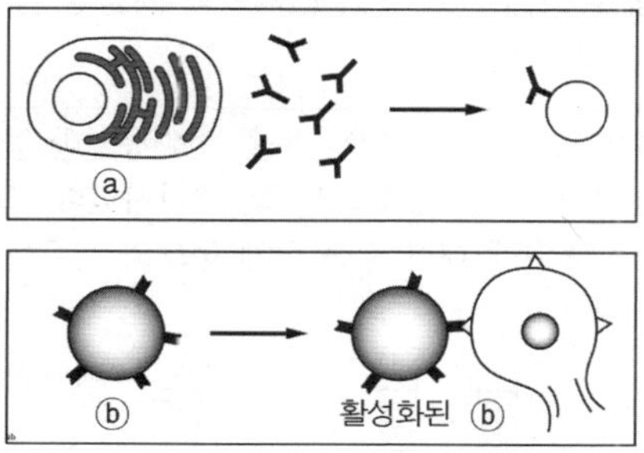

이에 대한 설명으로 옳은 것만을 〈보기〉에서 있는 대로 고른 것은?

보기
ㄱ. (가)는 세포성 면역이다.
ㄴ. ⓐ는 형질세포이다.
ㄷ. ⓑ는 골수에서 생성된다.

① ㄴ ② ㄷ
③ ㄱ, ㄷ ④ ㄴ, ㄷ
⑤ ㄱ, ㄴ, ㄷ

345 그림은 림프구가 성숙 및 분화되는 과정을 나타낸 것이다. A와 B는 각각 가슴샘, 골수 중 하나이다.

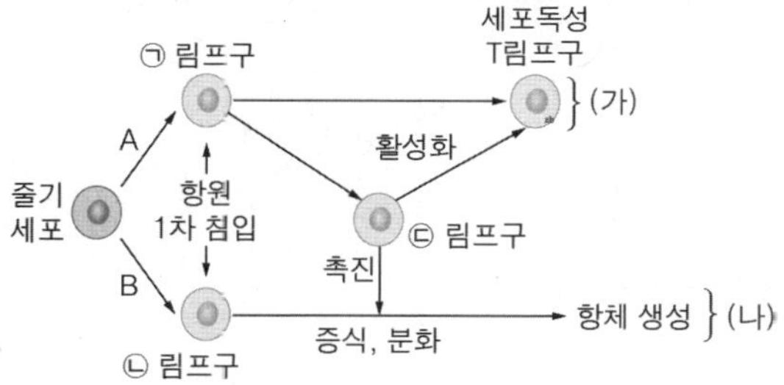

이에 대한 설명으로 옳지 않은 것은?

① T림프구는 A에서 생성된다.
② 암세포는 (가) 과정을 통해 제거된다.
③ (나)는 체액성 면역이다.
④ (나)과정 중 항원 항체 반응이 일어난다.
⑤ (가)와 (나)는 모두 특이적 방어 작용이다.

346 그림은 사람의 몸에서 일어나는 방어 작용의 일부를 나타낸 것이다. ㉠~㉢은 각각 대식 세포, B 림프구, 보조 T 림프구 중 하나이다. 이에 대한 설명으로 옳은 것만을 〈보기〉에서 있는 대로 고른 것은?

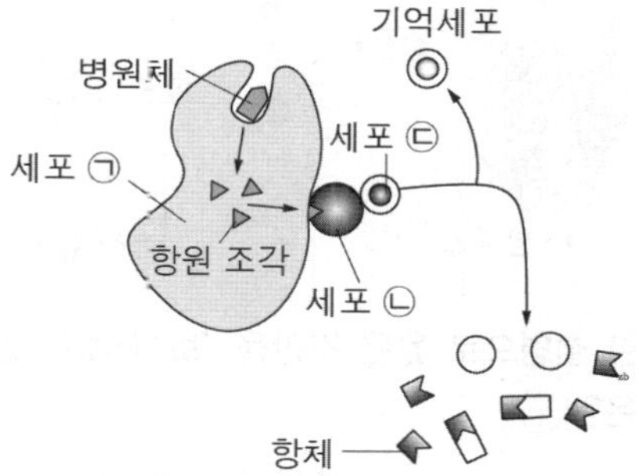

보기
ㄱ. ㉠은 대식 세포이다.
ㄴ. ㉡은 골수에서 생성되어 가슴샘에서 성숙한다.
ㄷ. ㉢에 의한 면역 반응은 세포성 면역이다.

① ㄴ ② ㄷ ③ ㄱ, ㄴ
④ ㄱ, ㄷ ⑤ ㄱ, ㄴ, ㄷ

347 다음 그림은 어떤 사람이 항원 X에 감염되었을 때 일어나는 방어 작용의 일부를 나타낸 것이다. 이에 대한 설명으로 옳은 것을 〈보기〉에서 모두 고른 것은?

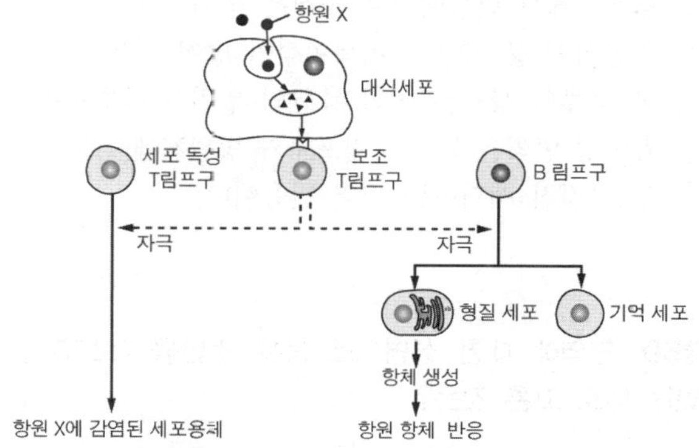

보기
ㄱ. 위 반응에서 생성된 항체는 항원 X에 특이적이다.
ㄴ. 세포 독성 T림프구에 의한 방어 작용은 체액성 면역이다.
ㄷ. 보조 T림프구의 자극으로 형질 세포는 기억 세포로 분화된다.

① ㄱ ② ㄴ ③ ㄱ, ㄴ
④ ㄱ, ㄷ ⑤ ㄴ, ㄷ

348 그림 (가)는 항원 X가 인체에 1차 침입했을 때 일어나는 방어 작용을 나타낸 것이다. ㉢과 ㉣은 각각 X에 대한 기억 세포와 형질 세포 중 하나이다.

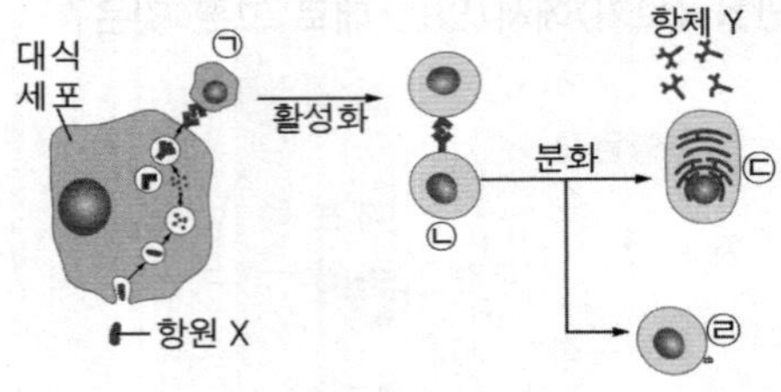

이에 대한 설명으로 옳은 것만을 〈보기〉에서 있는 대로 고른 것은?

보기
ㄱ. ㉠과 ㉡은 모두 골수에서 생성된다.
ㄴ. 항체 Y는 항원 X에 특이적으로 결합한다.
ㄷ. 항원 X가 2차 침입하면 ㉢으로부터 다시 형질 세포로 분화하여 항체 Y를 형성한다.

① ㄱ ② ㄴ
③ ㄱ, ㄴ ④ ㄴ, ㄷ
⑤ ㄱ, ㄴ, ㄷ

349 우리 몸의 방어 작용에 대한 설명으로 옳은 것은?

① 염증 반응은 2차 방어 작용이다.
② 림프구에서 만들어지는 물질은 항원이다.
③ 위산의 살균 작용은 비특이적인 방어 작용이다.
④ 한 종류의 항체는 여러 종류의 항원과 결합한다.
⑤ 체액성 면역은 독성 T림프구가 병원체에 감염된 세포를 직접 제거하는 면역 반응이다.

350 면역에 대한 설명으로 옳은 것만을 〈보기〉에서 있는 대로 고른 것은?

보기
ㄱ. 염증 반응은 비특이적 방어 작용에 해당한다.
ㄴ. 류머티즘 관절염은 면역계가 자신의 조직을 공격하여 발생하는 질환이다.
ㄷ. T림프구는 감염된 세포를 제거하는 데 관여하고, 항체 생산에는 관여하지 않는다.

① ㄱ ② ㄷ
③ ㄱ, ㄴ ④ ㄴ, ㄷ
⑤ ㄱ, ㄴ, ㄷ

유형 072 ▶ 1차 면역 반응과 2차 면역 반응

351 다음은 항원 A와 B의 면역학적 특성을 알아보기 위한 자료이다.

- A와 B에 노출된 적이 없는 동물 X에 동일한 양의 A와 B를 일정 시간 간격으로 3회 주사하였다. 그림은 X에서 A와 B에 대한 혈중 항체 농도의 변화를 나타낸 것이다.

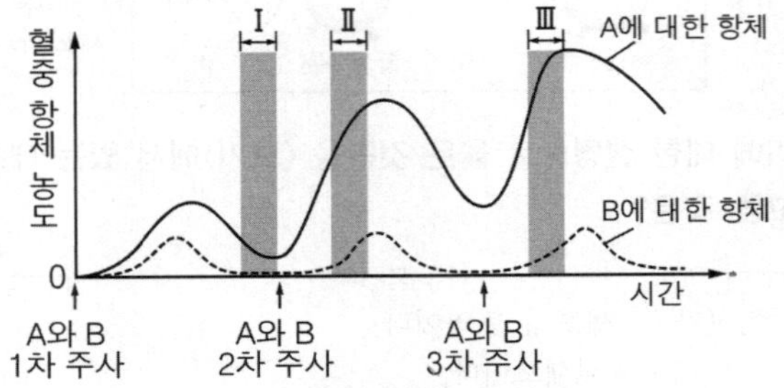

- 동물 X에서 A에 대한 기억 세포는 생성되었고, B에 대한 기억 세포는 생성되지 않았다.

이에 대한 설명으로 옳은 것만을 〈보기〉에서 있는 대로 고른 것은?

보기
ㄱ. 구간 Ⅰ에는 A에 대한 기억 세포가 존재하지 않는다.
ㄴ. 구간 Ⅱ에서 B에 대한 2차 면역 반응이 일어난다.
ㄷ. 구간 Ⅲ에서 A에 대한 체액성 면역 반응이 일어난다.

① ㄴ ② ㄷ
③ ㄱ, ㄷ ④ ㄴ, ㄷ
⑤ ㄱ, ㄴ, ㄷ

352 그림은 동일한 양의 항원 A와 B를 동일한 조건의 쥐에 각각 1, 2차 주사한 후 생성된 혈중 항체의 농도 변화를 나타낸 것이다.

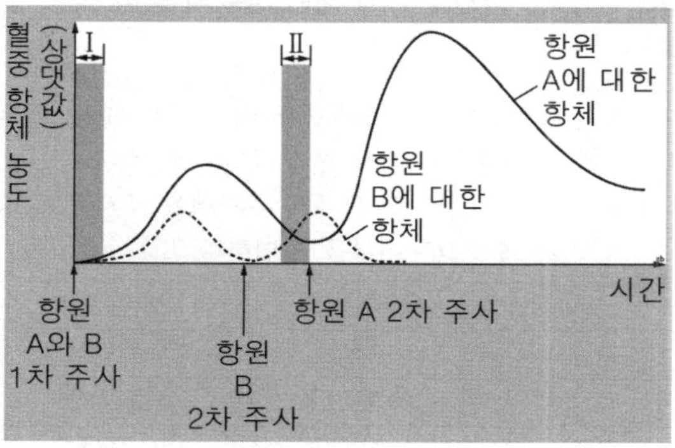

이에 대한 설명으로 옳은 것만을 〈보기〉에서 있는 대로 고른 것은?(단, 이들 쥐의 면역체계는 정상이며, 이전에 항원 A와 B에 노출된 적이 없다.)

보기

ㄱ. 구간 Ⅰ에서 항원 A에 대한 보조 T림프구가 활성화된다.
ㄴ. 구간 Ⅱ에서 항원 B에 대한 2차 면역 작용이 일어난다.
ㄷ. 항원 A에 대한 1차 주사는 백신의 원리로 작용한다.

① ㄱ ② ㄱ, ㄴ
③ ㄱ, ㄷ ④ ㄴ, ㄷ
⑤ ㄱ, ㄴ, ㄷ

353 다음은 항원 X에 대한 생쥐의 방어 작용 실험이다. 이에 대한 설명으로 옳은 것만을 〈보기〉에서 있는 대로 고른 것은?

[실험 과정]
(가) 유전적으로 동일하고 X에 노출된 적이 없는 생쥐 A, B, C를 준비한다.
(나) 생쥐 A에게 X를 2회에 걸쳐 주사한다.
(다) 1주 후, (나)의 A에서 ㉠과 ㉡을 각각 분리한다. ㉠과 ㉡은 각각 X에 대한 기억 세포와 혈청 중 하나이다.
(라) ㉠은 생쥐 B에게, ㉡은 생쥐 C에게 각각 주사한다.
(마) 일정 시간이 지난 후, B와 C에게 각각 X를 주사한다.

[실험 결과]
B와 C에서 측정한 X에 대한 항체의 농도 변화는 그림과 같다.

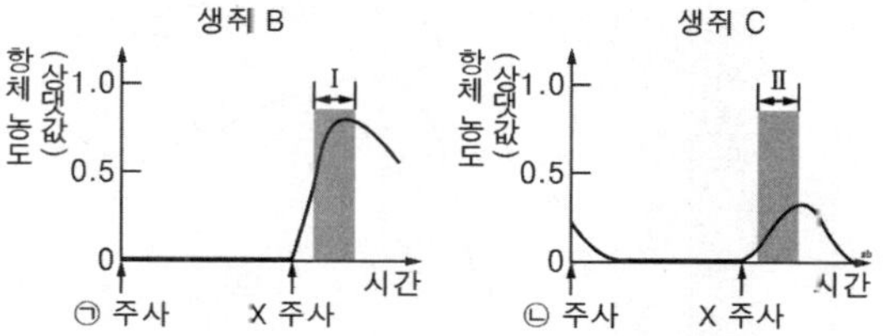

보기

ㄱ. ㉠에는 혈청이 들어있다.
ㄴ. 구간 Ⅰ에서 1차 면역 반응이 일어난다.
ㄷ. 구간 Ⅱ에서 항원 항체 반응이 일어난다.

① ㄱ ② ㄷ
③ ㄱ, ㄴ ④ ㄴ, ㄷ
⑤ ㄱ, ㄴ, ㄷ

354 다음은 항원 X와 Y에 대한 생쥐의 방어 작용 실험이다.

[실험 과정 및 결과]
(가) 유전적으로 동일하고 항원 X와 Y에 노출된 적이 없는 생쥐 A ~ D를 준비한다.
(나) A에게 X를 주사하고, B에게 Y를 주사한다.
(다) 주사한 X와 Y가 생쥐의 면역 반응에 의해 제거된 후 A에서 ㉠ 혈청을 분리하여 C에게 주사하고, B에서 Y에 대한 기억 세포를 분리하여 D에게 주사한다.
(라) 일정한 시간이 지난 후 C와 D에게 동일한 ㉡ 항원을 주사한다. 주사한 항원은 X와 Y 중 하나이다.
(마) C와 D에게 항원을 주사한 후, 주사한 항원에 대한 항체의 농도 변화는 그림과 같다. ⓐ와 ⓑ는 각각 C와 D 중 하나이다.

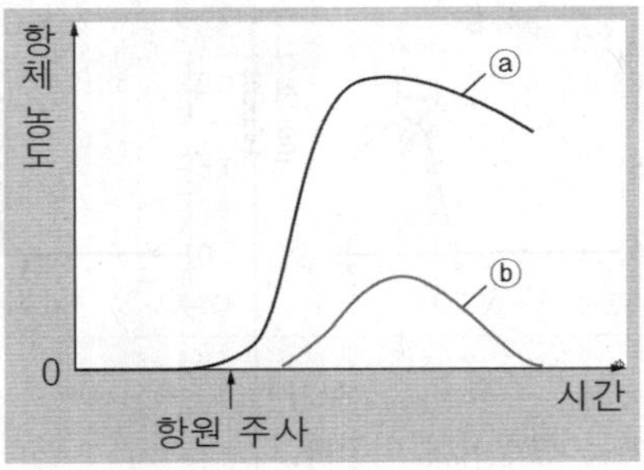

이에 대한 설명으로 옳은 것만을 〈보기〉에서 있는 대로 고른 것은?

보기
ㄱ. ⓑ는 C이다.
ㄴ. ㉡은 항원 X이다.
ㄷ. ㉠에는 X에 대한 형질 세포가 존재한다.

① ㄱ ② ㄴ
③ ㄷ ④ ㄱ, ㄴ
⑤ ㄴ, ㄷ

유형 073 ▶ 백신의 작용 원리

355 다음은 병원체 A에 대한 생쥐의 방어 작용 실험이다.

(가) A의 병원성을 약화시켜 만든 백신 ㉠을 생쥐 Ⅰ에 주사하고, 2주 후 Ⅰ에서 혈청 ㉡을 얻는다.
(나) 표와 같이 생쥐 Ⅱ ~ Ⅳ에게 주사액을 주사하고, 일정 시간 후 생존 여부를 확인한다.

생쥐	주사액	생존 여부
Ⅱ	A	죽는다
Ⅲ	A+㉠	죽는다
Ⅳ	A+㉡	산다

이에 대한 설명으로 옳은 것만을 〈보기〉에서 있는 대로 고른 것은?(단, Ⅰ~Ⅳ는 모두 유전적으로 동일하고, A에 노출된 적이 없다.)

보기
ㄱ. ㉠을 주사한 Ⅰ에서 A에 대한 체액성 면역 반응이 일어났다.
ㄴ. ㉡에는 A에 대한 형질 세포가 들어 있다.
ㄷ. A가 Ⅲ에게는 항원으로 작용하였고, Ⅳ에는 항원으로 작용하지 않았다.

① ㄱ ② ㄷ
③ ㄱ, ㄴ ④ ㄱ, ㄷ
⑤ ㄴ, ㄷ

356 다음은 병원성 세균 A와 B에 대한 생쥐의 방어 작용 실험이다.

[실험 과정 및 결과]
(가) A와 B 중 한 세균의 병원성을 약화시켜 백신 ㉠을 만든다.
(나) 유전적으로 동일하고 A와 B에 노출된 적이 없는 생쥐 Ⅰ ~ Ⅴ를 준비한다.
(다) 표와 같이 주사액을 Ⅰ ~ Ⅲ에게 주사하고 1일 후 생쥐의 생존 여부를 확인한다.

생쥐	주사액의 조성	생존 여부
Ⅰ	세균 A	죽는다
Ⅱ	세균 B	죽는다
Ⅲ	백신 ㉠	산다

(라) 2주 후 (다)의 Ⅲ에서 혈청 ⓐ를 얻는다.
(마) 표와 같이 주사액을 Ⅳ와 Ⅴ에게 주사하고 1일 후 생쥐의 생존 여부를 확인한다.

생쥐	주사액의 조성	생존 여부
Ⅳ	혈청 ⓐ + 세균 A	죽는다
Ⅴ	혈청 ⓐ + 세균 B	산다

이에 대한 설명으로 옳은 것만을 〈보기〉에서 있는 대로 고른 것은?(단, 변인통제가 잘 이루어졌으며, 제시된 조건만 고려한다.)

보기
ㄱ. (마)의 Ⅴ에서 ⓐ에 있는 기억세포로부터 형질세포가 분화되었다.
ㄴ. (마)의 Ⅴ에서 세균 B에 대한 2차 면역반응이 일어났다.
ㄷ. Ⅲ과 Ⅴ에서 모두 체액성 면역이 일어났다.

① ㄱ ② ㄷ
③ ㄱ, ㄴ ④ ㄴ, ㄷ
⑤ ㄱ, ㄴ, ㄷ

유형 074 ▶ 면역 관련 질병

357 그림은 사람 A에서 알레르기가 일어난 과정 일부를 나타낸 것이다. 세포 ㉠에서 분비된 히스타민에 의해 알레르기 증상이 유발된다.

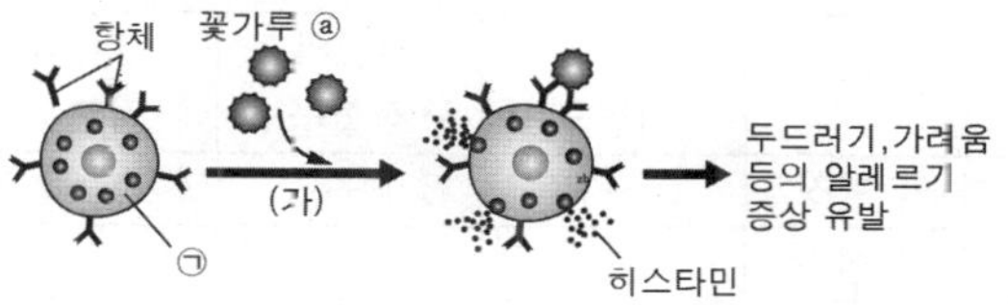

이에 대한 설명으로 옳은 것만을 〈보기〉에서 있는 대로 고른 것은?

보기
ㄱ. ㉠은 비만 세포이다.
ㄴ. 항체는 ㉠을 항원으로 인식한다.
ㄷ. (가)가 일어나기 전에 A는 꽃가루 ⓐ에 노출된 적이 없다.

① ㄱ ② ㄷ
③ ㄱ, ㄴ ④ ㄴ, ㄷ
⑤ ㄱ, ㄴ, ㄷ

358 다음은 방어 작용 및 면역 관련 질병과 관련된 용어들이다. 이에 대한 설명으로 옳은 것만을 〈보기〉에서 있는 대로 고른 것은?

ⓐ 후천성 면역 결핍 증후군
ⓑ 라이소자임
ⓒ 죽이거나 약화시킨 독감 바이러스

보기
ㄱ. ⓐ를 일으키는 병원체의 숙주 세포는 B 림프구이다.
ㄴ. ⓑ는 병원체를 특이적으로 분해하는 효소로 1차 면역 반응에 관여한다.
ㄷ. ⓒ는 체내에서 기억세포 생성을 유도한다.

① ㄱ ② ㄷ
③ ㄱ, ㄴ ④ ㄴ, ㄷ
⑤ ㄱ, ㄴ, ㄷ

유형 075 ▶ 혈액의 응집 반응과 혈액형

359 표는 사람 (가)~(다) 사이의 ABO식 혈액형에 대한 혈액 응집 반응 결과를 나타낸 것이다. (가)의 혈장에는 ABO식 혈액형에 대한 한 가지의 응집소만 있다.

구분	(가)의 적혈구	(나)의 적혈구	(다)의 적혈구
(가)의 혈장	−	+	+
(나)의 혈장	−	−	㉡
(다)의 혈장	㉠	+	−

(+: 응집됨, −: 응집 안 됨)

이에 대한 설명으로 옳은 것만을 〈보기〉에서 있는 대로 고른 것은?(단, ABO식 혈액형만 고려한다.)

보기
ㄱ. (나)는 응집원 A와 응집원 B를 모두 갖는다.
ㄴ. (다)는 (가)에게 소량 수혈할 수 있다.
ㄷ. ㉠은 +, ㉡은 −이다.

① ㄱ ② ㄴ ③ ㄷ
④ ㄱ, ㄴ ⑤ ㄱ, ㄷ

360 표는 100명의 학생 집단을 대상으로 ABO식 혈액형에 대한 응집원 ㉠, ㉡과 응집소 ㉢, ㉣의 유무를 조사한 것이다. 이 집단에는 A형, B형, AB형, O형이 모두 있고, A형인 학생 수가 O형인 학생 수보다 많다.

구분	학생 수
응집원 ㉠을 가진 학생	36
응집소 ㉢을 가진 학생	55
응집원㉡과 응집소㉣을 모두 가진 학생	35

이에 대한 설명으로 옳은 것만을 〈보기〉에서 있는 대로 고른 것은?

보기
ㄱ. O형인 학생 수가 B형인 학생 수보다 많다.
ㄴ. AB형인 학생 수는 20이다.
ㄷ. 항 A혈청에 응집되는 혈액을 가진 학생 수가 항 B혈청에 응집되지 않는 혈액을 가진 학생 수보다 많다.

① ㄱ ② ㄷ ③ ㄱ, ㄴ
④ ㄴ, ㄷ ⑤ ㄱ, ㄴ, ㄷ

유형 076 ▶ 질병과 병원체의 종류와 특성

361 그림과 같은 종류의 병원체에 의한 질병만을 〈보기〉에서 있는 대로 고른 것은?

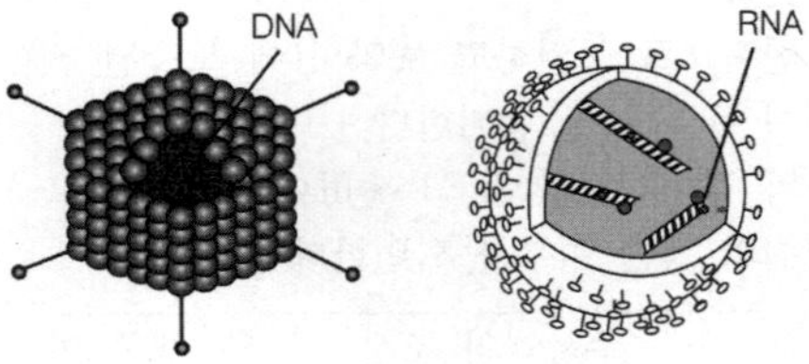

보기
ㄱ. 이질 ㄴ. 감기
ㄷ. 천연두 ㄹ. 말라리아

① ㄱ, ㄴ ② ㄴ, ㄷ ③ ㄷ, ㄹ
④ ㄱ, ㄴ, ㄷ ⑤ ㄴ, ㄷ, ㄹ

362 다음은 광우병과 같은 신경 퇴행성 질환의 병원체에 관한 설명을, 그림은 변형 프라이온 단백질의 증식 과정을 나타낸 것이다. 이에 대한 설명으로 옳은 것만을 〈보기〉에서 있는 대로 고른 것은?

프라이온 단백질은 세포막에서 발견되는 정상적인 단백질이다. 질병을 유발하는 프라이온은 변형된 프라이온이다. 변형된 프라이온은 중추 신경계에 쌓여서 아밀로이드라고 알려진 반점을 형성함으로써 정상적인 조직 구조를 붕괴시켜 신경 퇴행성 질환을 일으킨다. 이 질환은 뇌 조직 내 구멍이 보이는 것이 특징이다. 다른 조직학적 변화로는 염증 반응이 없고 질환의 잠복기가 상당히 길지만 일단 증상이 발현되면 질병이 신속히 진행되어 뇌 손상과 사망에 이르게 된다는 것이다.

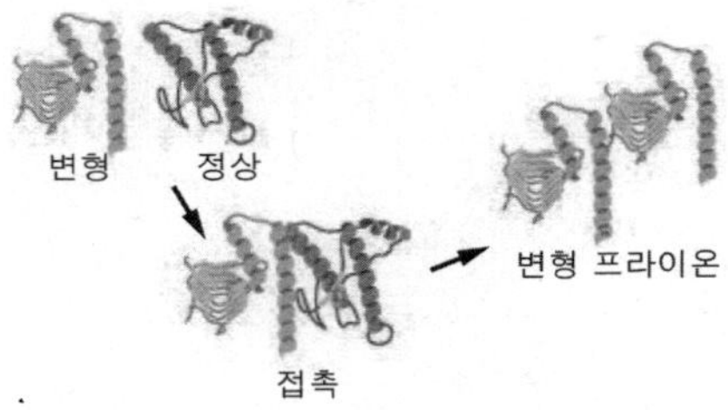

보기
ㄱ. 프라이온의 기본 단위는 아미노산이다.
ㄴ. 변형된 프라이온은 분열법으로 증식한다.
ㄷ. 변형된 프라이온이 형성되면 즉시 광우병이 발병한다.

① ㄱ ② ㄴ ③ ㄷ
④ ㄱ, ㄴ ⑤ ㄴ, ㄷ

363 다음은 어떤 종류의 병원체에 대한 설명이다.

- 세균보다 크기가 작다.
- 핵산과 단백질 껍질로 이루어져 있다.
- 숙주 세포 내에서 증식하고, 유전과 돌연변이가 나타난다.

이와 같은 종류의 병원체 감염에 의해 유발될 수 있는 질병은?

① 소아마비　② 결핵
③ 무좀　④ 말라리아
⑤ 광우병

364 그림은 독감을 유발하는 병원체 A와 결핵을 유발하는 병원체 B의 공통점과 차이점을 나타낸 것이다.

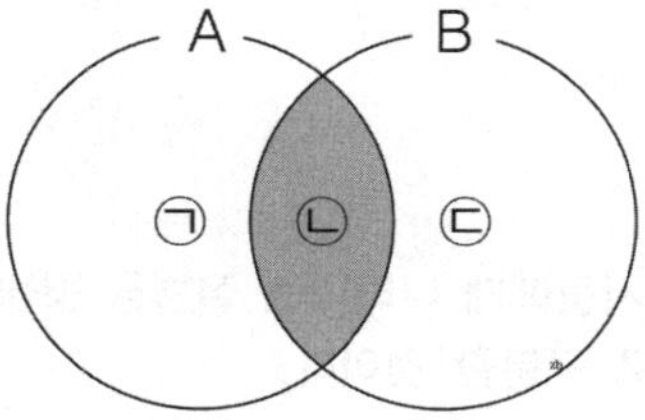

이에 대한 설명으로 옳은 것만을 〈보기〉에서 있는 대로 고른 것은?

보기
ㄱ. 결핵 치료 시에는 항생제가 사용된다.
ㄴ. '스스로 물질대사를 한다.'는 ㉠에 해당한다.
ㄷ. '세포로 되어 있다.'는 ㉡에 해당한다.

① ㄱ　② ㄴ
③ ㄱ, ㄷ　④ ㄴ, ㄷ
⑤ ㄱ, ㄴ, ㄷ

365 표 (가)는 사람의 질병 A～C가 갖는 특징을, (나)는 (가)의 특징 ㉠～㉢을 순서 없이 나타낸 것이다. A～C는 각각 무좀, 독감, 결핵 중 하나이다.

구분	특징
A	㉢
B	㉡, ㉢
C	㉠, ㉡, ㉢

(가)

특징 (㉠～㉢)
• 병원체가 세균이다. • 병원체가 유전 물질을 가진다. • 병원체가 세포로 되어 있다.

(나)

이에 대한 설명으로 옳은 것만을 〈보기〉에서 있는 대로 고른 것은?

보기
ㄱ. A의 병원체는 스스로 물질대사를 하지 못한다.
ㄴ. ㉡은 '병원체가 세균이다'이다.
ㄷ. B는 세균성 질병이다.

① ㄱ　② ㄷ
③ ㄱ, ㄴ　④ ㄴ, ㄷ
⑤ ㄱ, ㄴ, ㄷ

366 그림은 간염을 일으키는 병원체 A와 폐렴을 일으키는 병원체 B의 특징을 나타낸 것이다.

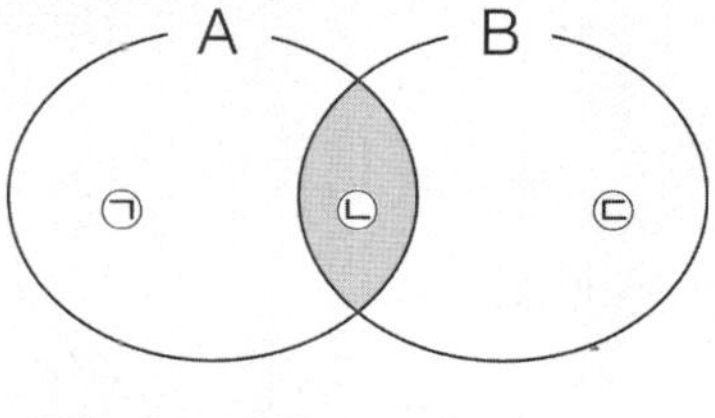

이에 대한 설명으로 옳은 것은?

① '세포구조를 가짐'은 ㉠에 해당한다.
② '항생제로 치료 가능함'은 ㉠에 해당한다.
③ '유전 물질을 가짐'은 ㉡에 해당한다.
④ '스스로 물질대사 가능함'은 ㉡에 해당한다.
⑤ '핵산과 단백질 껍질 형태로 존재'는 ㉢에 해당한다.

367 표 (가)는 사람의 질병에서 나타나는 특성을, (나)는 (가)에서 사람의 질병 A ~ D가 갖는 특징의 개수를 나타낸 것이다. A ~ D는 결핵, 말라리아, 고혈압, 독감을 순서 없이 나타낸 것이고, ㉠<㉡이다.

특징
• 비감염성 질병이다. • 병원체가 바이러스이다. • 병원체가 원생생물이다. • 병원체가 단백질을 갖는다. • 병원체가 세포 구조로 되어 있다. • 병원체가 독립적으로 물질대사를 한다.

(가)

구분	특징의 개수
A	1
B	㉠
C	3
D	㉡

(나)

이에 대한 설명으로 옳은 것만을 〈보기〉에서 있는 대로 고른 것은?

보기

ㄱ. A는 고혈압이다.
ㄴ. B는 항생제로 치료할 수 있다.
ㄷ. C와 D의 병원체는 모두 세포 구조로 되어 있다.

① ㄱ ② ㄱ, ㄴ
③ ㄱ, ㄷ ④ ㄴ, ㄷ
⑤ ㄱ, ㄴ, ㄷ

368 그림은 병원체의 구분 기준 A, B, C에 따라 네 가지 병원체를 구분하는 과정을 나타낸 것이다.

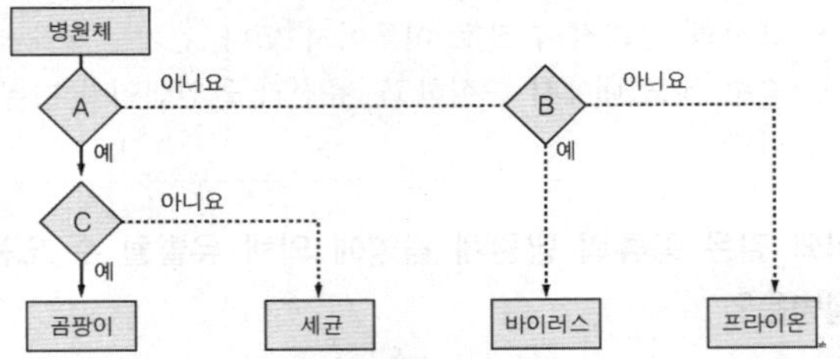

이에 대한 설명으로 옳은 것만을 〈보기〉에서 있는 대로 고른 것은?

보기

ㄱ. '세포 구조를 갖는가?'는 A에 해당한다.
ㄴ. '핵산을 갖는가?'는 B에 해당한다.
ㄷ. '핵막이 있는가?'는 C에 해당한다.

① ㄱ ② ㄴ
③ ㄱ, ㄷ ④ ㄴ, ㄷ
⑤ ㄱ, ㄴ, ㄷ

369 표는 사람에게 나타나는 질병을 병원체의 종류에 따라 3가지로 구분한 것이다.

(가)	(나)	(다)
무좀, 말라리아	콜레라, 파상풍	홍역, 소아마비

이에 대한 설명으로 옳은 것만을 〈보기〉에서 있는 대로 고른 것은?

보기

ㄱ. (가), (나), (다)의 병원체는 모두 유전 물질이 있다.
ㄴ. (가)의 병원체는 진핵 생물이고, (나)의 병원체는 원핵 생물이다.
ㄷ. (가)는 환자와의 접촉을 통해, (나)와 (다)는 공기를 통해 감염되는 질병이다.

① ㄱ ② ㄴ
③ ㄷ ④ ㄱ, ㄴ
⑤ ㄱ, ㄷ

유형 077 ▶ 호르몬과 신경의 특성

370 호르몬에 대한 일반적인 특성으로 옳은 것만을 〈보기〉에서 있는 대로 고른 것은?

보기
ㄱ. 미량으로 생리 작용을 조절할 수 있다.
ㄴ. 신경의 작용에 비해 체내 작용 범위가 넓다.
ㄷ. 체내에 주사하면 대부분 항원으로 작용하여 항체가 생긴다.

① ㄱ ② ㄷ
③ ㄱ, ㄴ ④ ㄴ, ㄷ
⑤ ㄱ, ㄴ, ㄷ

유형 078 ▶ 사람의 내분비샘과 호르몬

371 다음 중 당뇨병에 대한 설명으로 옳은 것을 모두 고르시오.

① 오줌에 녹말이 섞여 나오는 질병이다.
② Ⅰ형 당뇨병은 인슐린 분비 세포가 파괴된 것이다.
③ Ⅱ형 당뇨병은 인슐린 분비가 증가된 것이다.
④ Ⅰ형 당뇨병은 인슐린 주사로 증상을 완화할 수 있다.
⑤ Ⅱ형 당뇨병은 인슐린 주사로 증상을 완화할 수 있다.

372 그림은 사람의 내분비 기관을 나타낸 것이다. A ~ D는 각각 갑상샘, 뇌하수체, 부신, 이자 중 하나이다.

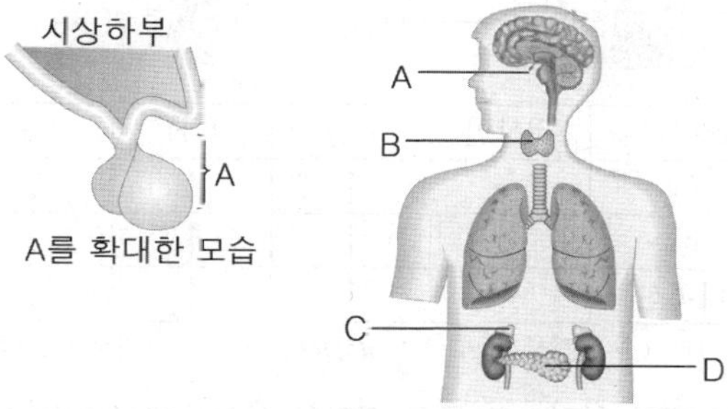

이에 대한 설명으로 옳은 것만을 〈보기〉에서 있는 대로 고른 것은?

보기
ㄱ. A에서는 B를 자극하는 호르몬이 분비된다.
ㄴ. C에서는 혈당량을 증가시키는 호르몬이 분비된다.
ㄷ. C에서 분비되는 호르몬과 길항 작용하는 호르몬이 D에서 분비된다.

① ㄱ ② ㄴ
③ ㄱ, ㄷ ④ ㄴ, ㄷ
⑤ ㄱ, ㄴ, ㄷ

유형 079 ▶ 항상성 유지의 원리

373 그림은 정상인의 체내에서 티록신의 분비 조절 경로를 나타낸 것이며, 표는 기관 (가)~(다)의 혈중 TRH, TSH, 티록신 농도를 정상인과 비교하여 나타낸 것이다. (가)~(다)는 각각 시상 하부, 뇌하수체, 갑상샘 중 한 곳에 이상이 생겨 티록신이 과다 분비되는 사람이며, ㉠과 ㉡은 각각 TRH와 TSH 중 하나이다.

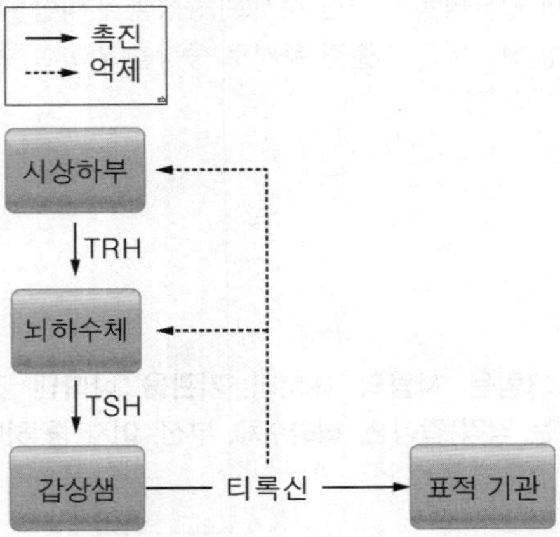

호르몬	정상인	(가)	(나)	(다)
㉠	→	↑	↓	↓
㉡	→	↑	↑	↓
티록신	→	↑	↑	↑

(→ : 정상 범위, ↑ : 정상보다 높음, ↓ : 정상보다 낮음)

이에 대한 설명으로 옳은 것만을 〈보기〉에서 있는 대로 고른 것은?(단, (가)~(다)는 이상이 있는 내분비샘 이외의 다른 부위는 모두 정상이다.)

〈보기〉

ㄱ. ㉠은 TRH이고, ㉡은 TSH이다.
ㄴ. (나)는 시상하부에 이상이 있는 사람으로, 정상인과 달리 음성피드백이 작동하지 않는다.
ㄷ. 갑상샘 이상으로 티록신 분비가 과다분비되면, 혈중 ㉠과 ㉡의 농도는 모두 '↓'이 된다.

① ㄱ ② ㄴ
③ ㄱ, ㄷ ④ ㄴ, ㄷ
⑤ ㄱ, ㄴ, ㄷ

374 다음 그림은 티록신의 분비 조절 과정을, 표는 동일한 세 집단 (Ⅰ－Ⅲ)의 쥐를 대상으로 하여 각기 다른 실험 조건 (가)–(다)로 실험한 결과를 나타낸 것이다. 이 실험에 대한 설명으로 옳은 것만을 〈보기〉에서 모두 고른 것은?(단, 실험 조건 이외의 다른 조건은 모두 동일하다.)

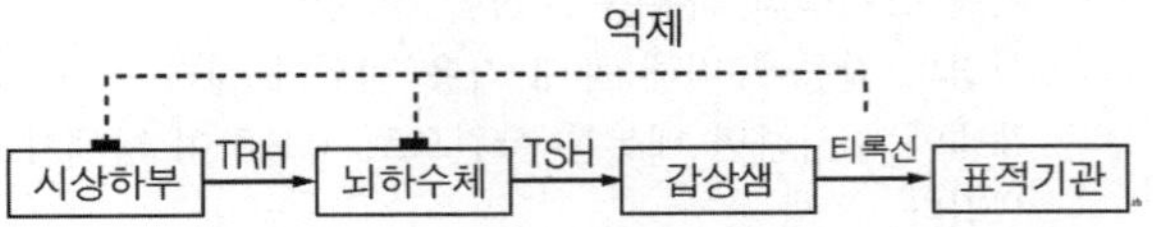

집단	실험 조건	실험결과		
		혈중 TSH 농도	혈중 티록신 농도	물질대사
Ⅰ	(가)	감소	증가	증가
Ⅱ	(나)	증가	감소	감소
Ⅲ	(다)	증가	증가	증가

〈보기〉

ㄱ. 갑상샘을 제거했을 때, (나)에 해당하는 실험결과가 나타난다.
ㄴ. TRH 분비를 증가시키면, (다)에 해당하는 실험 결과가 나타난다.
ㄷ. 갑상샘 호르몬의 분비량이 증가하면, 음성 피드백 조절에 의해 TSH 분비가 억제된다.

① ㄱ ② ㄱ, ㄴ
③ ㄱ, ㄷ ④ ㄴ, ㄷ
⑤ ㄱ, ㄴ, ㄷ

375 그림은 갑상샘과 뇌하수체의 관계를 알아보기 위해 동일한 상태의 쥐 세 마리(A ~ C)를 각각 다른 조건으로 처리한 후, 갑상샘 무게 변화와 O_2 소비량 변화를 측정한 것이다.

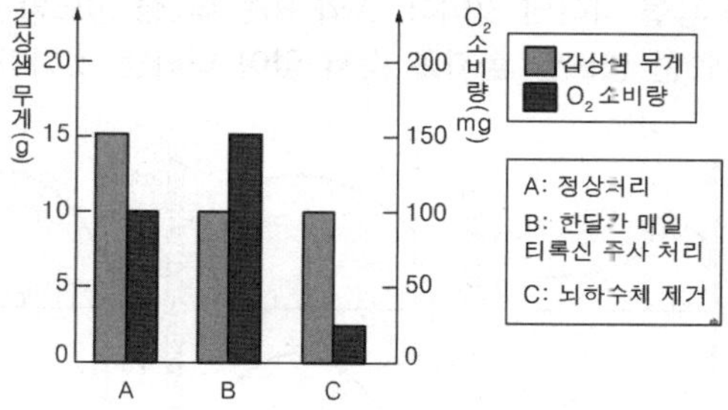

이에 대한 설명으로 옳은 것만을 <보기>에서 있는 대로 고른 것은?

보기
ㄱ. 뇌하수체에서 갑상샘을 자극하는 물질이 분비된다.
ㄴ. 아이오딘이 체내에 결핍된 경우 B와 같은 결과가 나온다.
ㄷ. 혈중 티록신 농도가 높아지면 음성 피드백 조절로 인해 갑상샘이 정상보다 커지게 된다.

① ㄱ ② ㄷ ③ ㄱ, ㄴ
④ ㄱ, ㄷ ⑤ ㄴ, ㄷ

376 표는 3가지 부위 Ⅰ ~ Ⅲ 중 한 곳에 이상이 생겨 당질 코르티코이드가 과다 분비되는 경우를 나타낸 것이다. Ⅰ ~ Ⅲ은 각각 시상하부, 뇌하수체 전엽, 부신 겉질 중 하나에 이상이 있다.

구분	Ⅰ	Ⅱ	Ⅲ
당질 코르티코이드	높음	높음	높음
CRH	높음	낮음	낮음
ACTH	높음	높음	낮음

이에 대한 설명으로 옳은 것만을 <보기>에서 있는 더로 고른 것은?(단, 제시된 조건만 고려한다.)

보기
ㄱ. CRH의 표적기관은 부신 겉질이다.
ㄴ. 뇌하수체 전엽에 이상이 생긴 경우 Ⅱ와 같은 결과가 나타날 수 있다.
ㄷ. Ⅲ은 음성피드백 작용은 정상이지만 부신 겉질에 이상이 생긴 경우이다.

① ㄱ ② ㄷ ③ ㄱ, ㄴ
④ ㄴ, ㄷ ⑤ ㄱ, ㄴ, ㄷ

377 다음은 티록신의 분비 조절 과정에 대한 실험이다.

• ㉠~㉢은 각각 티록신, TRH, TSH 중 하나이다.
[실험 과정 및 결과]
(가) 유전적으로 동일한 생쥐 A, B, C를 준비한다.
(나) B와 C의 뇌하수체를 각각 제거한 후, A ~ C의 혈중 ㉠의 농도를 측정한다.
(다) (나)의 B와 C 중 한 생쥐에만 ㉡을 주사한 후, A ~ C에서 혈중 ㉡과 ㉢의 농도를 측정한다. ㉡과 ㉢은 각각 ⓐ와 ⓑ 중 하나이다.
(라) (나)와 (다)에서 측정한 결과는 그림과 같다.

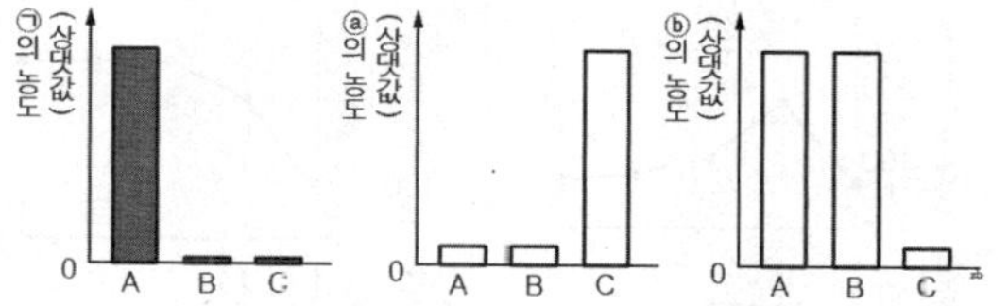

이에 대한 설명으로 옳은 것만을 <보기>에서 있는 대로 고른 것은?

보기
ㄱ. ㉡은 티록신이다.
ㄴ. 티록신의 분비는 음성 피드백에 의해 조절된다.
ㄷ. A에서 ㉠의 분비량이 증가하면 ㉢의 분비량이 감소한다.

① ㄱ ② ㄱ, ㄴ
③ ㄱ, ㄷ ④ ㄴ, ㄷ
⑤ ㄱ, ㄴ, ㄷ

유형 080 ▶ 혈당량 조절

378 그림은 정상인, 제1형 당뇨병 환자, 제2형 당뇨병 환자가 각각 같은 양의 주스를 마신 후 시간에 따른 혈당량과 혈액 속 인슐린 농도를 나타낸 것이다. (가)는 정상인의 농도 변화이고, (나)와 (다)는 제1형 당뇨병 환자와 제2형 당뇨병 환자 중 하나가 나타내는 농도 변화이다. 이에 대한 설명으로 옳은 것만을 〈보기〉에서 있는 대로 고른 것은?

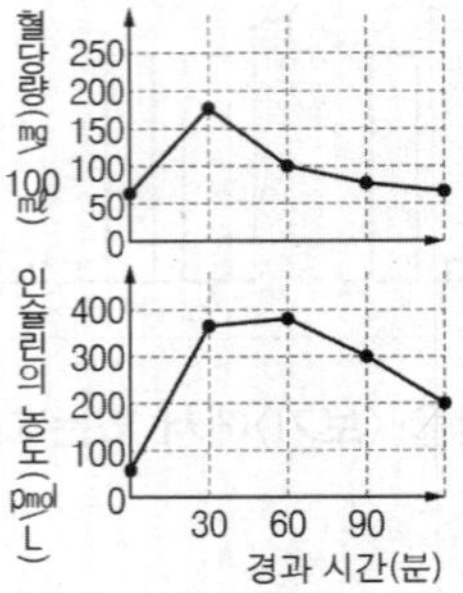

(가)

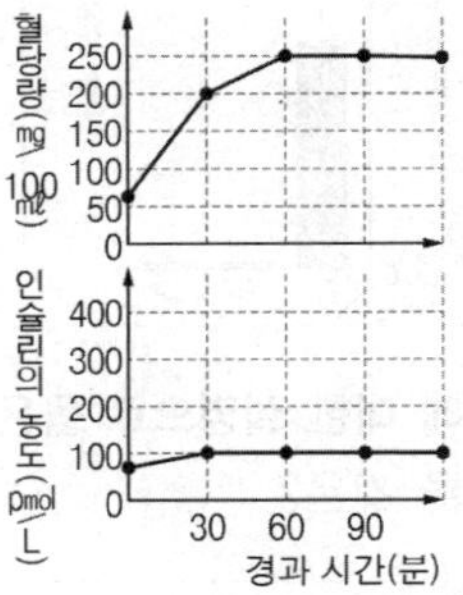

(나)

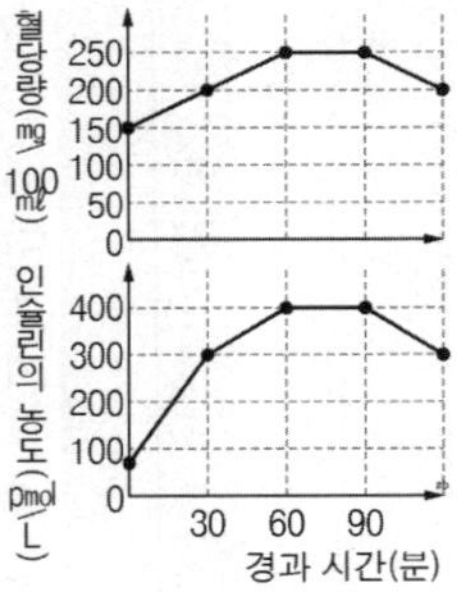

(다)

보기

ㄱ. (나)의 변화를 보이는 당뇨병 환자의 경우 인슐린을 투여하는 치료법을 사용하면 된다.
ㄴ. 식습관과 생활습관의 변화로 비만이 증가함에 따라 (나)와 같은 변화를 가지는 사람이 급증하고 있다.
ㄷ. (다)는 인슐린의 표적 세포인 간세포가 인슐린의 신호를 받아들이지 못하는 것이 주원인이다.

① ㄱ　② ㄴ　③ ㄱ, ㄷ　④ ㄴ, ㄷ　⑤ ㄱ, ㄴ, ㄷ

379 그래프 (가)는 정상인과 당뇨병 환자 A, B가 각각 같은 양의 음료수를 마신 후 시간에 따른 혈당량과 혈액 속의 인슐린 농도를, 표 (나)는 제1형 당뇨병과 제2형 당뇨병의 원인을, 그림 (다)는 이자섬에서 분비되는 호르몬 ㉠과 ㉡을 나타낸 것이다. A와 B는 제1형 당뇨병 환자와 제2형 당뇨병 환자를 순서 없이 나타낸 것이다.

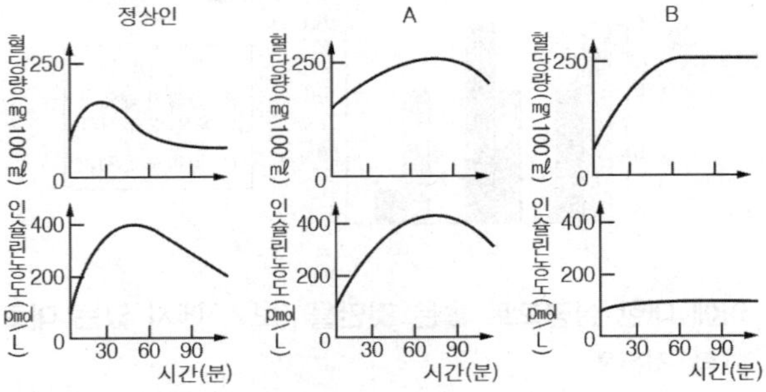

(가)

구분	원인
제1형 당뇨병	인슐린 생성 이상
제2형 당뇨병	인슐린의 표적 세포의 반응 이상

(나)

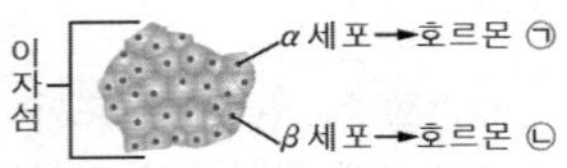

(다)

이에 대한 설명으로 옳은 것만을 〈보기〉에서 있는 대로 고른 것은?

보기

ㄱ. A는 제2형 당뇨병 환자이다.
ㄴ. B에게 호르몬 ㉠을 처방하면 혈당량을 낮출 수 있다.
ㄷ. 호르몬 ㉠과 ㉡은 길항적으로 작용한다.

① ㄴ　② ㄷ　③ ㄱ, ㄴ　④ ㄱ, ㄷ　⑤ ㄱ, ㄴ, ㄷ

380 그림 (가)와 (나)는 사람에서 음식 섭취 전후 혈중 ㉠과 ㉡의 농도 변화를 나타낸 것이다. ㉠과 ㉡은 각각 글루카곤과 인슐린 중 하나이다.

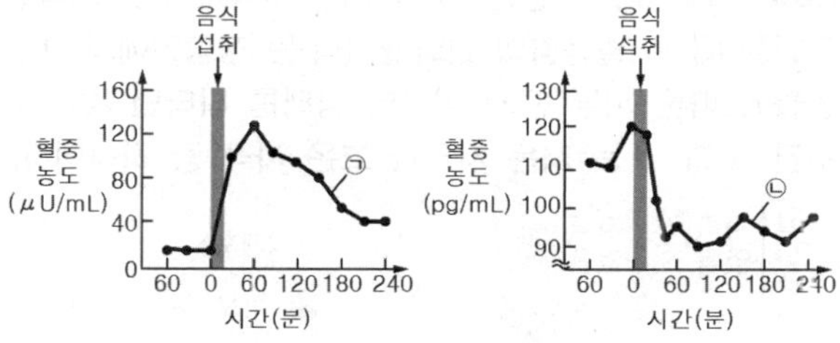

이에 대한 설명으로 옳은 것만을 〈보기〉에서 있는 대로 고른 것은?

보기

ㄱ. ㉡은 이자(췌장)의 α-세포에서 분비된다.
ㄴ. (가)에서 혈당량은 180분일 때보다 120분일 때 높다.
ㄷ. ㉠과 ㉡을 분비하는 기관에 연결된 교감신경이 흥분하면 호르몬 ㉠의 분비가 촉진된다.
ㄹ. ㉡은 ㉠의 분비를 억제한다.

① ㄱ, ㄴ ② ㄴ, ㄷ
③ ㄴ, ㄹ ④ ㄱ, ㄴ, ㄹ
⑤ ㄱ, ㄷ, ㄹ

381 (가)는 정상인과 어떤 당뇨병 환자의 포도당 섭취 후 시간에 따른 혈당의 변화를, (나)는 이 두 사람의 지방세포에서 인슐린 농도 변화에 따른 포도당 유입량을 나타낸 것이다.

(가)

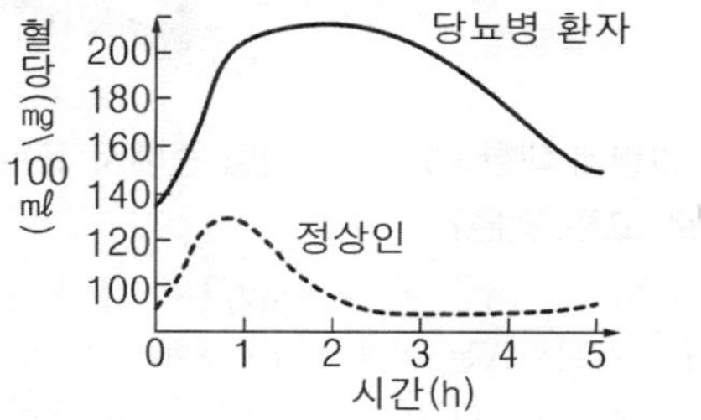

(나)

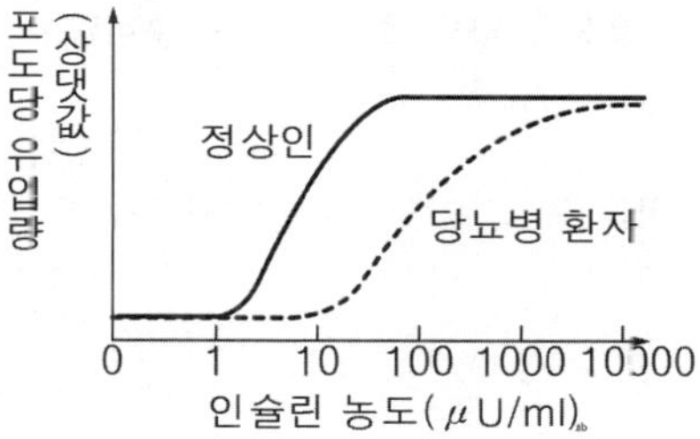

이 당뇨병 환자와 이러한 유형의 당뇨병에 대한 설명으로 옳은 것만을 〈보기〉에서 있는 대로 고른 것은?

보기

ㄱ. 제 2형 당뇨병이다.
ㄴ. 이자 랑게르한스섬의 β세포에서 인슐린을 분비한다.
ㄷ. 당뇨병 환자의 오줌에서 당이 검출되는 이유는 콩팥의 기능에 이상이 생겼기 때문이다.

① ㄴ ② ㄷ
③ ㄱ, ㄴ ④ ㄱ, ㄷ
⑤ ㄴ, ㄷ

382 다음은 정상인에서 혈당량 조절 과정의 일부를 나타낸 그림이다.

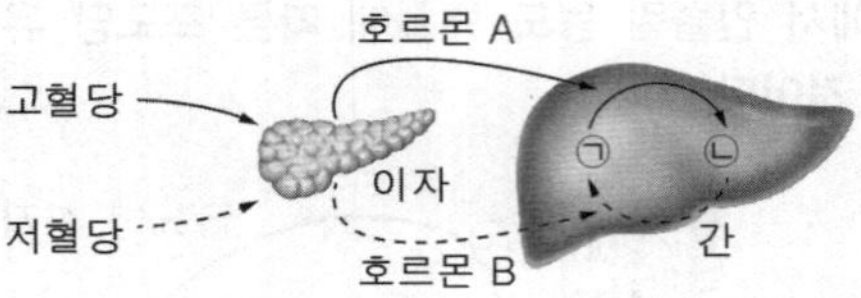

위 그림에 대한 〈보기〉의 설명 중에서 옳은 것만을 있는 대로 고른 것은?

보기
ㄱ. 호르몬 A는 이자의 α세포에서 분비된다. ㄴ. 당질 코르티코이드는 ㉡이 ㉠으로 변하는 과정을 촉진한다. ㄷ. 운동을 하면 호르몬 B의 분비량이 증가한다.

① ㄱ ② ㄷ
③ ㄱ, ㄷ ④ ㄴ, ㄷ
⑤ ㄱ, ㄴ, ㄷ

383 (가)와 (나)는 탄수화물 섭취 시 시간에 따른 혈중 포도당 농도와 호르몬 X의 혈중 농도 변화를 나타낸 것이다.

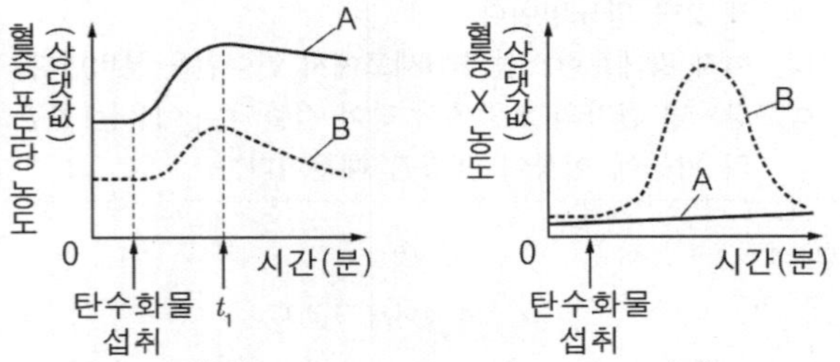

(가) (나)

이에 대한 설명으로 옳은 것을 모두 고르시오. (단, 호르몬 X는 이자에서 분비되는 호르몬이며, A와 B는 정상인과 당뇨병 환자를 순서없이 나타낸 것이다.)

① A는 당뇨병 환자이다.
② 호르몬 X는 인슐린을 나타낸다.
③ 호르몬 X는 이자의 α세포에서 분비된다.
④ B의 혈당량이 정상보다 상승하면 교감 신경이 흥분한다.
⑤ t_1일 때 혈중 X의 농도는 B > A이다.

유형 081 ▶ 체온 조절

384 그림 (가)는 정상인에게 저온 자극과 고온 자극을 주었을 때 열 발생량의 변화를, (나)는 정상인에서 체온 변화에 따른 피부 근처 혈관의 상태를 나타낸 것이다. 구간 Ⅰ과 Ⅱ는 저온 자극과 고온 자극 중 하나이다.

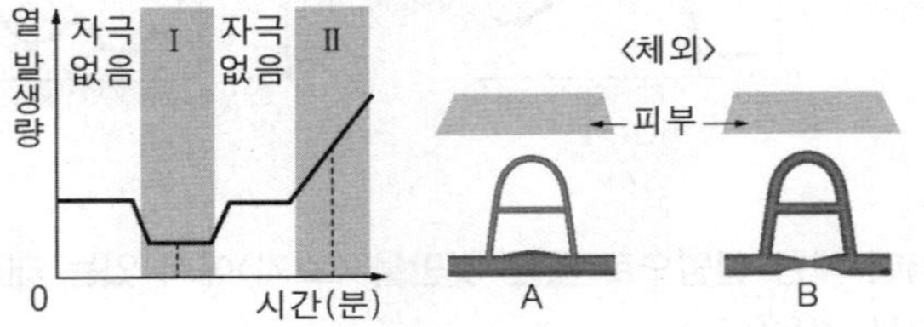

(가) (나)

이에 대한 설명으로 옳은 것만을 〈보기〉에서 있는 대로 고른 것은?

보기
ㄱ. (가)의 구간 Ⅱ에서 교감 신경의 작용이 촉진된다. ㄴ. 혈중 티록신의 농도는 구간 Ⅰ이 구간 Ⅱ보다 높다. ㄷ. (가)의 구간 Ⅰ에서 (나)의 A와 같은 현상이 나타난다.

① ㄱ ② ㄴ
③ ㄷ ④ ㄱ, ㄷ
⑤ ㄱ, ㄴ, ㄷ

385 그림은 추울 때 일어나는 체온 조절 과정의 일부를 나타낸 것이다. (가)~(다)는 자극 전달 경로이다.

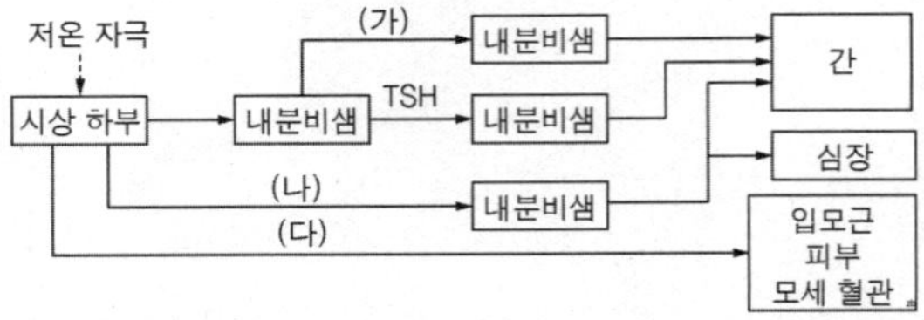

이에 대한 설명으로 옳은 것만을 〈보기〉에서 있는 대로 고른 것은?

보기
ㄱ. 피부 모세 혈관이 수축하여 열 방출량이 감소한다. ㄴ. 경로 (다)보다 경로 (가)에 의한 전달 속도가 느리다. ㄷ. (나)는 열 생산량을 증가시켜 체온 상승을 일으키는 경로이다.

① ㄱ ② ㄴ
③ ㄷ ④ ㄴ, ㄷ
⑤ ㄱ, ㄴ, ㄷ

유형 082 ▶ 삼투압 조절

386 그림은 어떤 사람에서 ㉠이 서로 다른 3가지 경우(A ~ C)에 ㉡에 따른 혈중 항이뇨 호르몬(ADH)의 농도를 나타낸 것이다. ㉠과 ㉡은 전체 혈액량과 혈장 삼투압을 순서 없이 나타낸 것이다.

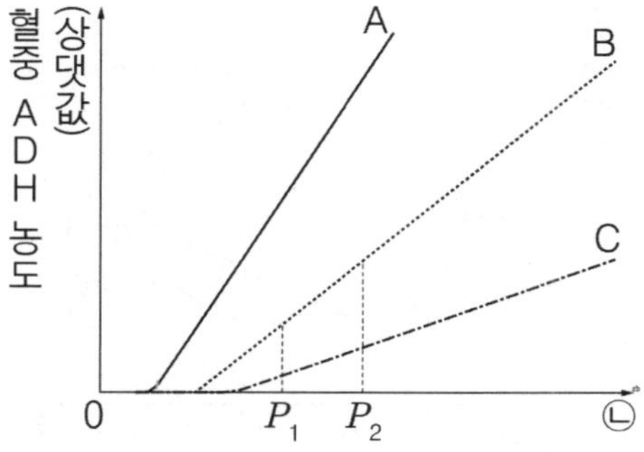

이에 대한 설명으로 옳은 것만을 〈보기〉에서 있는 대로 고른 것은?

보기

ㄱ. B는 A보다 전체 혈액량이 증가한 상태이다.
ㄴ. B에서 오줌의 삼투압은 P_1일 때가 P_2일 때보다 높다.
ㄷ. C에서 콩팥의 단위 시간당 수분 재흡수량은 P_1일 때가 P_2일 때보다 많다.

① ㄱ ② ㄴ
③ ㄱ, ㄷ ④ ㄴ, ㄷ
⑤ ㄱ, ㄴ, ㄷ

387 그림 (가)는 정상인의 혈장 삼투압에 따른 호르몬 X의 혈중 농도를, (나)는 이 사람이 1L의 물을 섭취한 후 시간에 따른 혈장과 오줌의 삼투압을 나타낸 것이다. X는 뇌하수체 후엽에서 분비된다.

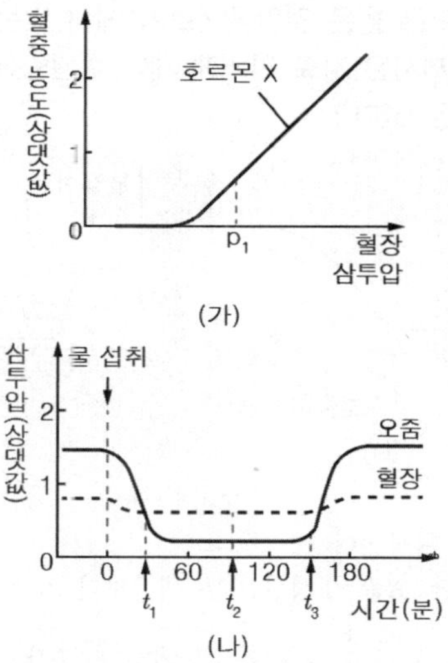

이에 대한 설명으로 옳은 것만을 〈보기〉에서 있는 대로 고른 것은?(단, (나)에서 오줌량 외에 체내 수분량에 영향을 미치는 요인은 없다.)

보기

ㄱ. 체내 수분량은 t_1일 때와 t_3일 때가 같다.
ㄴ. p_1일 때 땀을 많이 흘리면 혈중 X의 농도는 증가한다.
ㄷ. 콩팥에서 단위 시간당 수분 재흡수량은 t_2에서보다 물 섭취 시점이 더 많다.

① ㄱ ② ㄴ
③ ㄱ, ㄷ ④ ㄴ, ㄷ
⑤ ㄱ, ㄴ, ㄷ

388 그림 (가)는 혈중 ADH 농도에 따른 ㉡의 삼투압에 대한 ㉠의 삼투압 비를, (나)는 정상인이 1L의 물을 섭취한 후 시간에 따른 혈장과 오줌의 삼투압을 나타낸 것이다. ㉠과 ㉡은 각각 오줌과 혈장 중 하나이다. 이에 대한 설명으로 옳은 것만을 〈보기〉에서 있는 대로 고른 것은?(단, 제시된 자료 이외에 체내 수분량에 영향을 미치는 요인은 없다.)

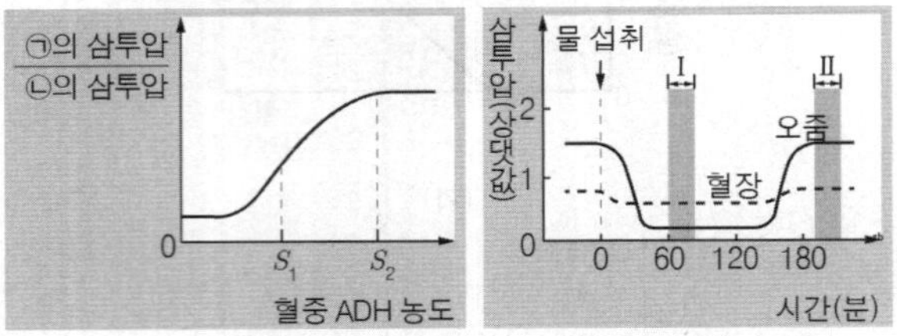

(가) (나)

보기

ㄱ. ㉠은 혈장이다.
ㄴ. 시간당 오줌 생성량은 S_1에서보다 S_2에서가 많다.
ㄷ. $\frac{\text{오줌 생성량}}{\text{혈장 삼투압}}$은 구간 Ⅰ에서가 구간 Ⅱ에서보다 크다.

① ㄴ ② ㄷ ③ ㄱ, ㄴ
④ ㄱ, ㄷ ⑤ ㄱ, ㄴ, ㄷ

389 그림은 건강한 사람의 혈장 삼투압에 따른 혈중 호르몬 X의 농도와 갈증의 강도를 나타낸 것이다. 이에 대한 설명으로 옳은 것만을 〈보기〉에서 있는 대로 고른 것은?(단, 제시된 자료 이외에 체내 수분량에 영향을 미치는 요인은 고려하지 않는다.)

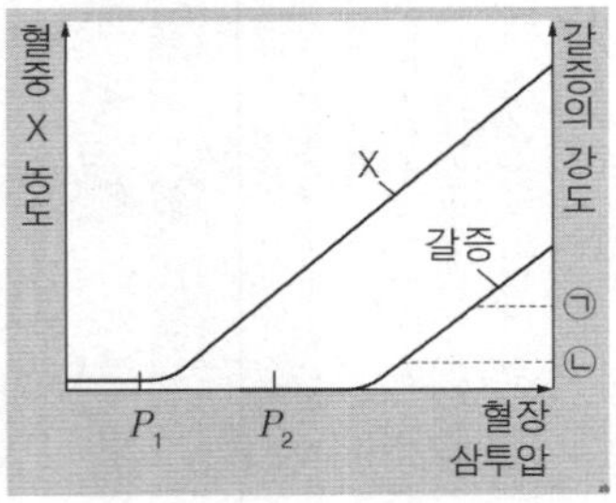

보기

ㄱ. X는 항이뇨 호르몬이다.
ㄴ. 오줌 삼투압은 P_2일 때가 P_1일 때보다 높다.
ㄷ. 콩팥에서 단위 시간당 수분 재흡수량은 갈증의 강도가 ㉠일 때가 ㉡일 때보다 많다.

① ㄱ ② ㄷ ③ ㄱ, ㄴ
④ ㄴ, ㄷ ⑤ ㄱ, ㄴ, ㄷ

390 그림은 생쥐에 각기 다른 액체를 주입하였을 때 시간에 따른 오줌 생성량을 나타낸 것이다. A와 B는 각각 소금물과 증류수 중 하나를 주입한 것이고, C는 뇌하수체 호르몬 X가 포함된 액체를 주입한 것이다. 이에 대한 설명으로 옳은 것은?(단, 생쥐의 실험 전 체내 혈장 삼투압은 A ~ C에서 모두 동일하다.)

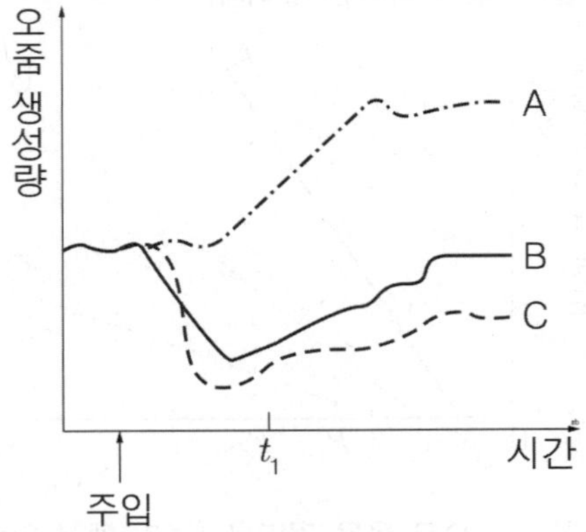

① A가 소금물을 주입한 것이다.
② A에서 혈액 내 ADH 농도는 t_1일 때가 주입 전보다 높다.
③ t_1일 때 혈장 삼투압은 A에서가 B에서보다 높다.
④ 혈장 삼투압은 세포막을 사이에 둔 두 용액의 농도 차이에 반비례한다.
⑤ 호르몬 X의 농도가 높을수록 체내 삼투압은 낮아지고 혈압은 높아진다.

※ 그림 (가)는 저온 자극 시 정상인에서 일어나는 체온 조절 과정의 경로 Ⅰ과 Ⅱ를, (나)는 이 사람의 시상 하부에 설정된 온도 변화에 따른 체온 변화를 나타낸 것이다. Ⅰ과 Ⅱ는 각각 신경에 의한 조절 경로와 호르몬에 의한 조절 경로 중 하나이고, 호르몬 X와 Y는 각각 에피네프린과 티록신 중 하나이다.

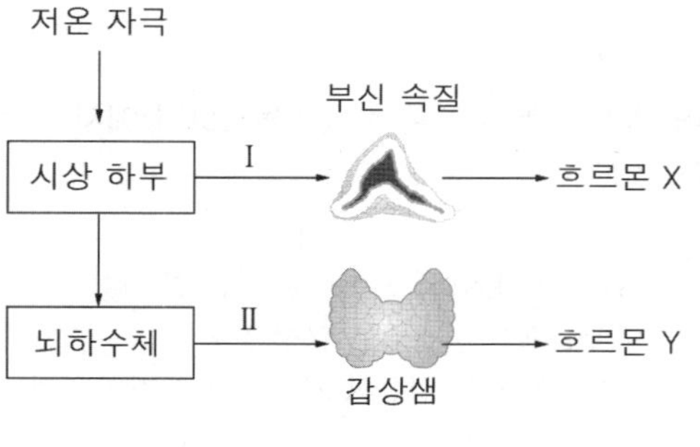

(가)

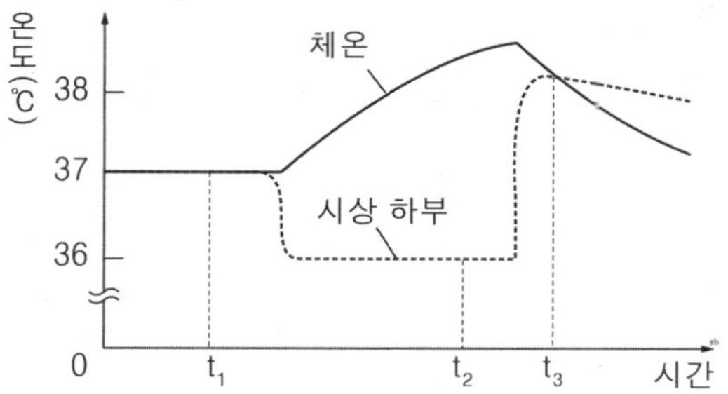

(나)

391 이에 대한 설명으로 옳은 것만을 〈보기〉에서 있는 대로 고른 것은?

보기
ㄱ. 열 발산량은 t_2일 때가 t_1일 때보다 적다.
ㄴ. 호르몬 X와 Y는 길항 작용을 통해 체온을 조절한다.
ㄷ. 단위 시간당 피부로 가는 혈액의 양은 t_1일 때가 t_3일 때 보다 많다.

① ㄱ ② ㄴ
③ ㄱ, ㄷ ④ ㄴ, ㄷ
⑤ ㄱ, ㄴ, ㄷ

유형 083 ▶ 삼투압 조절

※ 그림 (가)는 건강한 사람이 물 1L를 섭취한 후 ㉠과 ㉡의 변화를, (나)는 압력 ㉢과 ㉣에 따른 혈중 X농도를 나타낸 것이다. ㉠, ㉡은 혈장 삼투압과 단위 시간당 오줌 생성량 중 하나이며, ㉢, ㉣은 혈장 삼투압과 동맥 혈압 중 하나이다. X는 뇌하수체 후엽에서 분비되어 콩팥에 작용하는 호르몬이다. (단, 제시된 자료 이외에 체내 수분량에 영향을 미치는 요인은 없다.)

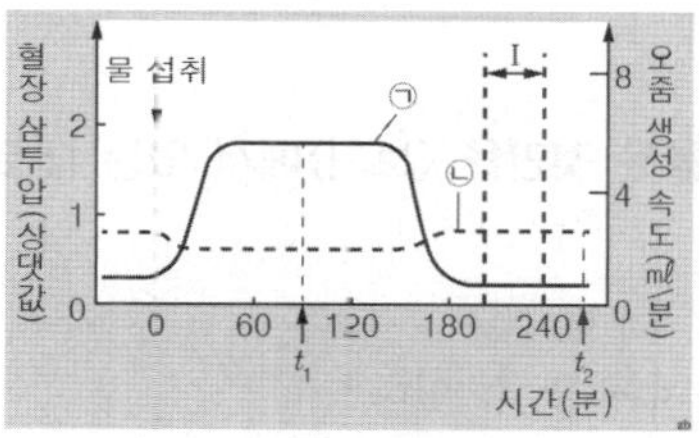

(가)

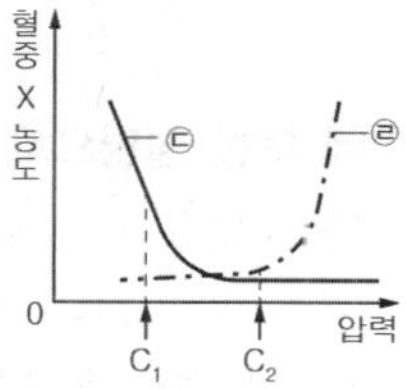

(나)

392 호르몬 X의 명칭과 각 기호에 알맞은 항목으로 옳게 짝지은 것은?

	호르몬 X	㉠	㉡	㉢	㉣
①	무기질 코르티코이드	혈장 삼투압	오줌 생성량	혈장 삼투압	동맥 혈압
②	무기질 코르티코이드	오줌 생성량	혈장 삼투압	동맥 혈압	혈장 삼투압
③	항이뇨호르몬	오줌 생성량	혈장 삼투압	혈장 삼투압	동맥 혈압
④	항이뇨호르몬	오줌 생성량	혈장 삼투압	동맥 혈압	혈장 삼투압
⑤	항이뇨호르몬	혈장 삼투압	오줌 생성량	혈장 삼투압	동맥 혈압

393 위의 그래프에 대한 설명으로 옳은 것을 〈보기〉에서 있는 대로 고른 것은?

보기
ㄱ. 혈중 X의 농도는 t_1일 때가 물 섭취 시점보다 낮다.
ㄴ. t_2일 때 X의 분비를 억제하는 물질을 투여하면 구간 Ⅰ에서보다 $\frac{\text{콩팥에서 단위 시간당 수분 재흡수량}}{㉡}$은 증가한다.
ㄷ. 콩팥에서 단위 시간당 수분 재흡수량은 동맥 혈압이 C_1일 때가 C_2일 때보다 많다.

① ㄱ ② ㄱ, ㄴ ③ ㄱ, ㄷ
④ ㄴ, ㄷ ⑤ ㄱ, ㄴ, ㄷ

유형 084 ▶ 뉴런의 구조와 기능

394 그림은 뉴런의 기본 구조를 나타낸 것이다.

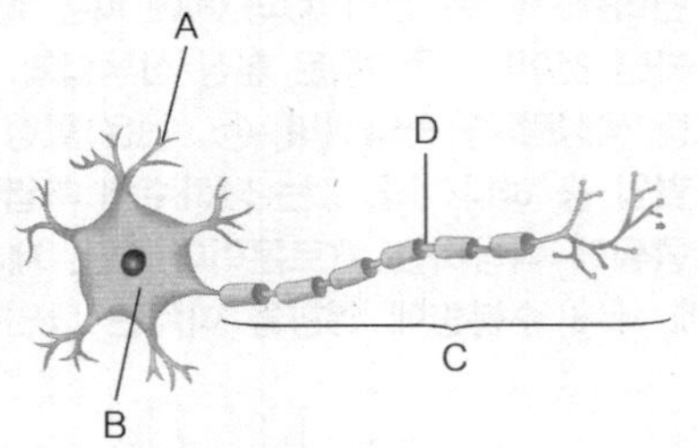

이에 대한 설명으로 옳은 것만을 〈보기〉에서 있는 대로 고른 것은?

보기
ㄱ. A에서는 자극을 수용할 수 있다.
ㄴ. B에는 핵과 세포질이 있어 물질대사가 일어난다.
ㄷ. 슈반세포의 세포막이 C를 여러 겹 싸고 있는 구조가 있다.
ㄹ. D에서는 세포막 안팎으로 이온의 이동이 불가능하다.

① ㄱ, ㄷ ② ㄱ, ㄹ ③ ㄴ, ㄹ
④ ㄱ, ㄴ, ㄷ ⑤ ㄴ, ㄷ, ㄹ

395 그림은 시냅스로 연결된 뉴런 (가)와 (나)를 나타낸 것이다. E에 역치 이상의 자극을 주면 A에서 활동 전위가 발생한다.

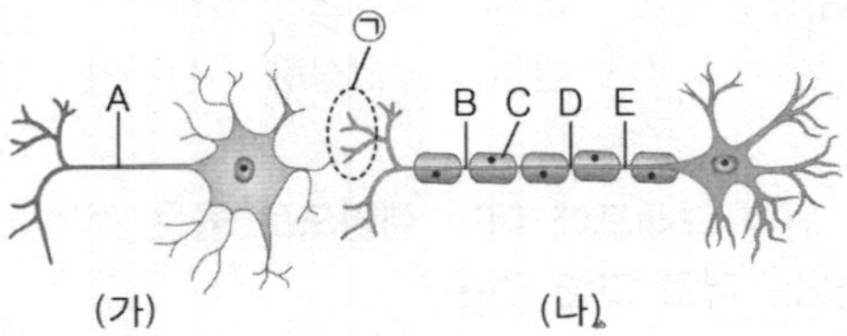

지점 E에 역치 이상의 자극을 줄 때에 대한 설명으로 옳은 것만을 〈보기〉에서 있는 대로 고른 것은?

보기
ㄱ. 그림에는 총 2개의 세포가 있다.
ㄴ. ㉠에서 신경 전달 물질이 분비된다.
ㄷ. (가)의 축삭돌기 전체와, (나)의 지점 B, C, D에서 활동 전위가 발생한다.

① ㄱ ② ㄴ ③ ㄱ, ㄴ
④ ㄱ, ㄷ ⑤ ㄴ, ㄷ

유형 085 ▶ 뉴런의 종류

396 그림은 뉴런 (가)~(다)를 나타낸 것이다.

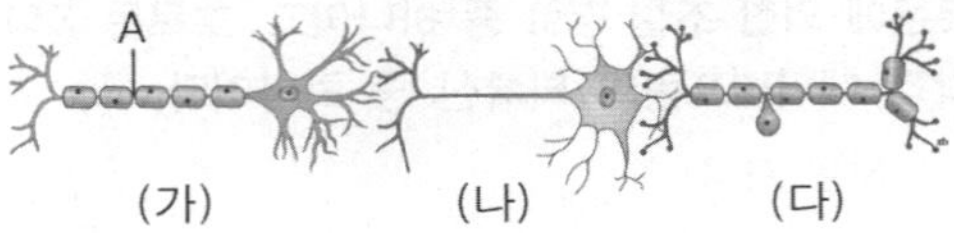

이에 대한 설명으로 옳은 것만을 〈보기〉에서 있는 대로 고른 것은?

보기
ㄱ. (가)는 감각기의 자극을 중추로 전달한다.
ㄴ. (나)는 중추 신경계를 구성한다.
ㄷ. A지점에 역치 이상의 자극이 주어지면, (가)→(나)→(다) 방향으로 자극이 전달된다.

① ㄱ ② ㄴ
③ ㄱ, ㄷ ④ ㄴ, ㄷ
⑤ ㄱ, ㄴ, ㄷ

397 그림은 뉴런 (가)~(다)를 나타낸 것이다. (가)~(다)는 각각 연합 뉴런, 구심성 뉴런, 원심성 뉴런 중 하나이다.

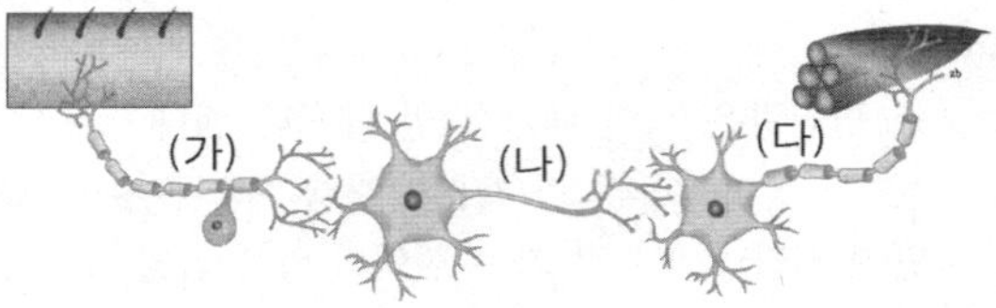

이에 대한 설명으로 옳은 것만을 〈보기〉에서 있는 대로 고른 것은?

보기
ㄱ. (가)는 구심성 뉴런이다.
ㄴ. (나)는 중추 신경계를 구성한다.
ㄷ. 자극의 이동 경로는 (다) → (나) → (가)이다.

① ㄱ ② ㄴ
③ ㄷ ④ ㄱ, ㄴ
⑤ ㄴ, ㄷ

유형 086 ▶ 흥분의 전도

398 그림 (가)는 운동 신경 X에 역치 이상의 자극을 주었을 때 X의 축삭 돌기 한 지점 P에서 측정한 막전위 변화를, (나)는 P에서 발생한 흥분이 X의 축삭 돌기 말단 방향 각 지점에 도달하는 데 경과한 시간을 P로부터의 거리에 따라 나타낸 것이다. Ⅰ과 Ⅱ는 X의 축삭 돌기에서 말이집으로 싸여 있는 부분과 말이집으로 싸여 있지 않은 부분을 순서 없이 나타낸 것이다.

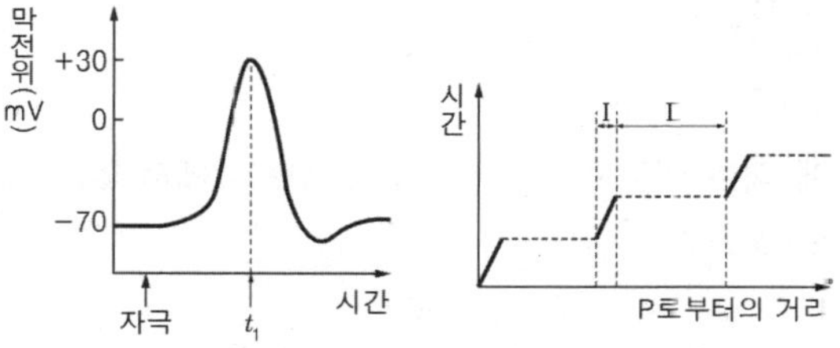

(가) (나)

이에 대한 설명으로 옳은 것만을 〈보기〉에서 있는 대로 고른 것은?(단, 흥분의 전도는 1회 일어났다.)

보기

ㄱ. t_1일 때 이온의 $\frac{\text{세포안의농도}}{\text{세포밖의농도}}$는 Na^+이 K^+보다 크다.
ㄴ. Ⅰ에서 활동 전위가 발생했다.
ㄷ. Ⅱ에는 슈반 세포가 존재하지 않는다.

① ㄱ ② ㄴ ③ ㄷ ④ ㄴ, ㄷ ⑤ ㄱ, ㄴ, ㄷ

399 그림 (가)는 어떤 뉴런의 축삭 돌기에서 흥분이 1회 전도될 때, 지점 Ⅰ ~ Ⅲ에서 막의 이온 통로를 통한 이온의 이동을, (나)는 이 뉴런의 막전위가 휴지 전위일 때 세포 밖과 안의 이온 분포를 나타낸 것이다. Ⅰ ~ Ⅲ은 각각 재분극, 탈분극, 분극 상태 중 하나이며, ㉠과 ㉡은 각각 Na^+과 K^+ 중 하나이다.

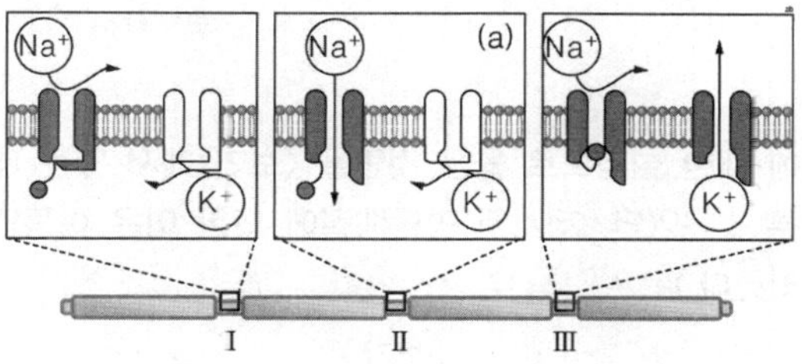

(가)

이온	세포 밖	세포 안
㉠	135~145	15
㉡	3.5~5	150

(단위:mM)

(나)

이에 대한 설명으로 옳은 것만을 〈보기〉에서 있는 대로 고른 것은?

보기

ㄱ. Ⅰ에서 (나)의 이온 분포가 나타난다.
ㄴ. Ⅲ에서 ㉠의 확산이 일어난다.
ㄷ. 흥분의 전도 방향은 Ⅰ→Ⅱ→Ⅲ이다.

① ㄱ ② ㄷ ③ ㄱ, ㄴ ④ ㄱ, ㄷ ⑤ ㄴ, ㄷ

400 그림은 뉴런의 세포막에 존재하며, 막전위 형성에 관여하는 막단백질을 나타낸 것이다.

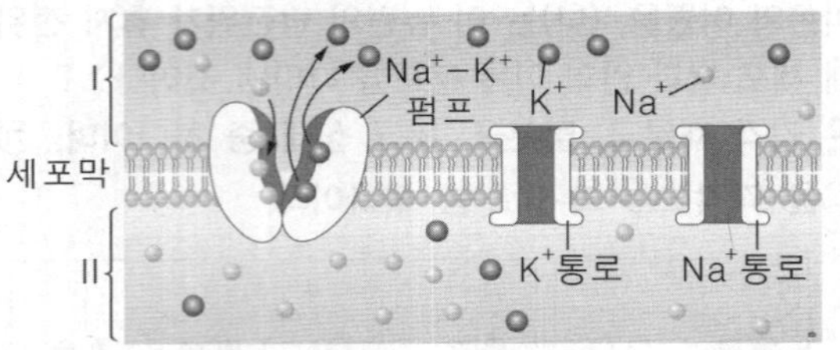

이에 대한 설명으로 옳은 것만을 〈보기〉에서 있는 대로 고른 것은?(단, 제시된 막단백질에 의한 이온 이동만을 고려한다.)

보기

ㄱ. $\dfrac{Na^+ \text{ 농도}}{K^+ \text{ 농도}}$는 Ⅱ에서보다 Ⅰ에서 작다.

ㄴ. K^+이 Ⅰ에서 Ⅱ방향으로 이동할 때 에너지가 소비된다.

ㄷ. Na^+-K^+ 펌프를 통해 Na^+은 Ⅱ에서 Ⅰ방향으로 이동한다.

① ㄱ ② ㄴ
③ ㄷ ④ ㄱ, ㄷ
⑤ ㄴ, ㄷ

401 다음 그림은 분극 상태인 축삭돌기의 한 지점을 나타낸 것이다. (가)는 펌프이다. 이 자료에 대한 옳지 않은 설명은?

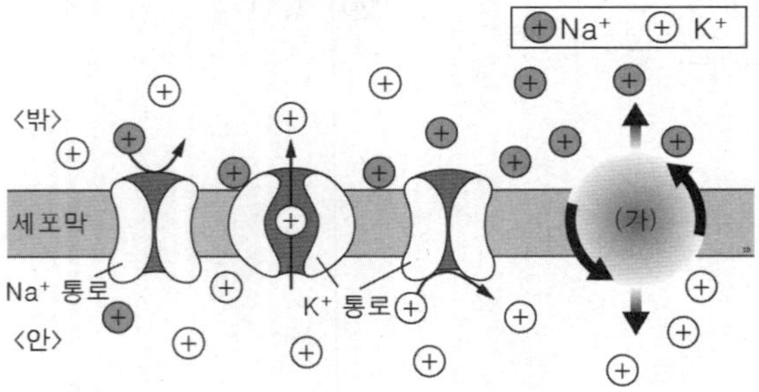

① 세포 안은 상대적으로 음전하를 띠고 있다.
② K^+통로의 일부는 열려 있다.
③ (가)는 ATP를 소모한다.
④ Na^+통로는 닫혀있다.
⑤ (가)에서 K^+은 안으로 확산되고 있다.

402 (가)는 휴지 상태에 있는 신경 세포(A)에 미세 전극을 꽂아 막전위를 측정하는 과정을, (나)는 휴지 상태에 있는 신경 세포(A)의 하전 상태를 나타낸 것이다. ⓐ와 ⓑ는 미세전극이다.

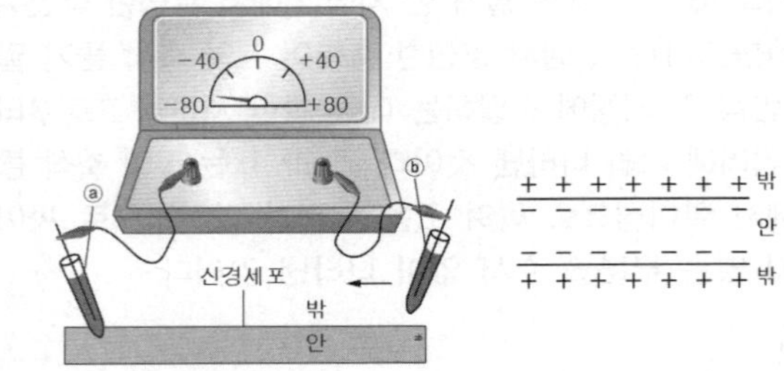

(가) (나)

이에 대한 설명으로 옳은 것만을 〈보기〉에서 있는 대로 고른 것은?

보기

ㄱ. (가)의 측정 결과, 신경 세포(A)의 휴지 전위는 $-80mV$임을 알 수 있다.

ㄴ. (나)를 통해, 신경 세포(A)는 분극 상태임을 확인할 수 있다.

ㄷ. (가)에서 세포막 밖의 미세 전극 ⓑ를 화살표 방향으로 이동하여 다시 측정하면 막전위가 상승한다.

① ㄱ ② ㄴ
③ ㄷ ④ ㄱ, ㄴ
⑤ ㄱ, ㄷ

유형 087 ▶ 흥분의 전달

403 그림은 시냅스로 연결된 뉴런을 나타낸 것이다.

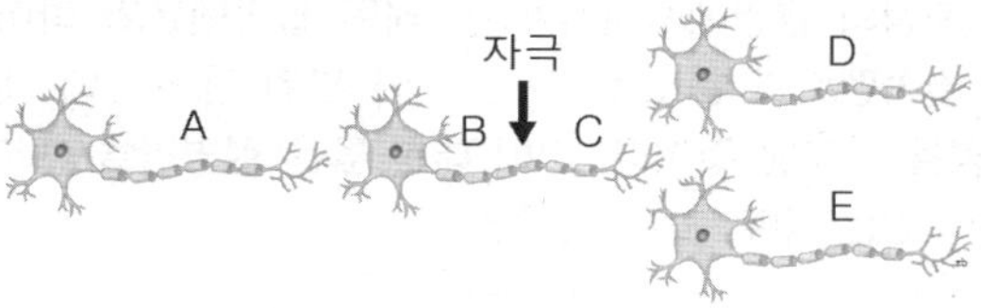

이와 같이 연결된 뉴런에서 B와 C 사이에 자극을 주었을 때 활동 전위가 발생하는 부위를 있는 대로 고른 것은?

① A, B　② B, C
③ C, D, E　④ B, C, D, E
⑤ A, B, C, D, E

404 그림 (가)는 신경 A ~ C를, (나)는 (가)의 P 지점에 역치 이상의 자극을 동시에 1회씩 준 후, Q 지점에서의 막전위 변화를 나타낸 것이다. (나)의 Ⅰ ~ Ⅲ은 각각 A ~ C의 막전위 변화 중 하나이다. t_1과 t_2는 Ⅰ ~ Ⅲ에서 같은 시점을 나타낸다.(단, 축삭의 굵기는 동일하다.)

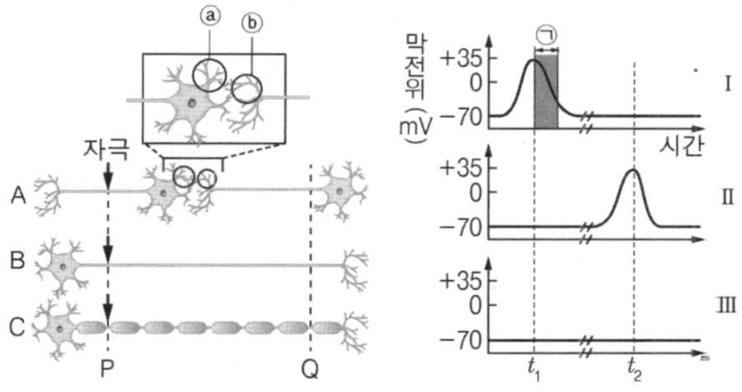

(가)　(나)

이에 대한 설명으로 옳은 것만을 〈보기〉에서 있는 대로 고른 것은?

보기
ㄱ. 시냅스 소포는 ⓐ보다 ⓑ에 많다. ㄴ. 구간 ㉠에서 Na^+의 농도는 세포 안보다 세포 밖이 높다. ㄷ. B의 막전위 변화는 (나)의 Ⅱ에 해당한다.

① ㄱ　② ㄴ
③ ㄱ, ㄷ　④ ㄴ, ㄷ
⑤ ㄱ, ㄴ, ㄷ

405 그림은 시냅스에서 흥분이 전달되는 과정을 모식적으로 나타낸 것이다.

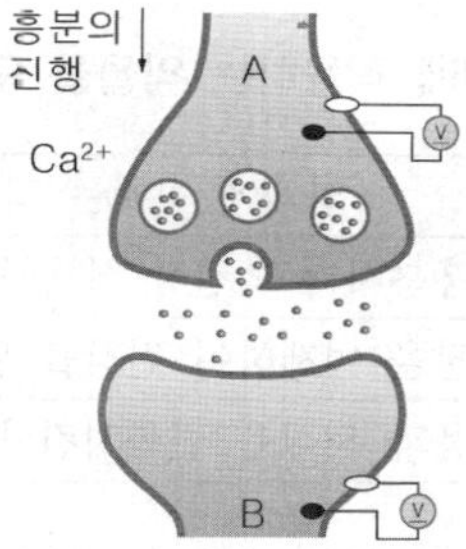

이에 대한 설명으로 옳은 것만을 〈보기〉에서 있는 대로 고른 것은?

보기
ㄱ. 신경 전달 물질은 시냅스 틈에서 확산에 의해 이동한다. ㄴ. 뉴런 A는 시냅스 전 뉴런, 뉴런 B는 시냅스 후 뉴런이다. ㄷ. 활동 전위는 A보다 B에서 먼저 형성된다.

① ㄱ　② ㄴ　③ ㄷ
④ ㄱ, ㄴ　⑤ ㄴ, ㄷ

406 그림 (가)는 연결된 두 뉴런에서 지점 B와 이 지점으로부터 같은 거리에 위치하는 두 지점 A와 C를, (나)는 B에 자극을 가했을 때 A와 C에서의 막전위 변화를 나타낸 것이다. 이에 대한 설명으로 옳은 것만을 〈보기〉에서 있는 대로 고른 것은?

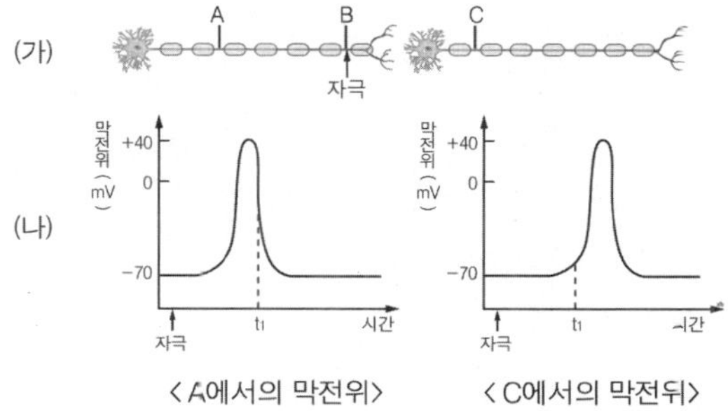

보기
ㄱ. t_1일 때 A에서 K^+이 세포 안으로 확산된다. ㄴ. t_1일 때 C에서 Na^+의 농도는 세포 안보다 서포 밖에서 높다. ㄷ. 흥분의 이등 속도는 구간 A~B 구간보다 B~C에서 빠르다.

① ㄱ　② ㄴ　③ ㄱ, ㄴ
④ ㄴ, ㄷ　⑤ ㄱ, ㄴ, ㄷ

유형 088 ▶ 약물의 영향

407 표는 인체에 작용하는 약물을 구분한 것이다.

	인체에 미치는 영향
(가)	신경을 흥분시키고 긴장 상태를 유지한다.
(나)	신호 전달을 억제하여 긴장을 완화시킨다.
(다)	인지 작용과 의식을 변화시킨다.

이에 대한 설명으로 옳은 것을 〈보기〉에서 있는 대로 고른 것은?

보기

ㄱ. (가)에 해당하는 약물로는 아편, 코카인 등이 있다.
ㄴ. (나)는 임상과 치료에 활용할 수 있다.
ㄷ. (다)는 실제로 존재하지 않는 환각을 유발한다.

① ㄱ ② ㄴ
③ ㄱ, ㄴ ④ ㄴ, ㄷ
⑤ ㄱ, ㄴ, ㄷ

유형 089 ▶ 근수축 운동

408 그림은 어떤 골격근을 구성하는 근육 원섬유 X의 한 지점의 단면에서 관찰되는 액틴 필라멘트와 마이오신 필라멘트의 분포를, 표는 X의 부위 ㉠~㉢에 대한 설명을 나타낸 것이다. 이에 대한 옳은 설명만을 〈보기〉에서 있는 대로 고른 것은?

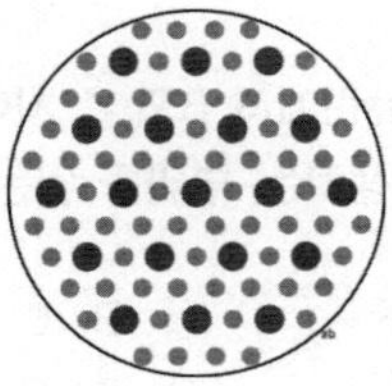

- ㉠~㉢은 각각 A대, H대, I대 중 하나이다.
- ㉠에는 마이오신 필라멘트가 없다.
- ㉢에는 그림과 같은 단면을 갖는 부분이 있다.

보기

ㄱ. ㉠은 X가 수축하면 길이가 짧아진다.
ㄴ. ㉠과 ㉡과 길이의 변화는 X가 이완할 때 서로 같다.
ㄷ. 근육의 원섬유 마디에서 ㉢은 어둡게 보인다.

① ㄱ ② ㄴ
③ ㄷ ④ ㄴ, ㄷ
⑤ ㄱ, ㄴ, ㄷ

409 그림 (가)는 근육 원섬유 마디 X의 종단면을, (나)는 시간이 t_1에서 t_2로 흐를 때 ㉠과 ㉡ 중 한 지점에서의 횡단면 변화를 나타낸 것이다.

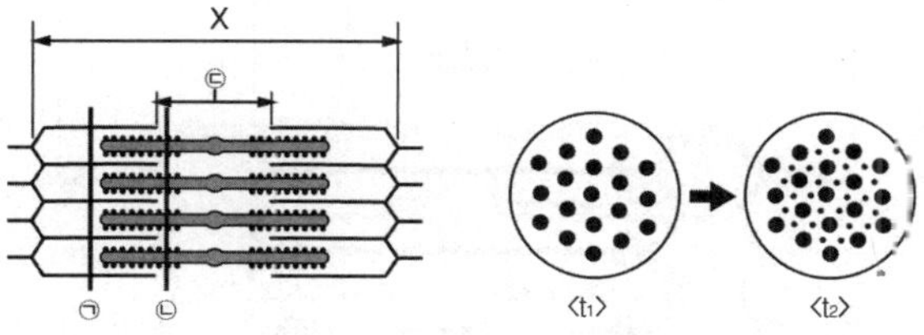

(가) (나)

이에 대한 설명으로 옳은 것만을 〈보기〉에서 있는 대로 고른 것은?(단, ㉠과 ㉡지점, 마이오신의 위치는 모두 고정되어 있으며, ㉢은 마이오신으로만 구성된 부위이다.)

〈보기〉

ㄱ. ㉢의 길이는 t_1보다 t_2일 때 길다.
ㄴ. (나)는 ㉠ 지점에서의 횡단면 변화이다.
ㄷ. X에서 $\frac{\text{A대길이}}{\text{H대길이}}$는 t_1보다 t_2일 때 크다.

① ㄱ ② ㄴ ③ ㄷ
④ ㄱ, ㄴ ⑤ ㄴ, ㄷ

410 근육 원섬유 마디를 나타낸 모식도이다.

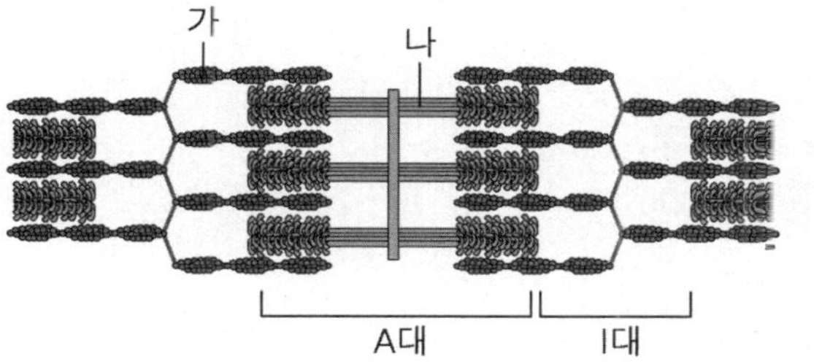

이에 대한 설명으로 옳은 것만을 〈보기〉에서 있는 대로 고른 것은?

〈보기〉

ㄱ. (가)는 액틴, (나)는 마이오신이다.
ㄴ. 근육이 수축할 때 A대가 짧아진다.
ㄷ. 근육이 이완할 때 I 대가 늘어난다.
ㄹ. 근육이 수축하려면 ATP가 공급되어야 한다.

① ㄱ, ㄴ ② ㄱ, ㄷ
③ ㄷ, ㄹ ④ ㄱ, ㄷ, ㄹ
⑤ ㄴ, ㄷ, ㄹ

411 그림 (가)~(다)는 근육 원섬유 마디 X에서 서로 다른 세 지점의 단면을 나타낸 것이다. ㉠과 ㉡은 각각 액틴 필라멘트와 마이오신 필라멘트 중 하나이다.

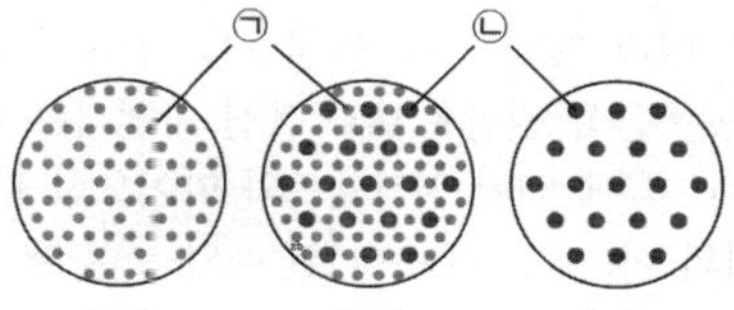

(가) (나) (다)

이에 대한 설명으로 옳은 것만을 〈보기〉에서 있는 대로 고른 것은?

〈보기〉

ㄱ. ㉠은 마이오신 필라멘트이다.
ㄴ. H대에는 (다)와 같은 단면이 있다.
ㄷ. X의 길이가 짧아지면, 짧아지기 전보다 (나)와 같은 단면을 갖는 부분의 길이가 길어진다.

① ㄴ ② ㄷ
③ ㄱ, ㄴ ④ ㄴ, ㄷ
⑤ ㄱ, ㄴ, ㄷ

412 다음은 산소가 부족한 상황에서 근수축에 필요한 에너지를 공급하는 과정이다. ㉠~㉣은 각각 ADP+Pi, 젖산, 크레아틴 인산 ATP 중 하나이다. 이에 대한 설명으로 옳은 것만을 〈보기〉에서 있는 대로 고른 것은?

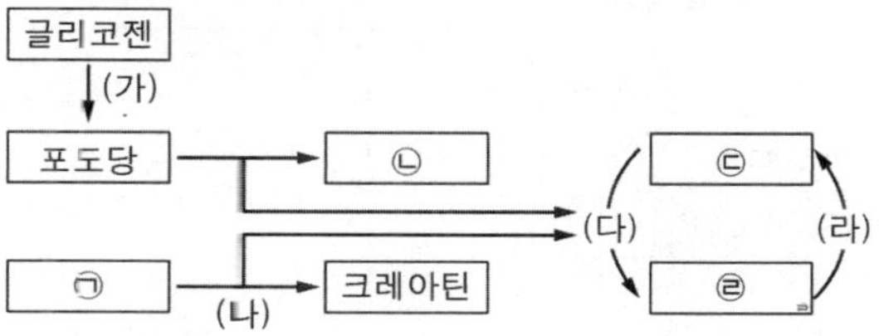

〈보기〉

ㄱ. (가), (나), (라)는 이화 작용이다.
ㄴ. 프도당은 ㉡, 이산화탄소, 물로 완전분해된다.
ㄷ. ㉠은 근수축에 즉시 사용될 수 있는 에너지원이다.

① ㄱ ② ㄴ
③ ㄱ, ㄴ ④ ㄱ, ㄷ
⑤ ㄴ, ㄷ

413 다음은 골격근의 구성과 수축 과정에 대한 자료이다.

- 골격근은 근육 섬유 다발로 구성되고, 하나의 근육 섬유는 여러 개의 근육 원섬유를 가지고 있다.
- 표 (가)는 근육 원섬유 마디 X를 구성하는 서로 다른 부위 ㉠~㉢에 액틴 필라멘트와 마이오신 필라멘트가 있는지의 여부를, (나)는 t_1일 때와 t_2일 때 X의 부위에 따른 길이를 나타낸 것이다. X의 길이는 ㉠~㉢의 길이 합과 같다. 단, 표 (가)에 의해 ㉠~㉢은 모두 각각 구별된다.

구분	액틴 필라멘트	마이오신 필라멘트
㉠	있음	?
㉡	?	?
㉢	?	?

(가)

시점	㉠과 ㉡의 길이 합	㉠과 ㉢의 길이 합
t_1	2.0㎛	2.8㎛
t_2	2.0㎛	2.2㎛

(나)

이에 대한 설명으로 옳은 것만을 〈보기〉에서 있는 대로 고른 것은?

보기

ㄱ. ㉡과 ㉢에는 마이오신 필라멘트가 있다.
ㄴ. 근육 섬유 다발은 동물의 구성 단계 중 기관이다.
ㄷ. 근육 원섬유 마디의 길이는 t_1일 때보다 t_2일 때 0.3㎛ 짧다.

① ㄱ ② ㄴ ③ ㄱ, ㄷ ④ ㄴ, ㄷ ⑤ ㄱ, ㄴ, ㄷ

414 다음은 근육 원섬유 마디를 나타낸 것이다. 근육이 수축할 때 길이가 짧아지는 것을 모두 고른 것은?

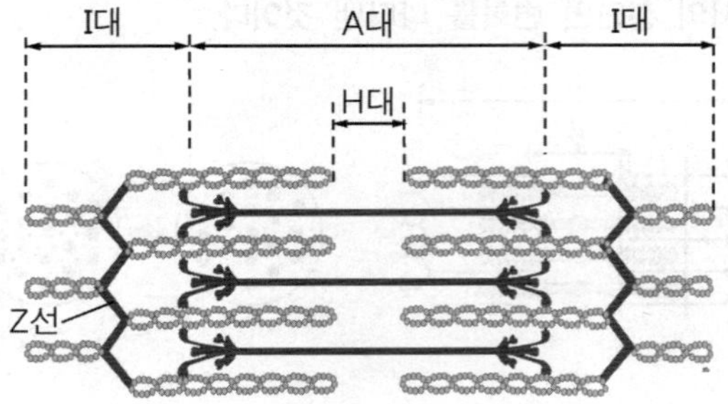

보기

ㄱ. I대
ㄴ. H대
ㄷ. A대

① ㄱ ② ㄴ ③ ㄷ ④ ㄱ, ㄴ ⑤ ㄱ, ㄷ

유형 090 ▶ 중추 신경계

415 교통사고로 병원에 실려 온 환자의 뇌를 검사한 결과 그림과 같이 뇌의 특정 부위의 기능이 상실되었다는 사실을 알게 되었다.

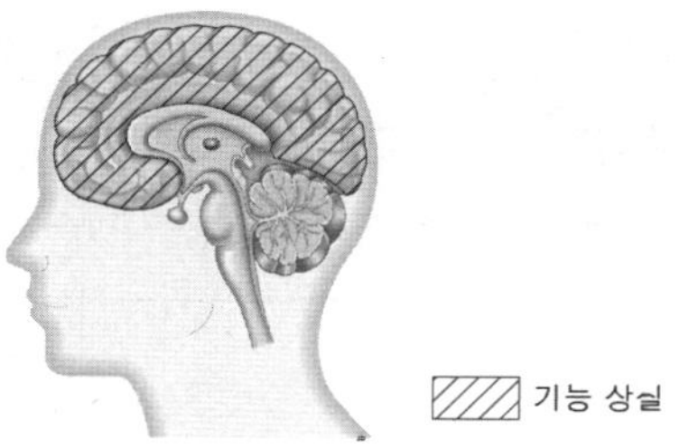

이 환자에 대한 설명으로 옳은 것만을 〈보기〉에서 있는 대로 고른 것은?

보기
ㄱ. 스스로 체온 조절을 할 수 있다.
ㄴ. 의식적으로 동공의 크기를 조절할 수 있다.
ㄷ. 이 사람은 뇌사 판정을 받을 것이다.

① ㄱ
② ㄴ
③ ㄱ, ㄷ
④ ㄴ, ㄷ
⑤ ㄱ, ㄴ, ㄷ

416 그림은 중추 신경계의 구조를 나타낸 것이다. A ~ D는 각각 대뇌, 간뇌, 연수, 척수 중 하나이다.

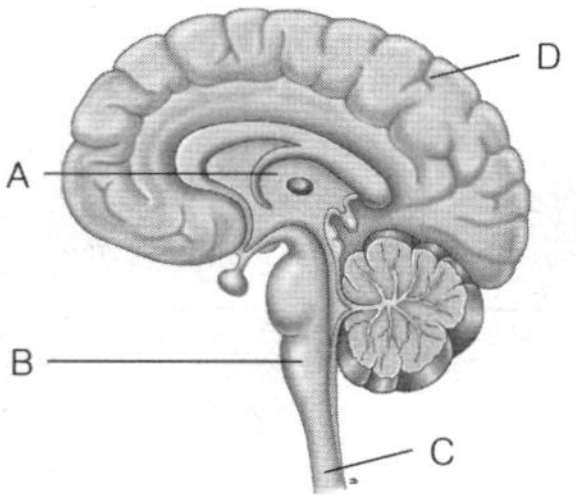

이에 대한 설명으로 옳은 것만을 〈보기〉에서 있는 대로 고른 것은?

보기
ㄱ. A는 수의 운동을 조절한다.
ㄴ. B는 신경의 교차가 일어난다.
ㄷ. C와 D는 속질에 대부분의 신경 세포체가 존재한다.

① ㄱ
② ㄴ
③ ㄷ
④ ㄱ, ㄴ
⑤ ㄴ, ㄷ

417 그림은 연수, 중간뇌, 간뇌를 구분하는 과정을 나타낸 것이다.

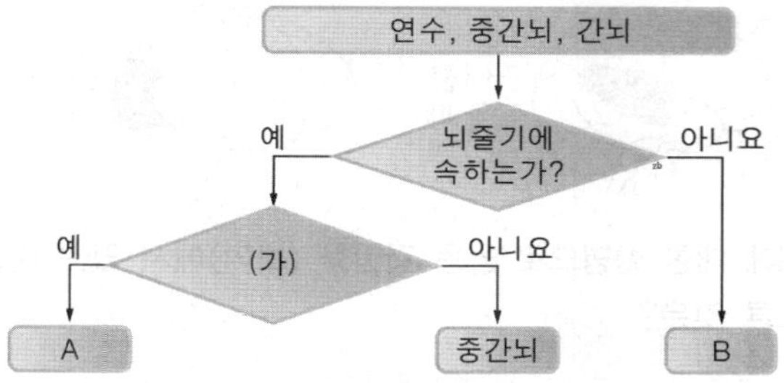

이에 대한 설명으로 옳은 것만을 〈보기〉에서 있는 대로 고른 것은?

보기
ㄱ. A는 뇌교와 척수 사이에 있다.
ㄴ. '신경의 좌우 교차가 일어나는가?'는 (가)에 해당한다.
ㄷ. B에는 감각령, 연합령, 운동령이 있다.

① ㄱ
② ㄷ
③ ㄱ, ㄴ
④ ㄴ, ㄷ
⑤ ㄱ, ㄴ, ㄷ

418 그림은 사람이 여러 가지 언어활동을 할 때 활성화되는 대뇌 겉질 영역(A ~ D)을 나타낸 것이다.

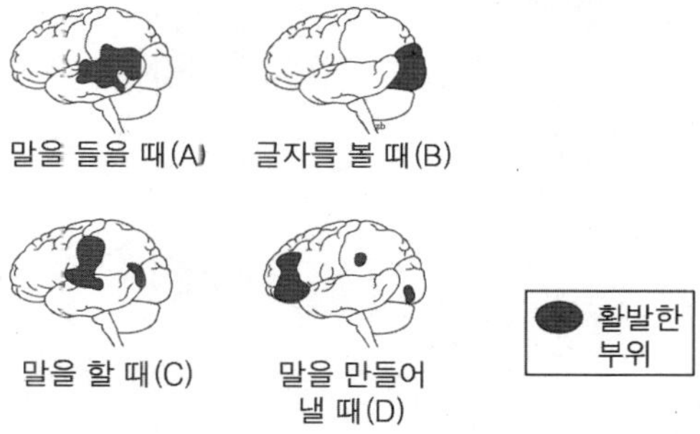

이에 대한 설명으로 옳은 것만을 〈보기〉에서 있는 대로 고른 것은?

보기
ㄱ. A는 전두엽, B는 측두엽에 해당한다.
ㄴ. 대뇌 겉질은 기능에 따라 분업화되어 있다.
ㄷ. 활성화되는 부위에서는 비교적 물질대사가 활발하게 일어난다.

① ㄱ
② ㄴ
③ ㄱ, ㄷ
④ ㄴ, ㄷ
⑤ ㄱ, ㄴ, ㄷ

419 그림은 단어를 들을 때와 볼 때 대뇌에서 활성화되는 주요 부위를 나타낸 것이다.

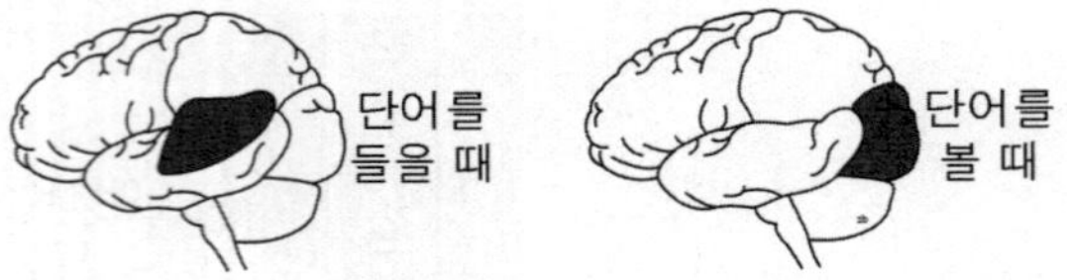

이에 대한 설명으로 옳은 것만을 〈보기〉에서 있는 대로 고른 것은?

보기
ㄱ. 단어를 들을 때 측두엽이 활성화된다. ㄴ. 측두엽이 손상되면 단어를 들을 수 있지만 말을 하지 못한다. ㄷ. 단어를 보고 인식하는 기능은 주로 후두엽의 속질에서 담당한다.

① ㄱ ② ㄴ
③ ㄱ, ㄴ ④ ㄱ, ㄷ
⑤ ㄱ, ㄴ, ㄷ

유형 091 ▶ 말초 신경계

420 그림은 중추 신경계와 반응기 사이에 연결된 신경 A~C를 나타낸 것이다. (가)와 (나)는 각각 심장과 골격근 중 하나이다.

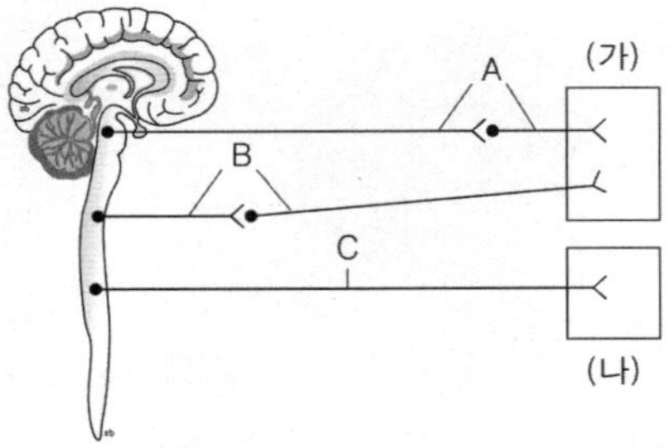

이에 대한 설명으로 옳은 것만을 〈보기〉에서 있는 대로 고른 것은?

보기
ㄱ. (가)는 심장이다. ㄴ. A와 C에서 각각 반응기로 분비되는 신경 전달 물질의 종류는 같다. ㄷ. B의 시냅스 이전 뉴런의 신경 세포체는 척수의 속질에 존재한다.

① ㄴ ② ㄷ ③ ㄱ, ㄴ
④ ㄴ, ㄷ ⑤ ㄱ, ㄴ, ㄷ

421 그림은 사람의 신경계를 구분하여 나타낸 것이다.

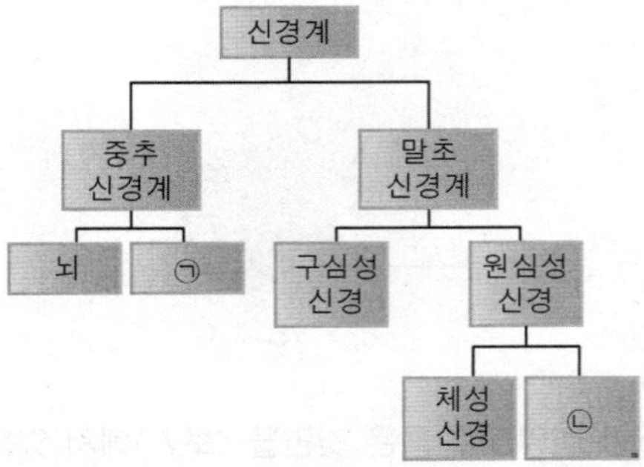

이에 대한 설명으로 옳은 것만을 〈보기〉에서 있는 대로 고른 것은?

보기
ㄱ. ㉠의 겉질은 회색질이다. ㄴ. 뇌 신경은 중추 신경계에 속한다. ㄷ. ㉡은 교감 신경과 부교감 신경으로 나뉜다.

① ㄱ ② ㄴ ③ ㄷ
④ ㄱ, ㄷ ⑤ ㄴ, ㄷ

422 그림은 자극에 의한 반사가 일어날 때 관여하는 뉴런 A와 B를 나타낸 것이다. 뉴런 A는 구심성 뉴런, B는 원심성 뉴런이다.

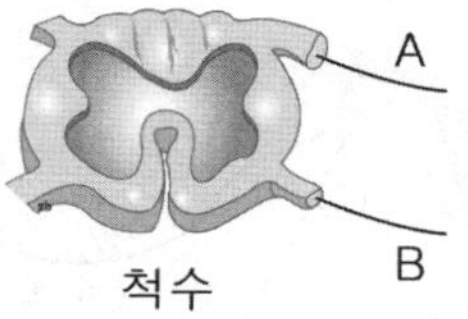

이에 대한 설명으로 옳은 것만을 〈보기〉에서 있는 대로 고른 것은?

보기
ㄱ. A는 감각 뉴런이다.
ㄴ. A는 자율 신경에 해당한다.
ㄷ. B는 전근을 구성한다.

① ㄴ
② ㄷ
③ ㄱ, ㄴ
④ ㄱ, ㄷ
⑤ ㄱ, ㄴ, ㄷ

423 말초 신경계에 대한 설명으로 옳지 않은 것은?

① 감각 신경은 원심성 신경이다.
② 체성 신경계에는 신경절이 없다.
③ 12쌍의 뇌 신경과 31쌍의 척수 신경으로 구성된다.
④ 자율 신경계는 대뇌의 직접적인 영향을 받지 않는다.
⑤ 체성 신경계는 뇌와 척수의 명령을 골격근에 전달한다.

유형 092 ▶ 의식적 반응과 무의식적 반사

424 그림은 감각기로부터 수용된 자극이 중추 신경계를 거쳐 반응기로 전달되는 경로 ㉠과 ㉡을 나타낸 것이다.

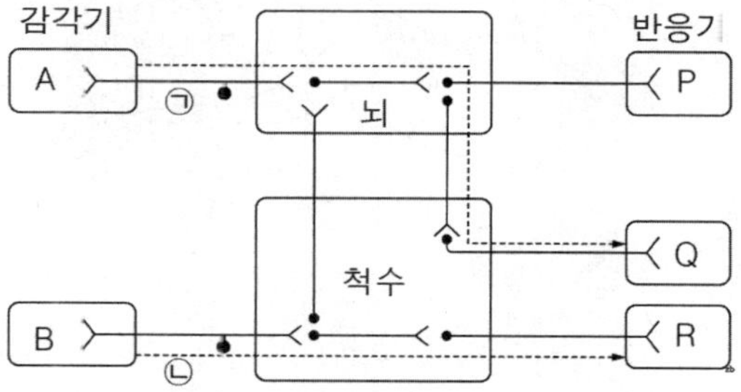

이에 대한 설명으로 옳은 것만을 〈보기〉에서 있는 대로 고른 것은?

보기
ㄱ. 깜깜한 방에서 손을 더듬으며 스위치를 찾을 때 반응 경로는 ㉠이다.
ㄴ. P, Q, R 반응기는 같은 신경전달물질에 의해 명령을 전달받는다.
ㄷ. 밝은 빛에 의한 동공 반사는 척수가 중추이다.

① ㄱ
② ㄴ
③ ㄷ
④ ㄱ, ㄴ
⑤ ㄴ, ㄷ

425 그림은 무릎 반사가 일어나는 과정에서 흥분 전달 경로를 나타낸 것이다. 이에 대한 옳은 설명만을 〈보기〉에서 있는 대로 고른 것은?

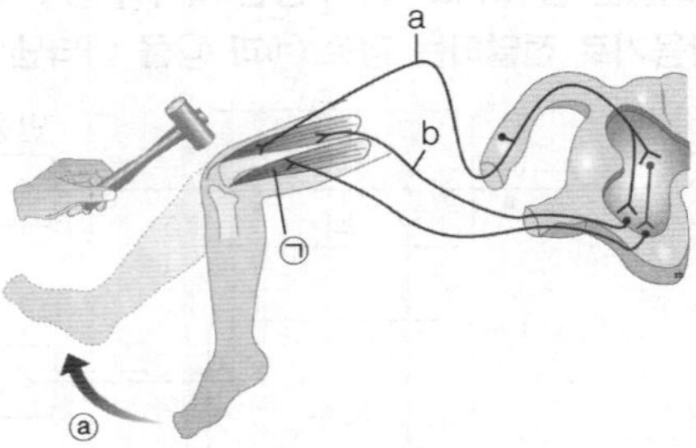

보기

ㄱ. 신경 a의 축삭 돌기에서 Na^+-K^+펌프를 통해 Na^+이 세포 안으로 유입된다.
ㄴ. 신경 b에서 흥분의 이동은 도약 전도를 통해 일어난다.
ㄷ. ⓐ가 일어나는 동안 ㉠의 근육 원섬유 마디에서 $\frac{\text{A대의 길이}}{\text{I대의 길이}}$가 작아진다.

① ㄱ ② ㄴ
③ ㄷ ④ ㄱ, ㄷ
⑤ ㄴ, ㄷ

426 그림은 무릎 반사가 일어나는 과정에서 흥분 전달 경로를 나타낸 것이다.

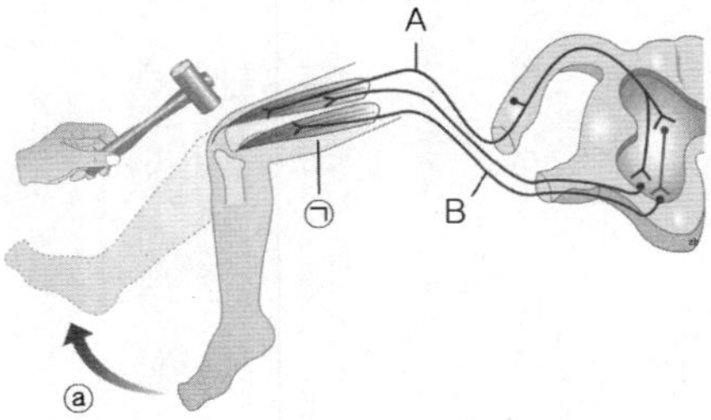

이에 대한 설명으로 옳은 것만을 〈보기〉에서 있는 대로 고른 것은?

보기

ㄱ. A는 감각뉴런이다.
ㄴ. B는 자율 신경계에 속한다.
ㄷ. ⓐ가 일어나는 동안 ㉠의 근육 섬유 마디에서 마이오신 필라멘트의 길이는 길어진다.

① ㄱ ② ㄴ
③ ㄱ, ㄷ ④ ㄴ, ㄷ
⑤ ㄱ, ㄴ, ㄷ

427 그림은 무릎 반사가 일어날 때 감각기와 반응기 사이의 흥분 전달 경로를 나타낸 것이다.

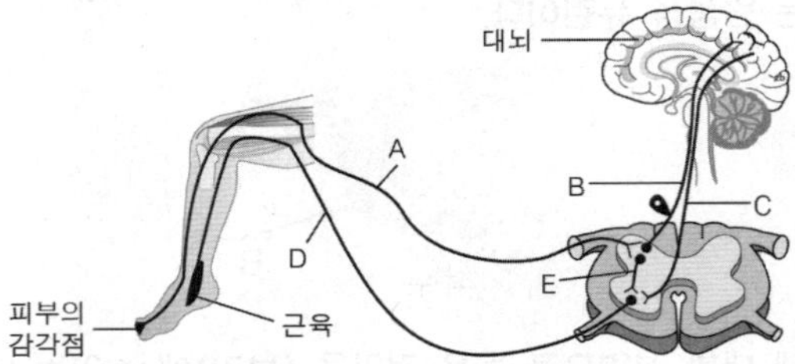

이에 대한 설명으로 옳은 것만을 〈보기〉에서 있는 대로 고른 것은?

보기

ㄱ. 흥분 전달 경로는 D→E→A이다.
ㄴ. 감각에 대한 정보는 뇌로 전달되지 않는다.
ㄷ. 신경 D는 척수의 배 쪽으로 뻗어 나온다.

① ㄱ ② ㄷ
③ ㄱ, ㄴ ④ ㄱ, ㄷ
⑤ ㄴ, ㄷ

428 다음 그림은 무릎 반사가 일어나는 과정에서 흥분 전달 경로를 나타낸 것이다. 이에 대한 설명으로 옳은 것만을 〈보기〉에서 모두 고른 것은?

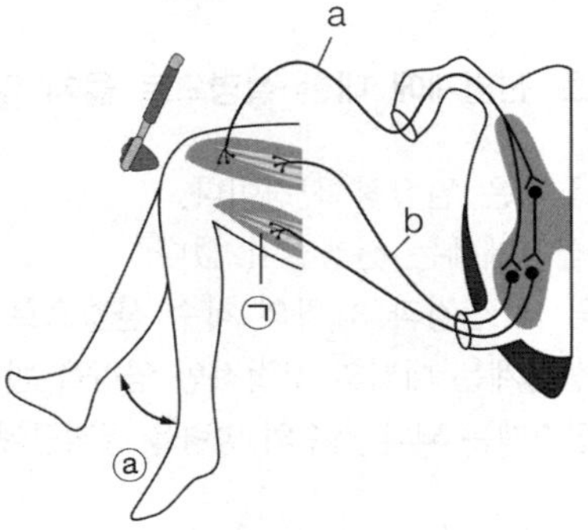

보기

ㄱ. 신경 a의 축삭 돌기에서 Na^+-K^+ 펌프를 통해 K^+ 이 세포 안으로 유입된다.
ㄴ. 신경 b에서 흥분의 이동은 도약 전도를 통해 일어난다.
ㄷ. ⓐ가 일어나는 동안 ㉠의 근육 원섬유 마디에서 $\frac{\text{A대의길이}}{\text{I대의길이}}$가 작아진다.

① ㄱ ② ㄷ
③ ㄱ, ㄴ ④ ㄴ, ㄷ
⑤ ㄱ, ㄴ, ㄷ

유형 093 ▶ 교감 신경과 부교감 신경의 작용

429 그림 (가)와 (나)는 두 가지 반사 경로를 나타낸 것이다.

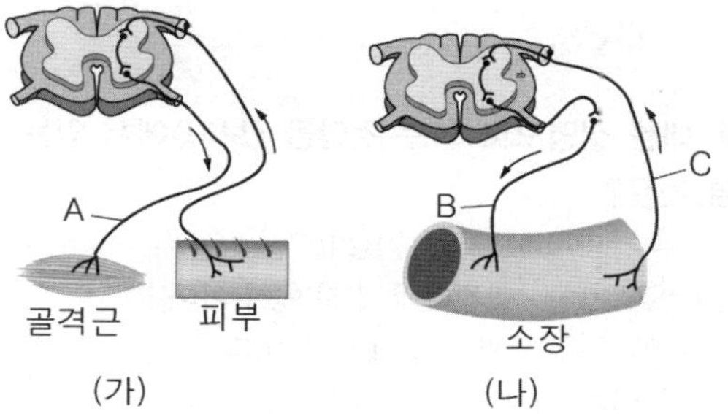

이에 대한 설명으로 옳은 것만을 〈보기〉에서 있는 대로 고른 것은?

보기
ㄱ. (가) 반사의 중추는 대뇌이다.
ㄴ. A는 원심성 뉴런이고 C는 구심성 뉴런이다.
ㄷ. A와 B의 신경절 이전 뉴런은 모두 말이집 신경이다.

① ㄴ ② ㄷ
③ ㄱ, ㄷ ④ ㄴ, ㄷ
⑤ ㄱ, ㄴ, ㄷ

430 다음 중 교감 신경과 부교감 신경의 기능을 옳지 <u>않게</u> 짝지은 것은?

		교감 신경	부교감 신경
①	동공	확대	축소
②	혈관	수축	이완
③	방광	수축	이완
④	심장 박동	촉진	억제
⑤	소화액 분비	억제	촉진

431 그림 (가)는 침샘에 연결된 신경 A와 B를, (나)는 소장에 연결된 신경 C와 D를 나타낸 것이다.

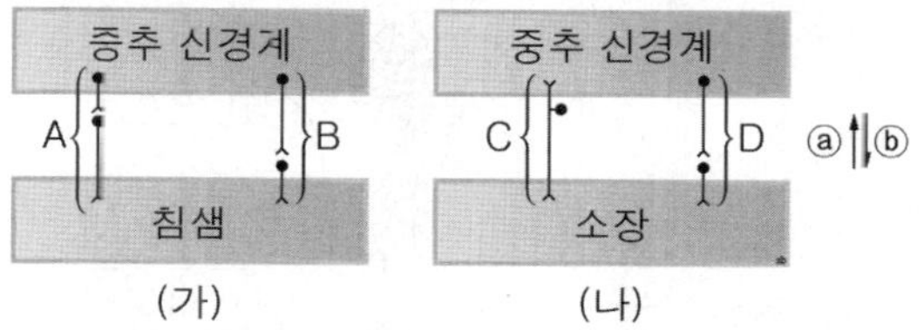

이에 대한 설명으로 옳은 것만을 〈보기〉에서 있는 대로 고른 것은?

보기
ㄱ. A가 흥분하면 침 분비가 증가한다.
ㄴ. C에서 흥분의 이동 방향은 ⓐ이다.
ㄷ. B와 D가 연결된 중추 신경계는 척수이다.

① ㄱ ② ㄴ
③ ㄱ, ㄴ ④ ㄱ, ㄷ
⑤ ㄴ, ㄷ

432 그림은 자율 신경 A와 B를, 표는 A와 B에서 특징 ㉠과 ㉡의 유무를 나타낸 것이다. 이에 대한 설명으로 옳은 것만을 〈보기〉에서 있는 대로 고른 것은?

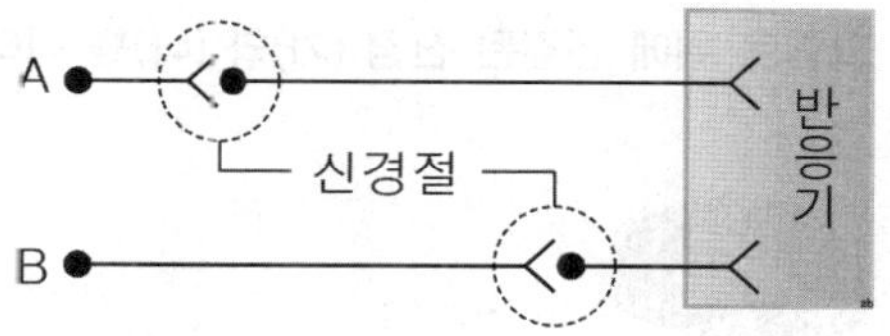

신경	㉠	㉡
A	○	×
B	○	○

(○ : 있음, × : 없음)

보기
ㄱ. A와 B는 모두 구심성 신경이다.
ㄴ. '대뇌의 직접적인 지배를 받지 않는다.'는 ㉠에 해당한다.
ㄷ. '신경절 이후 뉴런의 말단에서 노르에피네프린이 분비된다.'는 ㉡에 해당한다.

① ㄱ ② ㄴ
③ ㄷ ④ ㄱ, ㄴ
⑤ ㄴ, ㄷ

433 그림은 홍채, 심장, 소화관과 연결된 뉴런 A ~ D를 나타낸 것이다.

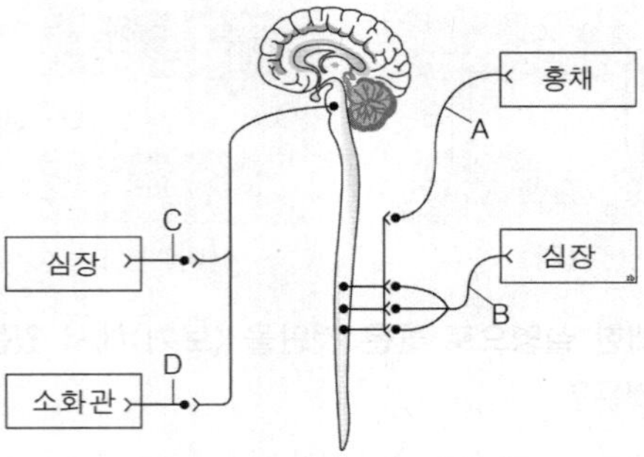

이에 대한 설명으로 옳은 것만을 〈보기〉에서 있는 대로 고른 것은?

보기

ㄱ. A에서 발생하는 활동 전위의 빈도가 증가하면 동공이 확장된다.
ㄴ. B에서 발생하는 활동 전위의 빈도가 증가하면 심장 박동이 억제된다.
ㄷ. D의 축삭 돌기 말단에서 노르에피네프린이 분비된다.

① ㄱ ② ㄴ
③ ㄱ, ㄷ ④ ㄴ, ㄷ
⑤ ㄱ, ㄴ, ㄷ

434 그림은 위에 연결된 신경 (가)와 (나)를 나타낸 것이다.

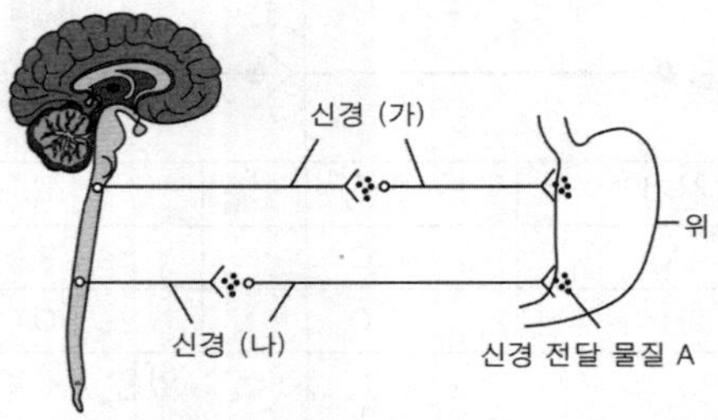

이에 대한 설명으로 옳은 것만을 〈보기〉에서 있는 대로 고른 것은?

보기

ㄱ. A는 아세틸콜린이다.
ㄴ. (가)는 대뇌의 지배를 받는 운동 신경이다.
ㄷ. (나)는 위의 소화액 분비를 억제한다.

① ㄷ ② ㄱ, ㄴ
③ ㄱ, ㄷ ④ ㄴ, ㄷ
⑤ ㄱ, ㄴ, ㄷ

435 그림은 중추 신경계를 구성하는 기관 ㉠과 ㉡ 각각과 심장을 연결하는 뉴런 A ~ D를 나타낸 것이다. ㉠과 ㉡은 각각 척수와 연수 중 하나이다.

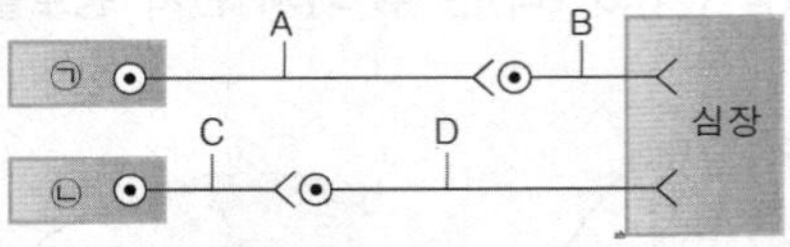

이에 대한 설명으로 옳은 것만을 〈보기〉에서 있는 대로 고른 것은?

보기

ㄱ. ㉠은 기침, 재채기의 반사 중추이다.
ㄴ. B의 축삭 돌기 말단에서 분비되는 신경 전달 물질에 의해 심장 박동 속도는 증가한다.
ㄷ. 축삭 돌기 말단에서 분비되는 신경 전달 물질은 A와 C에서 같다.

① ㄴ ② ㄷ ③ ㄱ, ㄴ
④ ㄱ, ㄷ ⑤ ㄴ, ㄷ

436 그림 (가)는 뇌와 척수에 의한 심장 박동 조절 경로를, (나)와 (다)는 각각 혈중 CO_2농도에 따른 신경 A ~ C의 흥분 빈도를 나타낸 것이다.

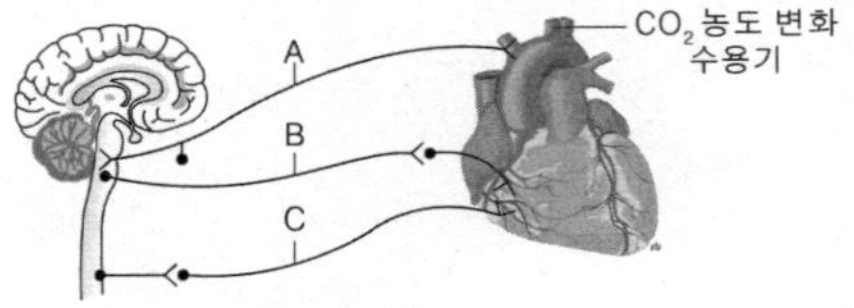

(가)

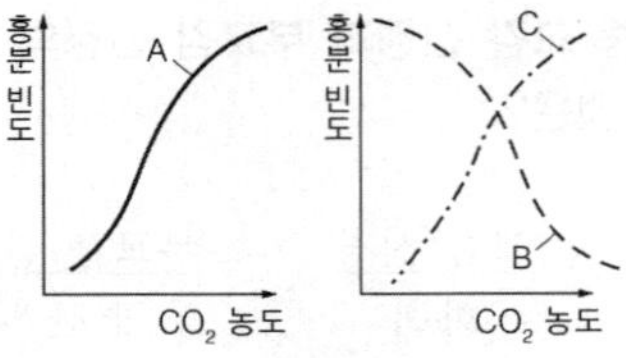

(나)

이에 대한 설명으로 옳은 것만을 〈보기〉에서 있는 대로 고른 것은?

보기

ㄱ. 신경 A는 자율 신경계에 속한다.
ㄴ. 신경 B와 C는 원심성 뉴런으로 이루어져 있다.
ㄷ. 혈중 이산화탄소 농도가 높아지면 신경 C의 신경절 이후 뉴런의 축삭돌기 말단에서 아세틸콜린이 분비된다.

① ㄴ ② ㄱ, ㄴ ③ ㄱ, ㄷ
④ ㄴ, ㄷ ⑤ ㄱ, ㄴ, ㄷ

유형 094 ▶ 신경계 질환

437 다음은 신경계의 이상으로 발생하는 몇 가지 질환과 그 증상을 나타낸 것이다.

질환	증상
우울증	우울감, 무기력감, 불안, 수면장애 등
길랭·바레 증후군	운동 신경에 염증, 마비, 호흡곤란 등
근위축성 축삭 경화증	근력 약화, 근육 위축, 사지 마비 등

이에 대한 설명으로 옳은 것만을 〈보기〉에서 있는 대로 고른 것은?

보기
ㄱ. 우울증은 중추 신경계 질환이다.
ㄴ. 길랭·바레 증후군은 말초 신경계 질환이다.
ㄷ. 근위축성 축삭 경화증은 몸의 면역계가 말이집을 손상시킴으로써 발생한다.

① ㄱ ② ㄷ
③ ㄱ, ㄴ ④ ㄴ, ㄷ
⑤ ㄱ, ㄴ, ㄷ

438 다음 중 신경계 이상 질환이 <u>아닌</u> 것은?

① 알츠하이머병
② 파킨슨병
③ 레프섬병
④ 백혈병
⑤ 근위축성 측색경화증

유형 095 ▶ 생물과 환경의 상호 작용

439 일조 시간이 식물의 개화에 미치는 영향을 알아보기 위하여, A종의 식물 ㉠~㉢에서 빛 조건을 달리하여 개화 여부를 관찰하였다. 그림은 조건 Ⅰ~Ⅲ을, 표는 Ⅰ~Ⅲ에서 ㉠~㉢의 개화 여부를 나타낸 것이다. 단, ⓐ는 이 식물이 개화하는데 필요한 최소한의 '연속적인 빛 없음' 기간이다.

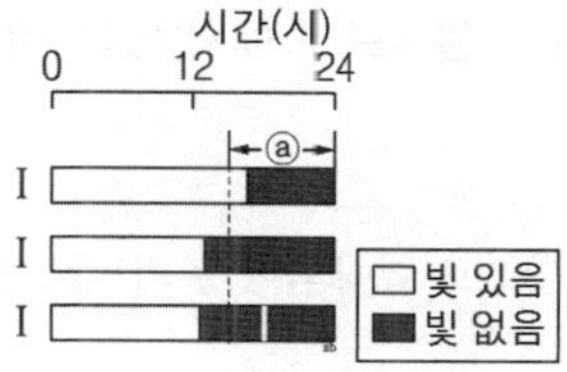

조건	식물	개화 여부
Ⅰ	㉠	×
Ⅱ	㉡	○
Ⅲ	㉢	×

(○:개화함, ×:개화 안 함)

이에 대한 설명으로 옳은 것만을 〈보기〉에서 있는 대로 고른 것은?(단, 제시된 조건 이외는 고려하지 않는다.)

보기
ㄱ. 일조 시간은 비생물적 환경 요인이다.
ㄴ. 비생물적 환경 요인이 생물에 영향을 주는 반작용의 예이다.
ㄷ. 종 A는 '빛 없음' 시간의 합이 ⓐ보다 길 때 항상 개화하는 장일식물이다.

① ㄱ ② ㄱ, ㄴ
③ ㄱ, ㄷ ④ ㄴ, ㄷ
⑤ ㄱ, ㄴ, ㄷ

440 빛의 세기가 식물의 생활에 영향을 미친다. 이에 대한 설명으로 옳은 것은?

① 양지 식물은 음지 식물보다 빛의 세기가 약한 곳에서 잘 자란다.
② 양지 식물의 경우 광포화점보다 강한 빛에서 총광합성량이 계속 증가한다.
③ 음지 식물의 보상점보다 약한 빛에서 양지 식물은 잘 자란다.
④ 양엽은 광합성이 일어나는 울타리 조직이 발달하여 두껍다.
⑤ 음지 식물의 잎을 음엽이라고 한다.

441 그림은 계절에 따른 상록수 잎 세포의 녹말과 포도당 함량 및 삼투압 변화를 나타낸 것이다.

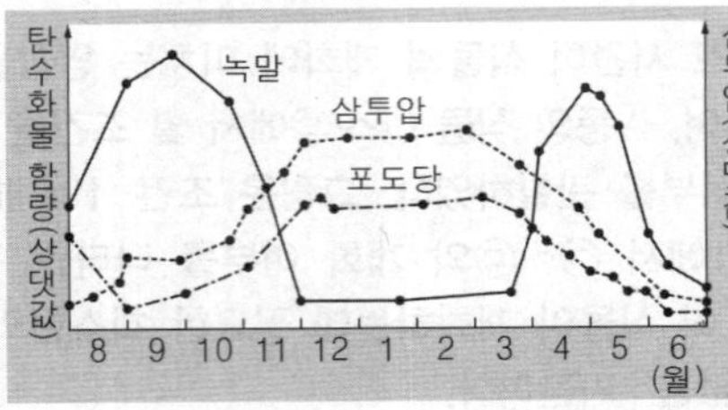

이에 대한 설명으로 옳은 것만을 〈보기〉에서 있는 대로 고른 것은?

보기
ㄱ. 겨울에는 녹말이 포도당으로 분해되어 잎의 삼투압을 높인다.
ㄴ. 삼투압이 낮아질수록 어는점이 낮아져 잎이 잘 얼지 않는다.
ㄷ. 상록수 잎의 삼투압 변화에 영향을 주는 환경 요인은 가을보리의 춘화현상에도 영향을 준다.

① ㄱ ② ㄴ ③ ㄱ, ㄷ
④ ㄴ, ㄷ ⑤ ㄱ, ㄴ, ㄷ

442 그림은 양지 식물과 음지 식물의 빛의 세기에 따른 광합성량을 나타낸 것이다.

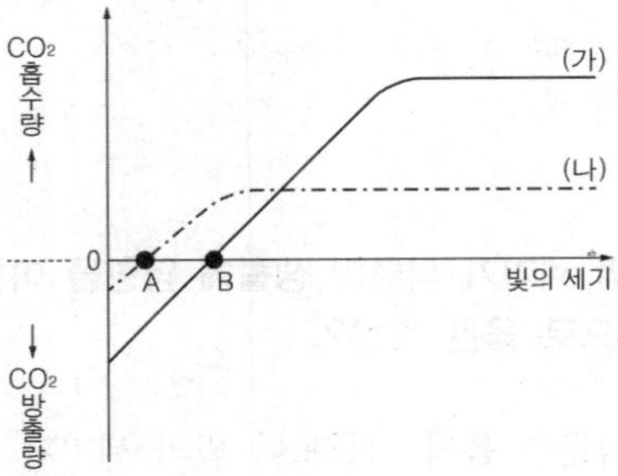

이에 대한 설명으로 옳은 것만을 〈보기〉에서 있는 대로 고른 것은?

보기
ㄱ. (가)는 양지 식물이다.
ㄴ. A와 B의 중간 정도의 빛의 세기일 때, 생장 속도는 (가)가 (나) 보다 낮다.
ㄷ. A지점은 (나)에서 CO_2 흡수량과 CO_2 방출량이 같을 때의 빛의 세기로 외관상 기체 출입이 없는 것처럼 나타난다.

① ㄱ ② ㄱ, ㄴ ③ ㄱ, ㄷ
④ ㄴ, ㄷ ⑤ ㄱ, ㄴ, ㄷ

유형 096 ▶ 개체군의 특성

443 그림은 계절에 따른 환경 요소의 변화와 돌말 개체군의 개체 수 변동을 나타낸 것이다.

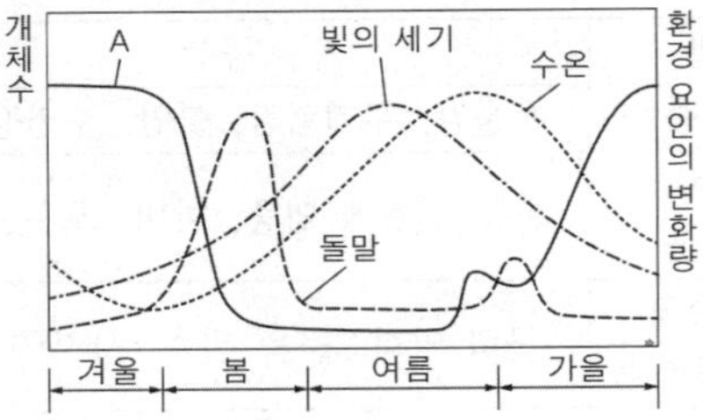

이에 대한 설명으로 옳은 것만을 〈보기〉에서 있는 대로 고른 것은?

보기
ㄱ. A는 영양염류이다.
ㄴ. 겨울에 돌말 개체 수의 제한 요인은 빛의 세기와 수온이다.
ㄷ. 여름에 A가 대량으로 유입되면 돌말 개체 수가 급격히 증가할 것이다.

① ㄴ ② ㄱ, ㄴ ③ ㄱ, ㄷ
④ ㄴ, ㄷ ⑤ ㄱ, ㄴ, ㄷ

444 그림의 A와 B는 각각 어떤 개체군이 이론적인 생장 곡선과 실제 생장 곡선 중 하나를 나타낸 것이다.

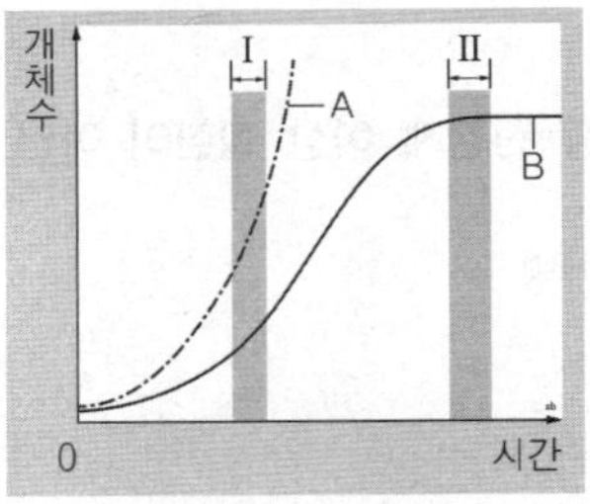

이에 대한 설명으로 옳은 것을 〈보기〉에서 있는 대로 고른 것은?(단, 이 개체군에서 이입과 이출은 없다.)

보기
ㄱ. A는 이론적인 생장 곡선이다.
ㄴ. B에서 환경 저항은 구간 Ⅰ보다 구간 Ⅱ에서 크다.
ㄷ. B에서 이 개체군의 밀도는 구간 Ⅰ보다 구간 Ⅱ에 서 크다.

① ㄴ ② ㄷ ③ ㄱ, ㄷ
④ ㄴ, ㄷ ⑤ ㄱ, ㄴ, ㄷ

445 그림은 개체군의 생존 곡선 유형 Ⅰ ~ Ⅲ형을 나타낸 것이다.

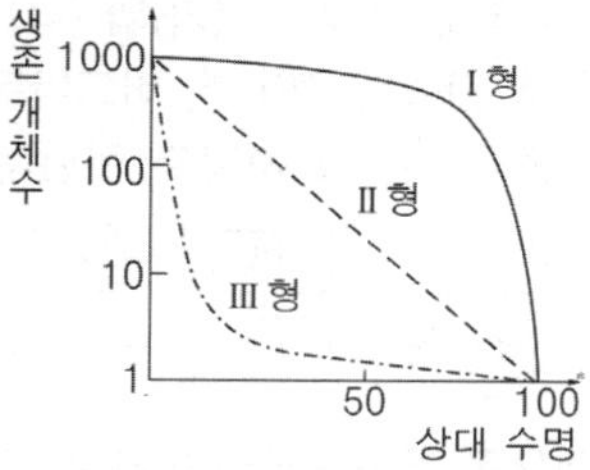

이에 대한 설명으로 옳은 것을 <보기>에서 있는 대로 고른 것은?

보기

ㄱ. $\frac{\text{초기 사망률}}{\text{후기 사망률}}$은 Ⅰ형이 Ⅱ형보다 작다.
ㄴ. Ⅰ형~Ⅲ형 중 사람의 생존 곡선과 가장 가까운 유형은 Ⅰ형이다.
ㄷ. 태어나는 자손의 수가 많은 종일수록 Ⅱ형보다 Ⅲ형과 유사한 생존 곡선을 나타낸다.
ㄹ. 생존 곡선은 하나의 개체로부터 시간이 지남에 따라 증가한 개체수를 나타낸 것이다.

① ㄱ, ㄴ　② ㄷ, ㄹ　③ ㄱ, ㄴ, ㄷ　④ ㄴ, ㄷ, ㄹ　⑤ ㄱ, ㄴ, ㄷ, ㄹ

446 그림은 어떤 개체군의 생장 곡선을 나타낸 것이다. ⓐ와 ⓑ는 각각 이론적 생장 곡선과 실제 생장 곡선 중 하나이다.

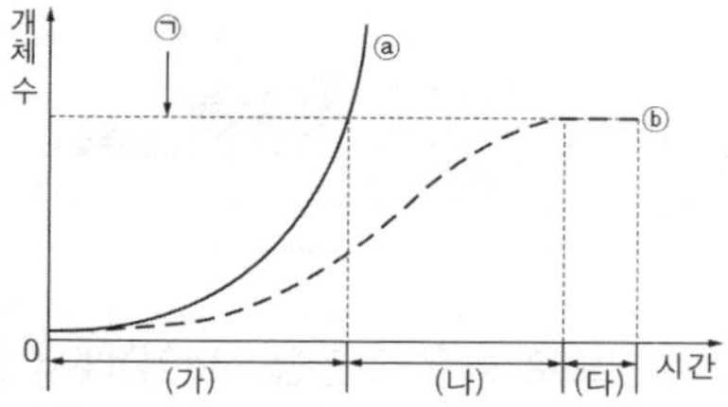

이에 대한 설명으로 옳은 것만을 <보기>에서 있는 대로 고른 것은?

보기

ㄱ. ㉠은 개체군의 생장을 억제하는 요인인 환경 저항이다.
ㄴ. ⓑ의 경우 (다) 구간에서는 환경 저항이 작용하지 않는다.
ㄷ. 실제 생장 곡선에서 개체간의 경쟁은 (가) 구간에서보다 (나) 구간에서 더 심하다.

① ㄱ　② ㄷ　③ ㄱ, ㄴ　④ ㄴ, ㄷ　⑤ ㄱ, ㄴ, ㄷ

※ 그림은 먹이와 서식지 면적이 일정한 지역의 개체군 생장 곡선을 나타낸 것이다. A와 B는 각각 실제 생장 곡선과 이론적 생장 곡선 중 하나이다. [2]

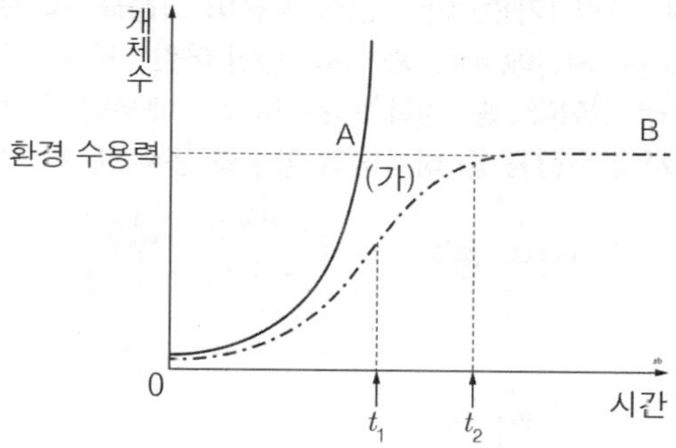

447 그림에 대한 설명으로 옳은 것만을 <보기>에서 있는 대로 고른 것은?(단, 이입과 이출은 없다.)

보기

ㄱ. A는 실제 생장 곡선이다.
ㄴ. B에서 개체군의 밀도와 개체 수는 반비례 관계이다.
ㄷ. B에서 개체 수의 증가율은 t_1에서가 t_2에서보다 크다.

① ㄴ　② ㄷ　③ ㄱ, ㄴ　④ ㄱ, ㄷ　⑤ ㄴ, ㄷ

448 (가)에 대한 설명으로 옳은 것만을 <보기>에서 있는 대로 고른 것은?

보기

ㄱ. (가)는 환경 저항이다.
ㄴ. 개체군의 밀도가 커질수록 (가)는 감소한다.
ㄷ. (가)는 t_1보다 t_2에서 크다.

① ㄱ　② ㄴ　③ ㄱ, ㄷ　④ ㄴ, ㄷ　⑤ ㄱ, ㄴ, ㄷ

유형 097 ▶ 군집의 천이

449 그림 (가)는 어떤 군집의 천이 과정을, (나)는 이 군집에서 시간에 따른 종 ㉠과 ㉡의 어린 나무의 밀도를 나타낸 것이다. 종 ㉠과 ㉡은 각각 A에서의 우점종과 B에서의 우점종 중 하나이며 양수와 음수 중 하나이다.

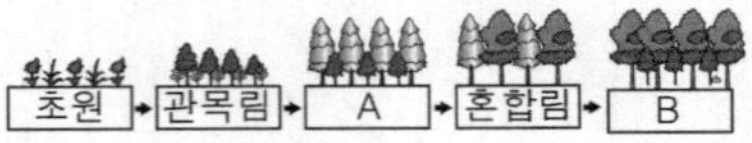

(가)

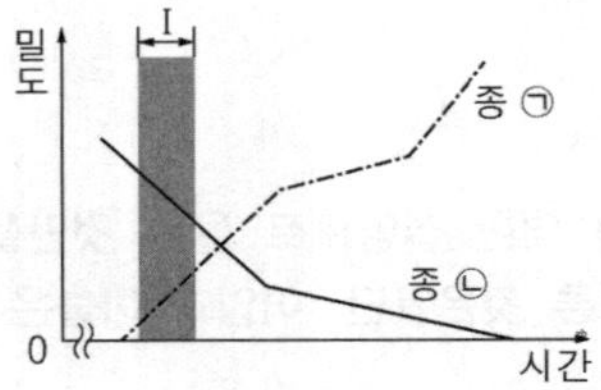

(나)

이에 대한 설명으로 옳은 것만을 〈보기〉에서 있는 대로 고른 것은?

〈보기〉
ㄱ. A에서 종 ㉠은 종 ㉡보다 우점종이다.
ㄴ. 구간 Ⅰ의 밀도 변화는 B에서 나타난다.
ㄷ. 극상에서는 ㉠의 밀도가 ㉡의 밀도보다 높다.

① ㄱ ② ㄷ ③ ㄱ, ㄴ
④ ㄱ, ㄷ ⑤ ㄴ, ㄷ

450 다음 그림은 어떤 지역에서 일어나는 천이 과정을 나타낸 것이다. 이에 대한 설명으로 옳은 것을 〈보기〉에서 모두 고른 것은?

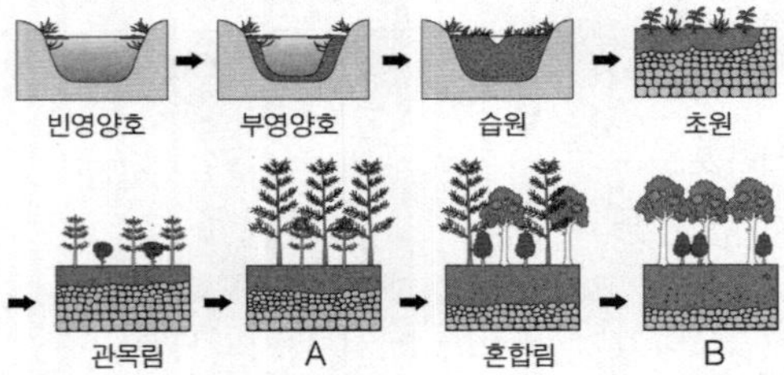

〈보기〉
ㄱ. 습성 천이 과정이다.
ㄴ. 잎의 평균 두께는 A보다 B에서 두껍다.
ㄷ. 위 지역에 산불이 발생한 뒤 천이가 일어날 때 개척자는 지의류이다.

① ㄱ ② ㄷ ③ ㄱ, ㄴ
④ ㄴ, ㄷ ⑤ ㄱ, ㄴ, ㄷ

451 그림 (가)와 (나)는 온대 지방의 서로 다른 두 지역에서 관찰된 군집의 천이 과정에서 각 식물 군집의 우점종의 변화를 나타낸 것이다. (가)와 (나) 중 한 지역은 산불이 발생한 후 관찰된 것이며, 버드나무의 어린 개체는 빛이 약한 곳에서는 잘 자라지 못한다.

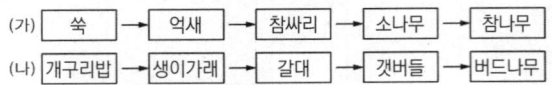

(가) 쑥 → 억새 → 참싸리 → 소나무 → 참나무
(나) 개구리밥 → 생이가래 → 갈대 → 갯버들 → 버드나무

이에 대한 설명으로 옳은 것을 〈보기〉에서 있는 대로 고른 것은?

〈보기〉
ㄱ. 두 지역의 식물 군집은 모두 극상에 도달하였다.
ㄴ. (나)는 빈영양호에서 시작되었다.
ㄷ. (가)는 (나)에 비해 우점종의 변화 속도가 더 빠르다.

① ㄴ ② ㄷ
③ ㄱ, ㄴ ④ ㄱ, ㄷ
⑤ ㄴ, ㄷ

452 그림은 어떤 지역의 식물 군집에서 산불이 일어나기 전과 후의 천이 과정 일부를 나타낸 것이다. A~C는 각각 초원, 양수림, 음수림 중 하나이다.

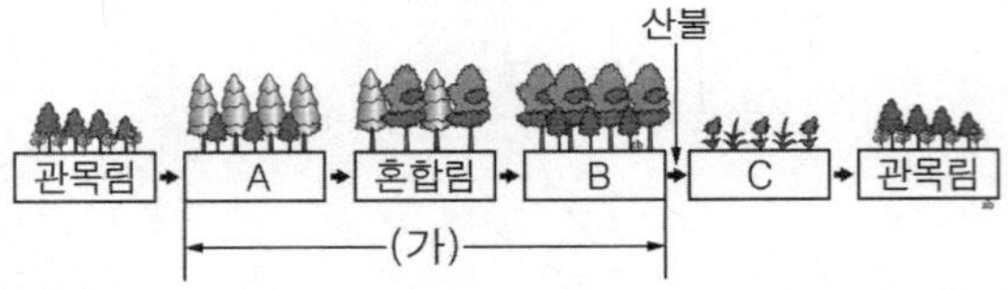

이에 대한 설명으로 옳은 것만을 〈보기〉에서 있는 대로 고른 것은?

〈보기〉
ㄱ. B는 양수림이다.
ㄴ. C의 우점종은 지의류이다.
ㄷ. (가) 과정에서 지표면에 도달하는 빛의 양은 감소한다.

① ㄱ ② ㄴ
③ ㄷ ④ ㄱ, ㄴ
⑤ ㄴ, ㄷ

유형 098 ▶ 군집 내 개체군의 상호 작용

453 표는 군집의 천이 과정에서 나타나는 3단계 (가)~(다)의 모습과 각 단계에서의 우점종을 순서에 관계없이 나타낸 것이다.

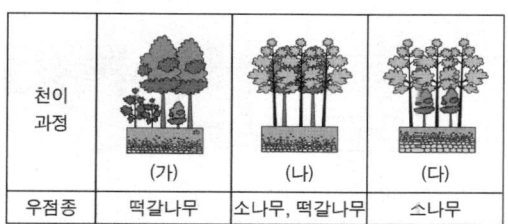

천이 과정	 (가)	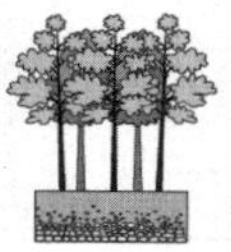 (나)	 (다)
우점종	떡갈나무	소나무, 떡갈나무	소나무

이에 대한 설명으로 옳은 것만을 〈보기〉에서 있는 대로 고른 것은?

보기
ㄱ. 천이 과정의 순서는 (다)→(나)→(가)이다.
ㄴ. 약한 빛에서는 떡갈나무보다 소나무의 생장 속도가 더 빠르다.
ㄷ. 표와 같은 군집의 천이는 토양의 생성정도와 수분함량에 의해 일어난다.

① ㄱ ② ㄴ ③ ㄱ, ㄷ
④ ㄴ, ㄷ ⑤ ㄱ, ㄴ, ㄷ

454 그림 (가)는 종 A와 종 B를 각각 단독 배양했을 때, (나)는 A와 B를 혼합 배양했을 때 시간에 따른 개체 수를 나타낸 것이다.

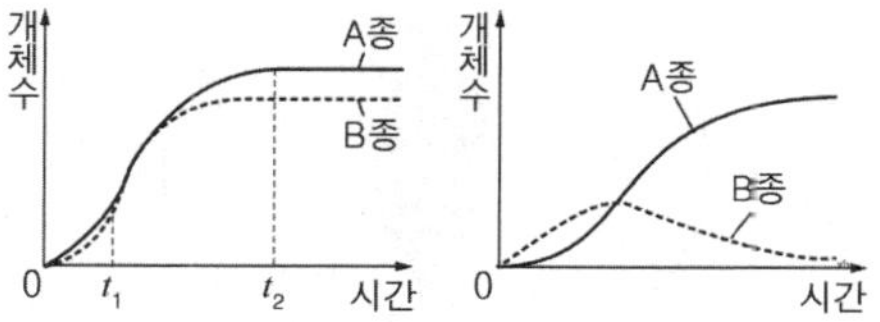

(가) (나)

이에 대한 옳은 설명만을 〈보기〉에서 있는 대로 고른 것은?(단, (가)와 (나)에서 초기 개체 수와 배양 조건은 동일하다.)

보기
ㄱ. A가 받는 환경 저항은 t_1일 때가 t_2일 때보다 크다.
ㄴ. (가)에서 먹이의 양을 두 배로 늘린다면 B의 환경 수용력은 증가한다.
ㄷ. (나)에서 A와 B 사이에 경쟁·배타가 일어났다.

① ㄱ ② ㄷ ③ ㄱ, ㄴ
④ ㄴ, ㄷ ⑤ ㄱ, ㄴ, ㄷ

455 그림은 서로 다른 고등생물 종 A ~ E의 생태적 지위를 나타낸 것이다.

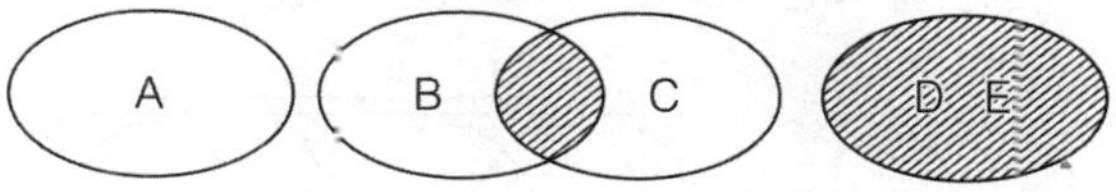

이에 대한 설명으로 옳은 것만을 〈보기〉에서 있는 대로 고른 것은?

보기
ㄱ. A는 S자형 생장곡선을 나타낼 것이다.
ㄴ. B와 C의 경쟁은 D와 E의 경쟁보다 약할 것이다.
ㄷ. D와 E 사이에는 경쟁 배타의 원리가 적용된다.

① ㄱ ② ㄴ ③ ㄷ
④ ㄴ, ㄷ ⑤ ㄱ, ㄴ, ㄷ

456 그림은 짚신벌레 A종과 B종 개체군의 생장 곡선을 나타낸 것이다. 이에 대한 설명으로 옳은 것을 〈보기〉에서 모두 고른 것은?

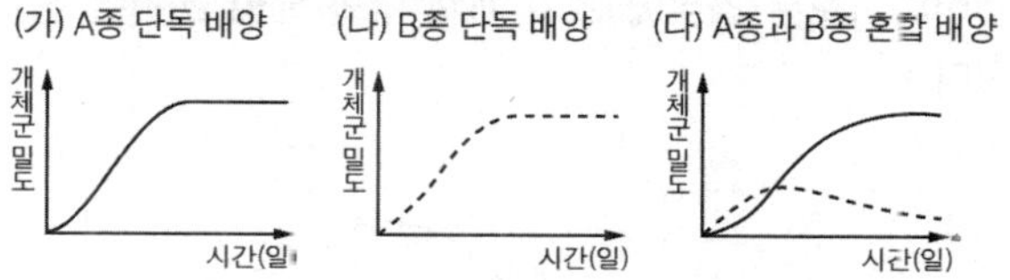

보기
ㄱ. (가)와 (나)에서 A종과 B종은 환경 저항을 받지 않는다.
ㄴ. (다)에서 A종과 B종의 생태적 지위는 중복된다.
ㄷ. (다)에서 A종과 B종은 경쟁배타의 원리가 적용된다.

① ㄱ ② ㄷ ③ ㄱ, ㄴ
④ ㄴ, ㄷ ⑤ ㄱ, ㄴ, ㄷ

457 그림 (가)는 피식자 개체군과 포식자 개체군의 크기 변화를, (나)는 (가)에서 상호 작용하는 개체군 A와 B의 시간에 따른 개체군의 크기를 나타낸 것이다.

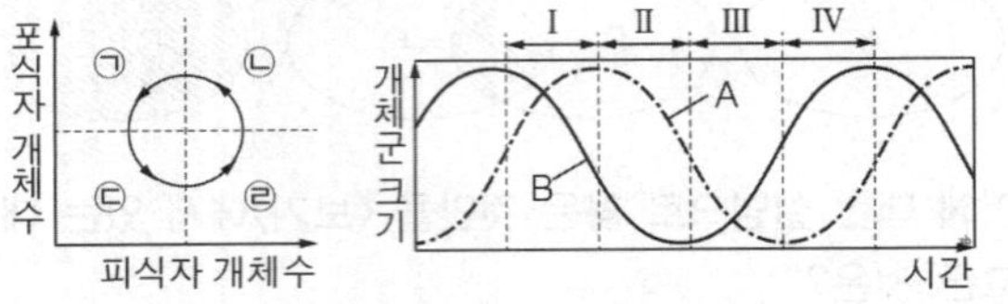

(가) (나)

이에 대한 설명으로 옳은 것만을 〈보기〉에서 있는 대로 고른 것은?

보기
ㄱ. B는 포식자이다.
ㄴ. 구간 Ⅱ은 ㉠이다.
ㄷ. A와 B 사이의 주기적 변동은 장기적 변동에 해당한다.

① ㄱ ② ㄴ ③ ㄱ, ㄴ
④ ㄱ, ㄷ ⑤ ㄴ, ㄷ

458 (가)는 먹이가 가은 서로 다른 종 A, B, C를 각각 단독 배양 했을 때, (나)는 A와 B를, (다)는 A와 C를 혼합 배양했을 때 각 개체군의 생장 곡선을 나타낸 것이다. (모든 경우에 초기 개체 수와 배양 조건은 동일하다.)

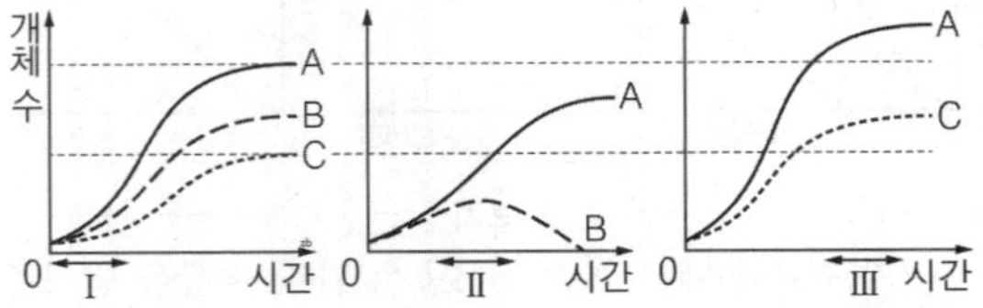

(가) (나) (다)

이에 대한 설명으로 옳은 것만을 〈보기〉에서 있는 대로 고른 것은?

보기
ㄱ. 종 A의 환경 수용력의 크기는 (다)>(가)>(나)이다.
ㄴ. 종 C의 경우, 구간 Ⅰ보다 구간 Ⅲ에서 밀도가 높다.
ㄷ. 구간 Ⅱ에서 종 B의 개체 수가 줄어들고 있으므로, 종 B가 종 A의 먹이임을 알 수 있다.

① ㄱ ② ㄷ ③ ㄱ, ㄴ
④ ㄴ, ㄷ ⑤ ㄱ, ㄴ, ㄷ

유형 099 ▶ 여러 가지 상호 작용

459 그림 (가)는 생태계를 구성하는 요소 사이에서 일어나는 상호 관계의 예를, (나)는 스라소니가 눈신토끼를 사냥하는 모습을 나타낸 것이다.

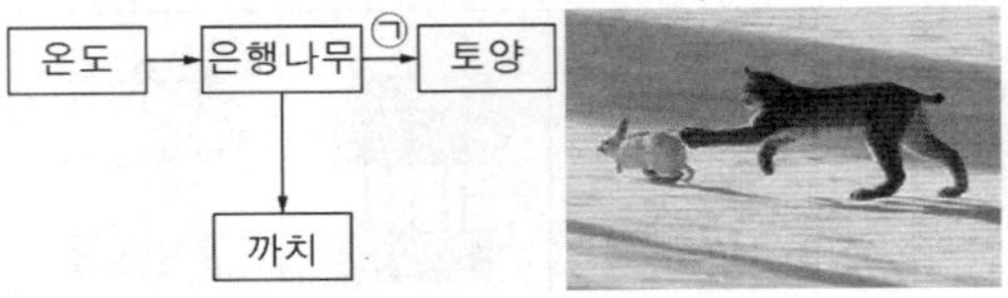

(가) (나)

이에 대한 설명으로 옳은 것만을 〈보기〉에서 있는 대로 고른 것은?

보기
ㄱ. 까치와 은행나무는 모두 빛에너지를 통해 유기물을 합성한다.
ㄴ. 온도와 토양은 모두 비생물적 환경 요인에 해당한다.
ㄷ. ㉠과 (나)가 해당하는 상호 관계는 생물과 비생물적 환경 요인 사이의 상호 관계이다.

① ㄱ ② ㄴ ③ ㄱ, ㄷ
④ ㄴ, ㄷ ⑤ ㄱ, ㄴ, ㄷ

460 그림은 상호 작용 A와 B의 공통점과 차이점을 나타낸 것이다. ㉠은 '상호 작용하는 생물이 모두 이익을 얻는다.'이며, A와 B는 각각 상리 공생, 포식과 피식 중 하나이다.

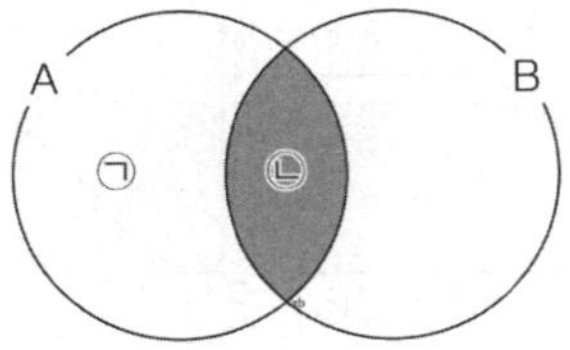

이에 대한 설명으로 옳은 것만을 〈보기〉에서 있는 대로 고른 것은?

보기
ㄱ. A는 상리 공생이다.
ㄴ. '생태적 지위가 유사하다.'는 ㉡에 해당한다.
ㄷ. 하나의 나무에서 공간을 분리해 서식하는 여러 종의 솔새 사례는 B에 해당한다.

① ㄱ ② ㄴ ③ ㄱ, ㄴ
④ ㄱ, ㄷ ⑤ ㄴ, ㄷ

461 표는 종 사이의 상호작용을 나타낸 것으로 A ~ C는 각각 종간 경쟁, 상리 공생, 포식과 피식 중 하나이다.

상호작용	종1	종2
A	이익	이익
B	이익	㉠
C	손해	㉡

이에 대한 설명으로 옳은 것만을 〈보기〉에서 있는 대로 고른 것은?

보기
ㄱ. A는 상리 공생이다.
ㄴ. ㉠과 ㉡은 모두 손해이다.
ㄷ. 개와 벼룩의 상호작용은 B에 해당한다.

① ㄱ ② ㄴ ③ ㄷ ④ ㄱ, ㄴ ⑤ ㄴ, ㄷ

462 그림 (가)는 종 A ~ C를 각각 단독 배양했을 때, (나)와 (다)는 각각 A와 B를, A와 C를 혼합 배양했을 때 시간에 따른 개체수를 나타낸 것이다.

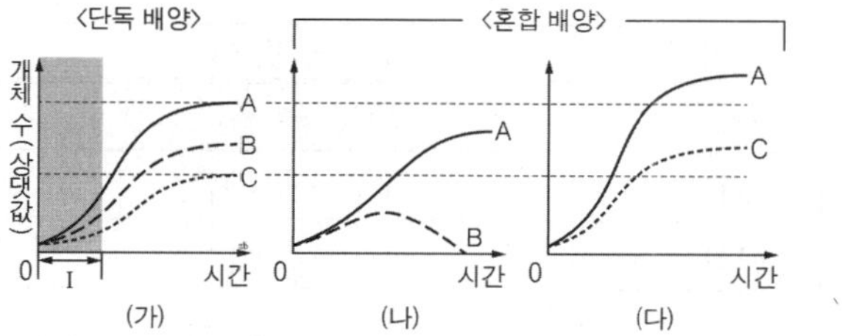

이에 대한 설명으로 옳은 것을 〈보기〉에서 있는 대로 고른 것은?

보기
ㄱ. (나)는 포식과 피식의 결과이다.
ㄴ. (다)에서 A와 C는 상리 공생의 관계이다.
ㄷ. (나)에서 경쟁 배타의 원리가 적용되었다.

① ㄷ ② ㄱ, ㄴ ③ ㄱ, ㄷ ④ ㄴ, ㄷ ⑤ ㄱ, ㄴ, ㄷ

유형 100 ▶ 물질 순환

463 그림은 생태계에서 탄소 순환 과정과 질소 순환 과정을 일부를 나타낸 것이다.

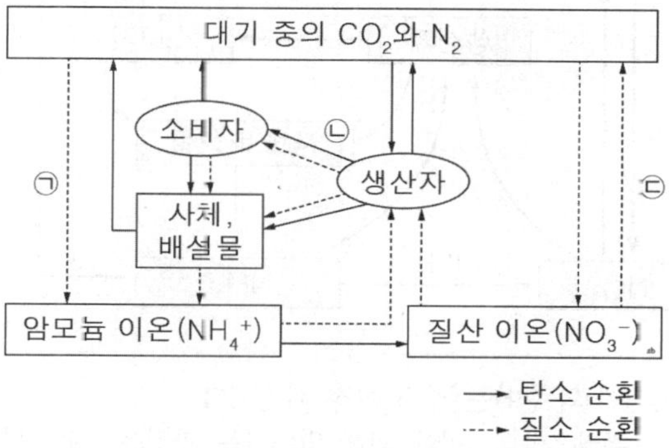

이에 대한 옳은 설명만을 〈보기〉에서 있는 대로 고른 것은?

보기
ㄱ. ㉠은 질소 고정 과정이다.
ㄴ. ㉡에서 탄소는 유기물의 형태로 이동된다.
ㄷ. ㉢에서 질화 세균(질산균)이 작용한다.

① ㄱ ② ㄴ ③ ㄷ ④ ㄱ, ㄴ ⑤ ㄱ, ㄴ, ㄷ

464 표는 생태계에서 일어나는 질소 순환 과정의 일부를, 그림은 어느 지역의 천이 과정을 나타낸 것이다. Ⅲ의 우점종은 토양에 서식하는 질소 고정 세균 X와 공생한다.

과정	물질의 변화
(가)	$NO_3^- \rightarrow N_2$
(나)	$NH_4^+ \rightarrow NO_3^-$
(다)	$N_2 \rightarrow NH_4^+$

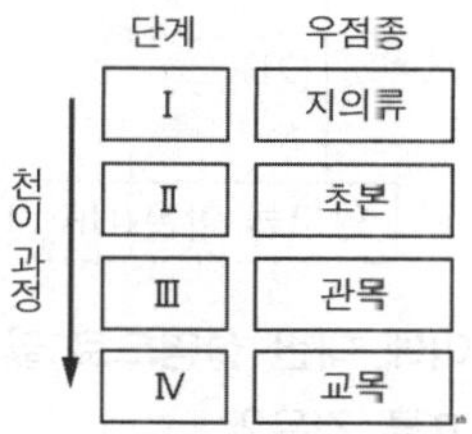

이에 대한 설명으로 옳은 것만을 〈보기〉에서 있는 대로 고른 것은?

보기
ㄱ. (가)는 탈질산화 작용이고, (나)는 질산화 작용이다.
ㄴ. Ⅲ의 우점종은 X로부터 NH_4^+을 얻어 질소 동화 작용에 이용한다.
ㄷ. 지표면에 도달하는 빛의 세기는 Ⅱ보다 Ⅳ에서 크다.

① ㄱ ② ㄴ ③ ㄷ ④ ㄱ, ㄴ ⑤ ㄱ, ㄴ, ㄷ

465 그림은 생태계에서 질소가 순환하는 과정의 일부를 나타낸 것이다. 이에 대한 설명으로 옳은 것만을 〈보기〉에서 있는 대로 고른 것은?

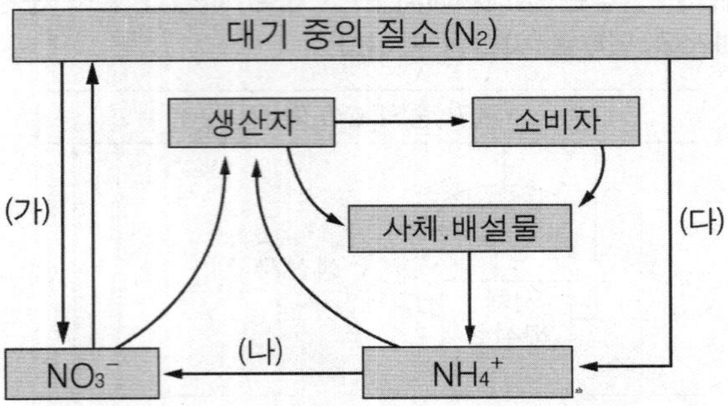

보기

ㄱ. (가)와 (다)는 질소 고정 과정이다.
ㄴ. 뿌리혹박테리아에 의해 일어나는 과정은 (나)이다.
ㄷ. 질소 고정 세균이 사라지면 식물은 질소를 얻을 수 없다.

① ㄱ　② ㄴ
③ ㄱ, ㄷ　④ ㄴ, ㄷ
⑤ ㄱ, ㄴ, ㄷ

466 그림은 생태계에서 일어나는 질소 순환 과정의 일부를 나타낸 것이다.

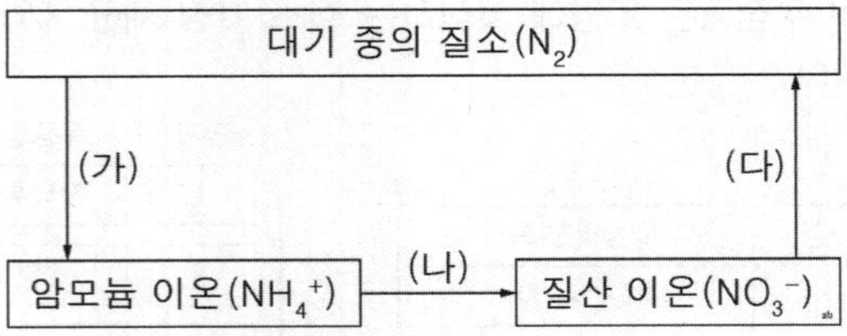

이에 대한 설명으로 옳은 것만을 〈보기〉에서 있는 대로 고른 것은?

보기

ㄱ. (가)는 질소동화작용이다.
ㄴ. (나)는 질산화 세균(질화 세균)이 관여한다.
ㄷ. (다)는 공중방전(번개)에 의해 일어난다.
ㄹ. 식물은 질소를 암모늄 이온과 질산 이온의 형태로 흡수한다.

① ㄱ, ㄷ　② ㄴ, ㄷ
③ ㄴ, ㄹ　④ ㄱ, ㄴ, ㄹ
⑤ ㄱ, ㄷ, ㄹ

467 그림은 질소의 순환 과정을 나타낸 것이다. 이에 대한 설명으로 옳지 않은 것은?

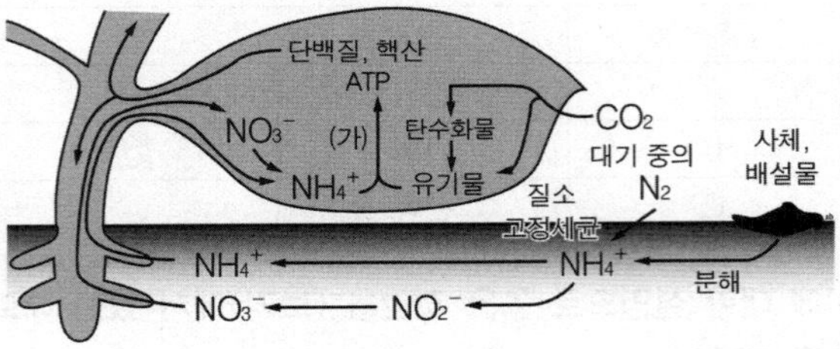

① (가)는 질소동화과정이다.
② 식물은 합성한 양분을 뿌리혹박테리아에 제공한다.
③ 사체나 배설물에 포함된 질소는 식물이 직접 이용할 수 있다.
④ 식물은 질소를 질산 이온이나 암모늄 이온 형태로만 이용할 수 있다.
⑤ 질소고정 세균은 대기 중의 질소를 암모늄 이온으로 전환하여 식물에 전달한다.

468 표는 생태계에서 일어나는 질소 순환 과정을 나타낸 것이다.

과정	물질의 변화
(가)	$NO_3^- \rightarrow N_2$
(나)	$NH_4^+ \rightarrow NO_3^-$
(다)	$N_2 \rightarrow NH_4^+$

이에 대한 옳은 설명만을 〈보기〉에서 있는 대로 고른 것은?

보기

ㄱ. (다)는 질소고정세균에 의한 과정이다.
ㄴ. (가)는 탈질산화 작용이고, (나)는 질산화 작용이다.
ㄷ. 뿌리혹박테리아는 콩과식물과 공생하면서 (가)과정을 진행한다.

① ㄱ　② ㄴ
③ ㄷ　④ ㄱ, ㄴ
⑤ ㄱ, ㄴ, ㄷ

유형 101 ▶ 진화의 증거

469 그림은 생물 진화의 증거에 대한 예를 나타낸 것이다.

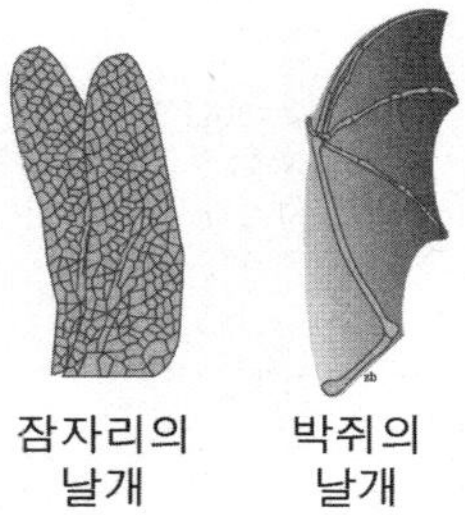

이에 대한 설명으로 옳은 것만을 〈보기〉에서 있는 대로 고른 것은?

보기
ㄱ. 상사 형질(상사 기관)의 예이다.
ㄴ. 비교해부학적 증거에 해당한다.
ㄷ. 해부학적 구조와 발생 기원이 같다.

① ㄱ　② ㄷ　③ ㄱ, ㄴ　④ ㄴ, ㄷ　⑤ ㄱ, ㄴ, ㄷ

470 다음은 진화 증거의 한 사례이다.

척추동물의 경우 발생 초기 배의 모습이 모두 유사하며 공통적으로 혹스 유전자를 가지고 있다.

이 사례는 진화 증거상 어디에 속하는가?

① 화석상의 증거　② 분자 진화학적 증거　③ 비교 해부학적 증거　④ 생물 지리학적 증거　⑤ 진화 발생학적 증거

471 다음은 생물 진화의 증거 중에서 어떤 유형의 증거에 해당하는가?

• 종이 분화된 시점이 오래될수록 DNA의 염기서열이나 단백질의 아미노산 서열에서 더 많은 차이가 난다.

① 화석상의 증거　② 비교해부학적 증거　③ 생물지리학적 증거　④ 진화발생학적 증거　⑤ 분자진화학적 증거

472 표는 여러 동물의 헤모글로빈을 구성하는 아미노산 서열을 비교하여 사람과 차이 나는 아미노산의 수를 나타낸 것이다.

동물	고릴라	붉은털원숭이	개	말	닭	개구리
사람과 차이 나는 아미노산 수	1	8	15	25	45	67

이에 대한 설명으로 옳은 것만을 〈보기〉에서 있는 대로 고른 것은?

보기
ㄱ. 발생학적 증거에 해당한다.
ㄴ. 사람과 유연관계가 가장 가까운 것은 고릴라이다.
ㄷ. 공동 조상에서 갈라져 나온 지 오래될수록 차이 나는 아미노산의 수가 많아진다.

① ㄱ　② ㄷ　③ ㄱ, ㄴ　④ ㄴ, ㄷ　⑤ ㄱ, ㄴ, ㄷ

473 그림은 진화의 증거가 되는 자료를 나타낸 것이다.

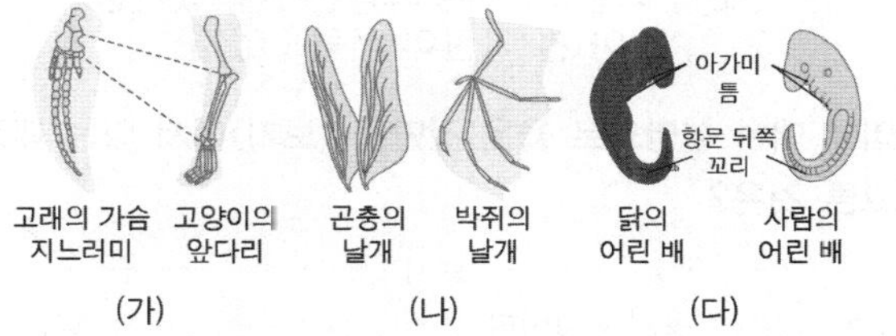

이에 대한 설명으로 옳은 것만을 〈보기〉에서 있는 대로 고른 것은?

보기
ㄱ. (가)는 상동 기관이다.
ㄴ. (나)는 형태와 기능은 다르지만, 해부학적 기본 구조가 같은 기관이다.
ㄷ. (가)~(다)는 모두 진화에 대한 발생학상의 증거이다.

① ㄱ　② ㄴ　③ ㄱ, ㄷ　④ ㄴ, ㄷ　⑤ ㄱ, ㄴ, ㄷ

유형 102 ▶ 진화의 원리와 하이바인베르크 법칙

474 표는 생물 진화에 관한 주장 (가)와 (나)를, 그림 ㉠과 ㉡은 각각 (가)와 (나) 중 한 주장에 따라 기린의 목이 길어지는 과정을 나타낸 것이다. (가)와 (나)는 각각 용불용설과 자연 선택설 중 하나이다.

구분	내용
(가)	대를 거듭할수록 사용하는 형질은 발달하고 사용하지 않는 형질은 퇴화함으로써 진화가 일어난다.
(나)	개체들 사이에는 다양한 변이가 존재하는데 환경에 적합한 개체가 살아남게 되며, 이것이 누적되면 진화가 일어난다.

㉠  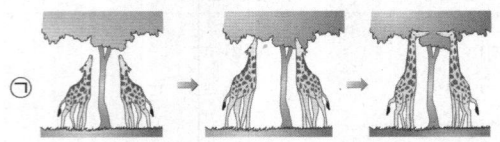 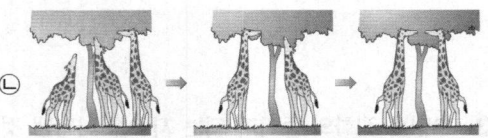

조상 기린의 목은 짧았지만 높은 곳의 먹이를 먹기 위해 목을 늘임으로써 대를 거듭할 수록 목이 길어졌다,

㉡ 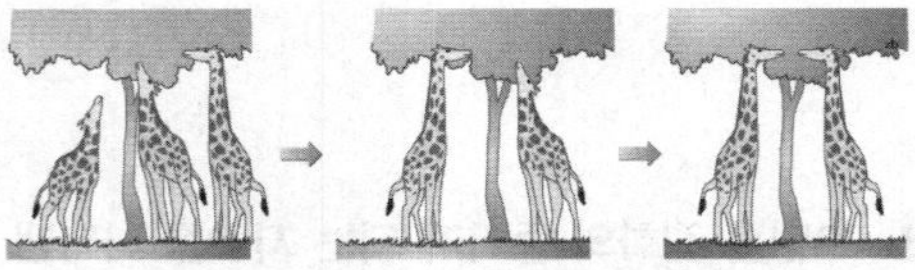

조상 기린의 목은 다양한 길이였지만 목이 긴 기린이 선택되었다.

이에 대한 설명으로 옳은 것만을 〈보기〉에서 있는 대로 고른 것은?

보기
ㄱ. (가)는 용불용설이다.
ㄴ. ㉠은 주장 (가)에 따른 과정이다.
ㄷ. (가)와 (나)는 모두 종의 형질은 변할 수 없다는 주장이다.

① ㄱ ② ㄷ
③ ㄱ, ㄴ ④ ㄴ, ㄷ
⑤ ㄱ, ㄴ, ㄷ

475 유전병 X는 상염색체 열성 유전이다. 멘델집단에서 이 유전병을 갖은 사람은 전체의 4%이다. 이 집단에서 정상인 중 X의 유전자를 가진 사람의 비율은?

① $\frac{1}{3}$ ② $\frac{2}{3}$
③ $\frac{1}{4}$ ④ $\frac{3}{4}$
⑤ $\frac{3}{8}$

476 다음 중 하디–바인베르크 법칙을 적용할 수 있는 조건에 해당되지 않는 것을 고르면?

① 집단이 충분히 커야 한다.
② 무작위 교배가 일어나야 한다.
③ 개체들 간에 생존력은 달라야 한다.
④ 자연선택이 없어야 한다.
⑤ 돌연변이가 일어나지 않아야 한다.

477 표는 각각 개체수가 10,000인 개체군 Ⅰ~Ⅳ에서 회색 몸과 흰색 몸을 가지는 개체수의 빈도를 나타낸 것이다. 몸 색은 상염색체 상에 있는 검은색 몸 대립 유전자 D와 흰색 몸 대립유전자 d에 의해 결정된다. 개체군 Ⅰ~Ⅳ 중 2개는 하디–바인베르크 평형이 유지되는 집단이다.

표현형	집단			
	Ⅰ	Ⅱ	Ⅲ	Ⅳ
회색 몸	0.48	0.40	0.52	0.32
흰색 몸	0.16	0.10	0.04	0.04

이에 대한 설명으로 옳은 것만을 〈보기〉에서 있는 대로 고른 것은?

보기
ㄱ. Ⅰ은 유전적 평형이 이루어지고 있는 집단이다.
ㄴ. Ⅲ에서 대립유전자 d의 빈도는 0.2이다.
ㄷ. Ⅳ에서 유전자형이 DD인 개체는 유전자형이 dd인 개체보다 16배 많다.

① ㄱ ② ㄴ
③ ㄷ ④ ㄱ, ㄴ
⑤ ㄱ, ㄷ

유형 103 ▶ 유전자풀의 변화 요인

478 다음은 진화 요인 중 하나를 설명한 것이다.

> 1971년 뉴잉글랜드의 어느 목장에서 다리의 길이가 정상인 양들 사이에서 다리가 매우 짧은 양이 태어났다.

이와 관련된 진화 요인으로 옳은 것은?

① 돌연변이　　② 자연선택
③ 창시자 효과　　④ 병목현상
⑤ 유전자 흐름

479 다음 중 유전자풀이 변하는 경우가 <u>아닌</u> 것은?

① 돌연변이가 일어났다.
② 어떤 형질이 자연 선택되었다.
③ 힘이 센 수컷이 암컷을 모두 독차지한다.
④ 집단의 구성원 사이에서 무작위 교배가 일어났다.
⑤ 이웃한 집단에서 몇몇 개체가 들어와 교배하였다.

480 다음은 습지 형성 전후 핀치새 집단의 부리 크기 변화자료이다.

> 습지 형성 전에는 먹이가 풍부하고 다양했지만, 습지 형성 후에는 딱딱하거나 부드러운 2가지 씨앗만 존재하게 되었다. 딱딱한 씨앗은 부리의 크기가 큰 핀치새가 먹기에 유리하고 부드러운 씨앗은 부리가 작은 핀치새가 먹기 유리하였다. 결과적으로 중간 크기의 부리를 가진 핀치새는 도태되고 작거나 큰 부리를 가진 핀치새의 개체수가 늘었다.

이와 같은 유전자풀 변화의 주된 요인을 모형으로 나타낸 것으로 가장 적절한 것은?

①
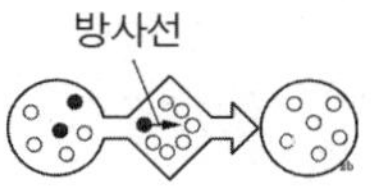

②
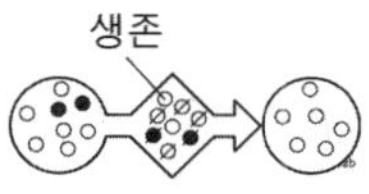

③
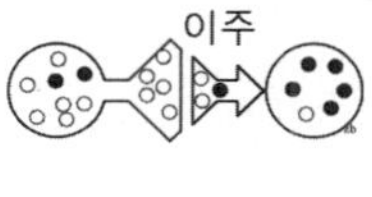

④
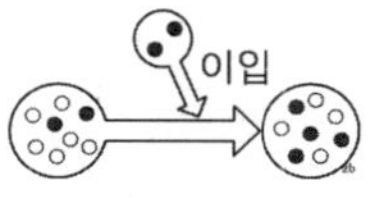

⑤
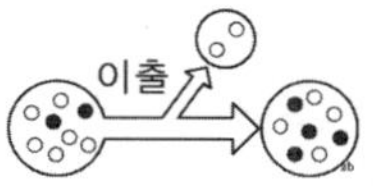

유형 104 ▶ 종분화

481 그림은 어떤 지역에서의 종 분화 과정을 나타낸 것이다. ㉠과 ㉡은 각각 X_2와 X_3 중 하나이며, 동소적 종 분화가 일어나 X_2가, 이소적 종 분화가 일어나 X_3가 형성되었다. X_1 ~ X_3는 서로 다른 종의 동물이며, ㉠과 ㉡의 분화 이후 X_1은 집단 ⓐ를 형성하고 있다.

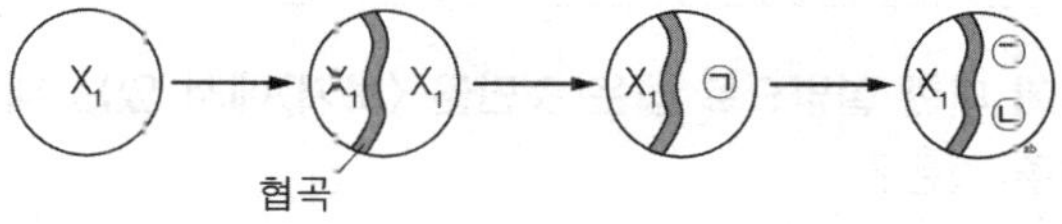

이에 대한 설명으로 옳은 것만을 〈보기〉에서 있는 대로 고른 것은?

〈보기〉
ㄱ. ㉠은 X_3이다.
ㄴ. 유연관계는 X_2와 X_1보다 X_2와 X_3가 가깝다.
ㄷ. ㉠의 한 개체가 ⓐ로 이입되는 것은 ⓐ의 유전자풀을 변화시키는 요인이 된다.

① ㄱ　　② ㄴ
③ ㄷ　　④ ㄱ, ㄴ
⑤ ㄱ, ㄷ

482 다음은 동소적 종 분화에 대한 설명이다. 옳은 것만을 〈보기〉에서 있는 대로 고른 것은?

〈보기〉
ㄱ. 동물에서 흔하게 발생한다.
ㄴ. 지리적 격리가 필요하지 않다.
ㄷ. 비정상적인 감수분열과 자가수분 등을 통해 급격히 일어난다.

① ㄱ　　② ㄴ
③ ㄱ, ㄴ　　④ ㄱ, ㄷ
⑤ ㄴ, ㄷ

483 표는 공통 조상종과 이 종에서 종분화한 자손종 ㉠~㉢의 DNA 특정 부위의 연속된 염기 서열을 정렬하여 나타낸 것이다. '–'는 해당 염기가 없음을 의미한다.

공통 조상종	T	C	A	G	C	T	T	T	C	G	T	A
㉠	T	C	A	G	C	T	T	T	C	G	–	A
㉡	T	C	A	–	–	T	T	T	C	G	T	A
㉢	T	C	A	–	–	T	T	T	–	G	T	A

이에 대한 설명으로 옳은 것만을 〈보기〉에서 있는 대로 고른 것은?

보기
ㄱ. 자손종 중 ㉠이 공통 조상종과 서열이 가장 유사하다.
ㄴ. ㉡과 가장 가까운 유연관계를 나타내는 것은 ㉢이다.
ㄷ. ㉢은 공동 조상종으로부터 3개의 코돈이 결실되었다.

① ㄱ ② ㄴ
③ ㄷ ④ ㄱ, ㄴ
⑤ ㄴ, ㄷ

※ 다음은 유전자 풀의 변화 요인을 나타낸 것이다.

ㄱ. 돌연변이 ㄴ. 유전적 부동
ㄷ. 유전자 흐름(이주) ㄹ. 자연선택
ㅁ. 격리

484 환경에 적응한 개체의 생존율과 번식률이 높아져 유전자풀이 변화하는 것은 무엇에 해당하는가?

① ㄱ ② ㄴ
③ ㄷ ④ ㄹ
⑤ ㅁ

485 홍수, 산불, 질병, 지진과 같은 자연재해에 의해 집단의 크기가 급격히 줄어드는 병목 현상은 무엇에 해당하는가?

① ㄱ ② ㄴ
③ ㄷ ④ ㄹ
⑤ ㅁ

유형 105 ▶ 계통 분류와 계통수

486 그림은 생물 4종의 계통수를 나타낸 것이다.

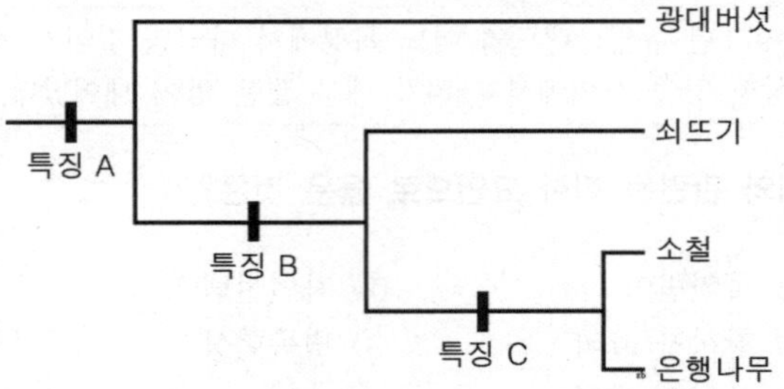

이에 대한 설명으로 옳은 것을 〈보기〉에서 있는 대로 고른 것은?

보기
ㄱ. '엽록체가 있음'은 특징 A에 해당한다.
ㄴ. '관다발이 있음'은 특징 B에 해당한다.
ㄷ. '씨방이 있음'은 특징 C에 해당한다.

① ㄱ ② ㄴ
③ ㄷ ④ ㄴ, ㄷ
⑤ ㄱ, ㄴ, ㄷ

유형 106 ▶ 생물의 분류

487 그림은 생물 A와 B의 공통점과 차이점을 나타낸 것이다. A와 B는 각각 남세균과 호열성 고세균 중 하나이고, ㉠과 ㉡은 각각 '핵막이 없다'와 '펩티도글리칸 성분을 포함한 세포벽이 없다.' 중 하나이다.

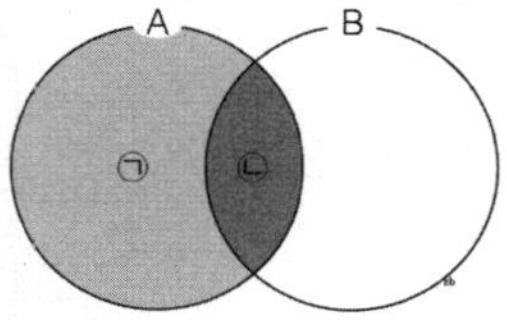

이에 대한 설명으로 옳은 것만을 <보기>에서 있는 대로 고른 것은?

보기
ㄱ. ㉠은 '펩티도글리칸 성분을 포함한 세포벽이 없다.' 이다.
ㄴ. A는 엽록소를 가지고 있다.
ㄷ. B는 호열성 고세균(극호열균)이다.

① ㄱ ② ㄴ ③ ㄷ
④ ㄱ, ㄴ ⑤ ㄱ, ㄴ, ㄷ

488 다음 표는 진핵생물역에 해당하는 각 계의 특징을 정리한 것이다.

역	진핵생물역			
계	(가)	식물계	균계	동물계
핵막 유무	(나)	있음	있음	있음
세포 수	단세포 또는 다세포	다세포	단세포 또는 다세포	다세포
영양방식	독립 영양 또는 종속 영양	독립 영양	(다)	종속 영양

이에 대한 설명으로 옳은 것만을 <보기>에서 있는 대로 고른 것은?

보기
ㄱ. (가)는 반달말, 해캄이 해당한다.
ㄴ. (나)는 '핵막이 없음'이 들어간다.
ㄷ. (다)는 독립 영양으로 아메바류가 해당된다.

① ㄱ ② ㄴ ③ ㄱ, ㄷ
④ ㄴ, ㄷ ⑤ ㄱ, ㄴ, ㄷ

489 다음 중 동물계와 가장 유연관계가 가까운 생물을 고르면?

① 균계 ② 진정세균계
③ 원생생물계 ④ 식물계
⑤ 고세균계

490 다음과 같은 특징을 가진 생물은 6계 중 어느 계에 속하는가?

- 포자로 번식한다.
- 몸이 균사로 이루어져 있다.
- 엽록체가 없어 종속영양생활을 한다.

① 세균계 ② 원생생물계
③ 식물계 ④ 균계
⑤ 동물계

491 다음은 4가지 생물 ㉠~㉣에 대한 자료이다. ㉠~㉣은 효모, 젖산균, 고사리, 장미를 순서 없이 나타낸 것이다.

㉠과 ㉡은 포자로 번식한다.
㉠과 ㉣은 셀룰로오스 성분의 세포벽이다.
㉡과 ㉢은 관다발이 없다.

이에 대한 설명으로 옳은 것만을 <보기>에서 있는 대로 고른 것은?

보기
ㄱ. ㉡은 빛에너지를 이용하여 유기물을 합성한다.
ㄴ. ㉢의 세포벽에 키틴 성분이 포함되어 있다.
ㄷ. ㉣은 씨방을 가진다.

① ㄱ ② ㄷ
③ ㄱ, ㄴ ④ ㄱ, ㄷ
⑤ ㄴ, ㄷ

492 그림은 3역 6계의 분류 기준에 따른 6가지 생물의 계통수를 나타낸 것이다.

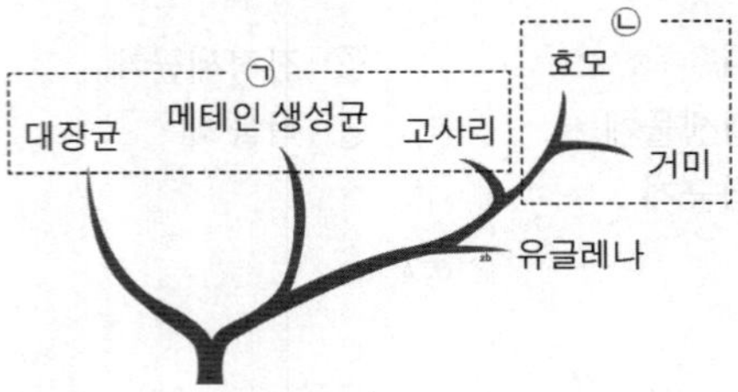

이에 대한 설명으로 옳은 것만을 〈보기〉에서 있는 대로 고른 것은?

보기
ㄱ. ㉠에 속하는 메테인 생성균은 세포벽을 가지고 있다. ㄴ. ㉡에 속하는 효모는 진핵생물의 균계에 해당한다. ㄷ. 메테인 생성균과 고사리의 유연관계는 메테인 생성균과 대장균의 유연관계보다 가깝다.

① ㄱ ② ㄷ
③ ㄱ, ㄴ ④ ㄴ, ㄷ
⑤ ㄱ, ㄴ, ㄷ

유형 107 ▶ 식물의 분류

493 그림은 특징 A ~ H를 이용하여 작성한 식물계의 검색표를 나타낸 것이다.

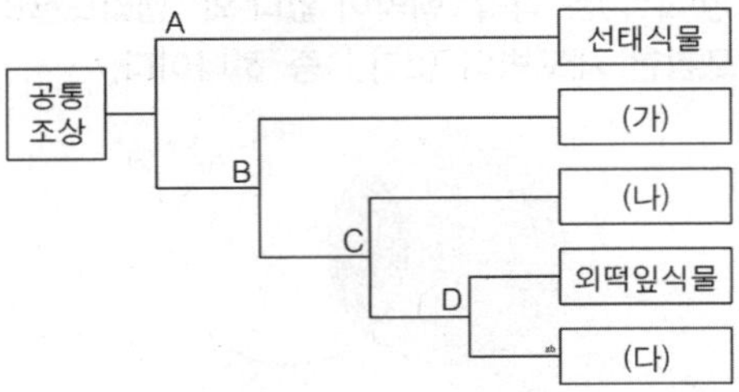

이에 대한 설명으로 옳은 것을 〈보기〉에서 모두 고른 것은?

보기
ㄱ. (가)는 체관과 헛물관을 가지며, 고사리가 속한다. ㄴ. (나)는 밑씨가 씨방에 싸여있고, (다)는 밑씨가 드러나 있다. ㄷ. B에서 관다발의 유무에 따라 (가)를 분류할 수 있다.

① ㄱ ② ㄴ
③ ㄱ, ㄴ ④ ㄱ, ㄷ
⑤ ㄴ, ㄷ

494 표는 생물 5종을 나타낸 것이고, 그림은 표의 생물 중 4종의 유연관계를 나타낸 계통수이다. C는 씨방을 갖고 있다. 물음에 답하시오.

생물 5종				
장미	고사리	소나무	솔이끼	쇠뜨기

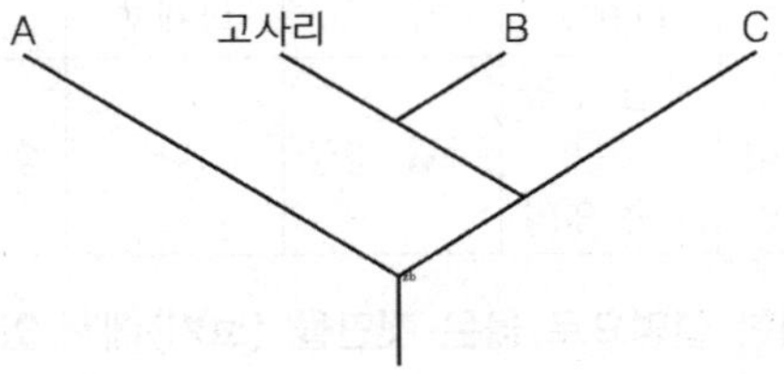

이에 대한 설명으로 옳지 않은 것은?

① A와 고사리는 관다발의 유무로 나눌 수 있다.
② B와 고사리는 종자가 없다.
③ C는 씨방이 있다.
④ A에 쇠뜨기, B에 솔이끼가 속한다.
⑤ 소나무와 장미는 C에 속한다.

495 그림 (가)는 식물의 계통수를, (나)는 고사리를 나타낸 것이다. X와 Y는 각각 겉씨식물과 양치식물 중 하나이다.

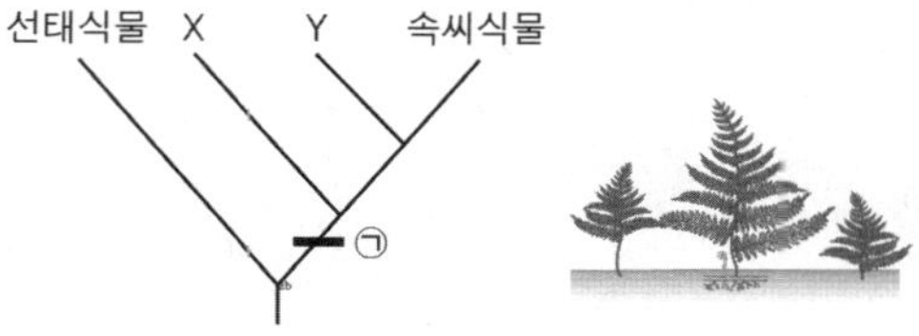

이에 대한 설명으로 옳은 것만을 〈보기〉에서 있는 대로 고른 것은?

보기
ㄱ. (나)는 X에 속한다.
ㄴ. 소나무는 Y에 속한다.
ㄷ. '관다발이 있다.'는 ㉠에 해당한다.

① ㄱ ② ㄷ
③ ㄱ, ㄴ ④ ㄴ, ㄷ
⑤ ㄱ, ㄴ, ㄷ

496 그림은 생물 4종의 계통수를 나타낸 것이다.

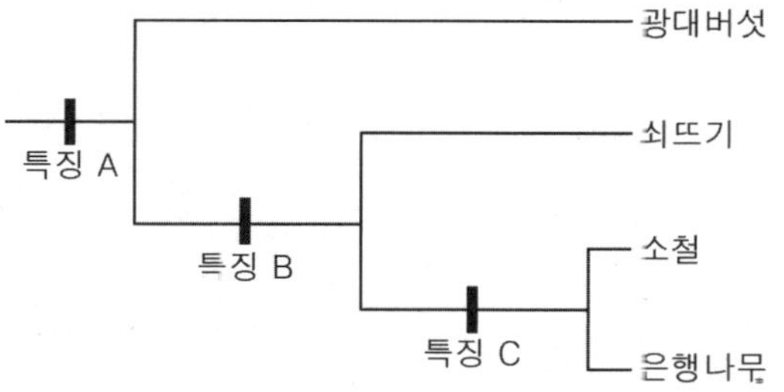

이에 대한 설명으로 옳은 것만을 〈보기〉에서 있는 대로 고른 것은?

보기
ㄱ. '엽록체가 있음'은 특징 A에 해당한다.
ㄴ. '관다발이 있음'은 특징 B에 해당한다.
ㄷ. '씨방이 있음'은 특징 C에 해당한다.

① ㄱ ② ㄴ
③ ㄱ, ㄴ ④ ㄴ, ㄷ
⑤ ㄱ, ㄴ, ㄷ

유형 108 ▶ 동물의 분류

497 그림 (가)는 가재, 거북, 문어의 공통점과 차이점을, (나)는 동물의 발생 과정의 일부를 나타낸 것이다.

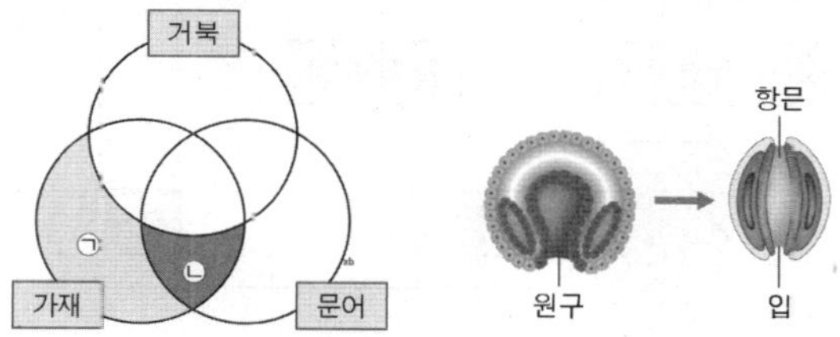

이에 대한 설명으로 옳은 것만을 〈보기〉에서 있는 대로 고른 것은?(단, 가재는 절지동물이다.)

보기
ㄱ. '(나)와 같은 발생 과정이 나타난다.'는 ㉡에 해당한다.
ㄴ. '진체강이 형성된다.'는 ㉠에 해당한다.
ㄷ. 거북은 척삭동물로 발생 과정에서 척삭이 형성된다.

① ㄱ ② ㄴ ③ ㄱ, ㄴ
④ ㄱ, ㄷ ⑤ ㄴ, ㄷ

498 다음은 5종의 생물 (가)~(마)를 분류한 검색표이다.

A1. 후구동물이다.
  B1. 수관계가 없다.
  B2. 수관계가 있다. ···················· (가)
A2. 선구동물이다.
  B1. 탈피를 한다.
    C1. 큐티클 층을 가진다. ················ (나)
    C2. 키틴질의 외골격을 가진다. ·········· (다)
  B2. 탈피를 하지 않는다.
    D1. 납작한 몸을 가진다.
    D2. 원통형 몸을 가진다. ················ (라)
    D3. 부드럽고 유연한 몸을 가진다. ······· (마)

(가)~(마) 중에서 다음과 같은 특징을 지닌 무리는?

• 체절이 있고, 폐쇄혈관계를 가진다.
• 담륜자 유생 시기를 거친다.

① (가) ② (나)
③ (다) ④ (라)
⑤ (마)

※ **그림은 동물 (가)~(라)의 유연관계에 따른 계통수를 나타낸 것이다. (가)는 오징어이며, (나)~(라)는 각각 거미, 불가사리, 지렁이 중 하나이다.**

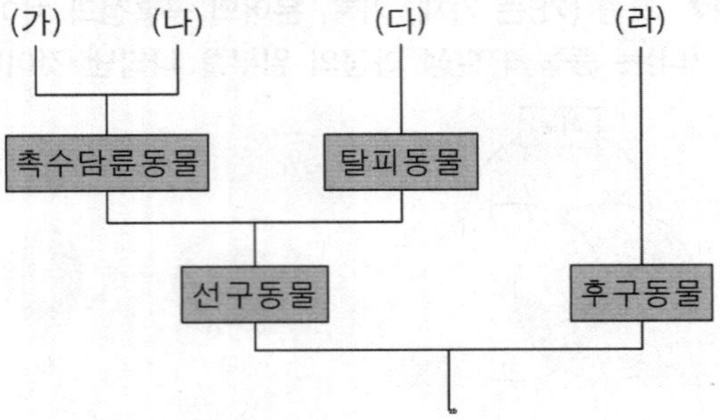

499 동물 (가)~(라)의 특징을 잘못 설명한 것은?

① 동물 (가)는 몸이 부드러운 외투막으로 둘러싸여 있다.
② 동물 (나)는 몸은 원통형으로 겉은 큐티클층으로 덮여 있으나 체절은 없다.
③ 동물 (다)는 곤충류에 속한다.
④ 동물 (다)는 단단한 외골격으로 덮여 있으며 체절을 갖고 있다.
⑤ 동물 (라)는 호흡, 순환, 운동의 복합적인 역할을 담당하는 수관계를 가지고 있다.

500 동물 (가)~(라)가 속하는 무리(문)가 옳게 짝지어진 것은?

	(가)	(나)	(다)	(라)
①	극피동물	절지동물	선형동물	환형동물
②	연체동물	편형동물	환형동물	절지동물
③	연체동물	선형동물	절지동물	극피동물
④	연체동물	환형동물	절지동물	극피동물
⑤	환형동물	연체동물	극피동물	절지동물

정답 및 해설

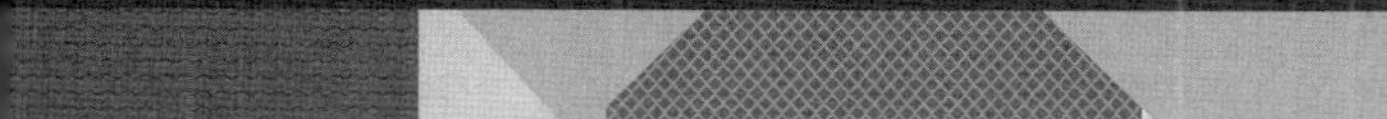

빠른 정답

001 ①	002 ①	003 ③	004 ④	005 ④
006 ④	007 ⑤	008 ③	009 ③	010 ④
011 ①	012 ①	013 ④	014 ④	015 ③
016 ①	017 ③	018 ④	019 ⑤	020 ②
021 ⑤	022 ②,⑤	023 ①	024 ⑤	025 ①
026 ②	027 ③	028 ⑤	029 ④	030 ②
031 ②	032 ③	033 ②	034 ①	035 ⑤
036 ①	037 ③	038 ④	039 ②	040 ①
041 ①	042 ⑤	043 ④	044 ④	045 ②
046 ③	047 ④	048 ③	049 ①	050 ③
051 ③	052 ②	053 ⑤	054 ④	055 ⑤
056 ⑤	057 ⑤	058 ④	059 ①	060 ⑤
061 ⑤	062 ③	063 ⑤	064 ④	065 ⑤
066 ④	067 ⑤	068 ④	069 ③	070 ④
071 ③	072 ⑤	073 ⑤	074 ③	075 ③
076 ④	077 ④	078 ③	079 ①	080 ①
081 ③	082 ④	083 ①	084 ①	085 ①
086 ④	087 ④	088 ④	089 ③	090 ⑤
091 ④	092 ①	093 ②	094 ④	095 ③
096 ②	097 ④	098 ①	099 ⑤	100 ④
101 ⑤	102 ③	103 ③	104 ④	105 ①
106 ③	107 ②	108 ①	109 ②	110 ②
111 ②	112 ②	113 ③	114 ⑤	115 ②
116 ⑤	117 ③	118 ③	119 ④	120 ④
121 ③	122 ④	123 ④	124 ③	125 ②
126 ①	127 ②	128 ③	129 ①	130 ④
131 ⑤	132 ③	133 ②	134 ⑤	135 ③
136 ④	137 ⑤	138 ①	139 ⑤	140 ③
141 ②	142 ①	143 ③	144 ②	145 ③
146 ⑤	147 ①	148 ②	149 ⑤	150 ③
151 ⑤	152 ①	153 ③	154 ②	155 ③
156 ②	157 ①	158 ②	159 ④	160 ②
161 ②	162 ③	163 ③	164 ④	165 ④
166 ③	167 ④	168 ①	169 ①	170 ①
171 ③	172 ④	173 ②	174 ①	175 ①
176 ①	177 ③	178 ⑤	179 ④	180 ①
181 ①,④	182 ②	183 ①	184 ②	185 ⑤
186 ②	187 ①	188 ③	189 ①	190 ⑤
191 ①	192 ④	193 ⑤	194 ⑤	195 ②
196 ②,④	197 ②	198 ⑤	199 ⑤	200 ②
201 ③	202 ③	203 ②	204 ①	205 ②
206 ③	207 ③	208 ⑤	209 ①	210 ①
211 ⑤	212 ⑤	213 ③	214 ②	215 ①
216 ③	217 ②	218 ①	219 ④	220 ⑤
221 ①	222 ⑤	223 ③	224 ④	225 ⑤
226 ②	227 ①	228 ①	229 ④	230 ⑤
231 ②	232 ④	233 ①	234 ④	235 ④
236 ⑤	237 ①	238 ⑤	239 ③	240 ①
241 ①	242 ②	243 ①	244 ④	245 ①
246 ③	247 ④	248 ①	249 ④	250 ⑤

251 ③	252 ⑤	253 ②	254 ③	255 ②
256 ⑤	257 ①	258 ②	259 ①	260 ②
261 ①	262 ⑤	263 ④	264 ①	265 ②
266 ②	267 ③	268 ③	269 ②	270 ③
271 ③	272 ②	273 ⑤	274 ①	275 ③
276 ③	277 ⑤	278 ③	279 ②	280 ③
281 ③	282 ⑤	283 ③	284 ③	285 ③
286 ④	287 ②	288 ④	289 ②	290 ①
291 ④	292 ⑤	293 ③,⑤	294 ④	295 ②
296 ⑤	297 ②	298 ①	299 ①	300 ②
301 ②	302 ①	303 ④	304 ③,⑤	305 ①
306 ⑤	307 ①	308 ③	309 ④	310 ⑤
311 ①	312 ④	313 ③	314 ⑤	315 ⑤
316 ④	317 ③	318 ④	319 ①	320 ⑤
321 ②	322 ①	323 ①	324 ①	325 ④
326 ③	327 ①	328 ⑤	329 ①	330 ②
331 ⑤	332 ②	333 ②	334 ①	335 ①
336 ④	337 ③	338 ②	339 ⑤	340 ③
341 ③	342 ①	343 ④	344 ④	345 ①
346 ③	347 ①	348 ③	349 ③	350 ③
351 ②	352 ③	353 ②	354 ①	355 ①
356 ②	357 ①	358 ②	359 ⑤	360 ①
361 ②	362 ①	363 ①	364 ①	365 ①
366 ③	367 ③	368 ⑤	369 ④	370 ③
371 ②,④	372 ⑤	373 ③	374 ⑤	375 ①
376 ④	377 ⑤	378 ③	379 ④	380 ①
381 ③	382 ②	383 ①,②,⑤	384 ①	385 ⑤
386 ①	387 ④	388 ②	389 ⑤	390 ⑤
391 ①	392 ④	393 ③	394 ④	395 ②
396 ②	397 ④	398 ②	399 ①	400 ①
401 ⑤	402 ②	403 ④	404 ⑤	405 ④
406 ②	407 ④	408 ⑤	409 ③	410 ④
411 ④	412 ①	413 ③	414 ④	415 ①
416 ②	417 ③	418 ④	419 ①	420 ⑤
421 ③	422 ④	423 ①	424 ②	425 ⑤
426 ①	427 ②	428 ⑤	429 ①	430 ③
431 ②	432 ②	433 ①	434 ①	435 ④
436 ①	437 ③	438 ④	439 ①	440 ④
441 ③	442 ⑤	443 ⑤	444 ⑤	445 ③
446 ②	447 ②	448 ③	449 ②	450 ①
451 ⑤	452 ③	453 ①	454 ④	455 ⑤
456 ④	457 ⑤	458 ③	459 ②	460 ①
461 ④	462 ④	463 ④	464 ④	465 ①
466 ③	467 ③	468 ④	469 ③	470 ⑤
471 ⑤	472 ④	473 ①	474 ③	475 ①
476 ③	477 ⑤	478 ①	479 ④	480 ②
481 ④	482 ⑤	483 ④	484 ④	485 ②
486 ②	487 ①	488 ①	489 ①	490 ④
491 ②	492 ⑤	493 ①	494 ③	495 ⑤
496 ②	497 ④	498 ④	499 ③	500 ④

유형 001 ▶ 생물의 특성

001 정답 ①

해설 ㉠은 생명체 내에서의 물질의 합성과 관련된 생물의 특성인 '물질대사'이고 ㉡은 페니실린에 적응한 세균과 관련된 생물의 특성인 '적응과 진화'이다.

002 정답 ①

해설 (가)는 개체 유지 특성, (나)는 종족 유지 특성이다.
ㄴ) 고양이의 동공 크기가 빛에 따라 변하는 현상은 자극에 대한 반응으로 개체 유지 특성에 해당한다.
ㄷ) 선인장의 잎이 가시로 변한 것은 적응과 진화로 종족 유지 특성에 해당한다.

003 정답 ③

해설 (가)는 동화작용, (나)와 (다)는 이화작용을 하는 생명체가 있는지 알아보기 위한 실험이다. (다)의 기체 분석기에서 기체의 성분 비율 변화가 측정된다면 화성 토양에 이화작용을 하는 생명체가 있다고 판단할 수 있을 뿐 그 생물이 단세포인지 다세포인지는 알 수 없다.

004 정답 ④

해설 4) (가)는 생식과 유전, (나)는 자극과 반응, (다)는 적응과 진화의 예이다.

005 정답 ④

해설 ㄱ) (가)는 세포로 이루어진 생물이 아니고 물질대사를 통해 에너지를 얻지도 않는다.
ㄴ) 강아지 로봇은 자극에 반응하도록 만들어진 로봇이고 강아지는 생물이므로 생물의 특성인 자극에 대한 반응을 한다.
ㄷ)(나)는 생물이므로 생물의 특성인 유전을 통해 자신과 닮은 자손을 낳는다.

006 정답 ④

해설 ㄴ) (가)는 $^{14}CO_2$를 이용하여 동화작용을 하는 생명체가 있는지 알아보기 위한 실험이다.

007 정답 ⑤

해설 5) 핀치새의 부리가 먹이에 따라 다른 모양을 갖게 된 현상과 선인장의 잎이 가시로 변한 현상은 모두 적응과 진화에 해당한다.

008 정답 ③

해설 3)체온 유지와 혈당량 유지는 모두 항상성 유지의 예이다.

009 정답 ③

해설 3) 저온 자극에 대한 반응으로 입모근이 수축한다. 빛의 세기에 따라 개구리밥의 엽록체 분포가 바뀌는 현상도 자극과 반응의 예이다.

유형 002 ▶ 바이러스

010 정답 ④

해설 1) 바이러스는 스스로 물질대사를 할 수 없다.
2) 바이러스는 세포막을 갖지 않는다.
3) 바이러스는 숙주의 효소를 빌려 물질대사를 한다.
5) 적혈구는 핵이 없고 분화가 완료된 세포이므로 분열하지 않는다.

011 정답 ①

해설 ㄴ) B는 바이러스로 세포 구조를 갖추지 못했으므로 세포 분열을 할 수 없다.
ㄷ) A는 스스로 물질대사를 할 수 있는 세균이고, B는 스스로 물질대사를 할 수 없는 바이러스이다.

012 정답 ①

해설 A는 바이러스, B는 정자, C는 세균이다.
ㄴ. 돌연변이는 모두에게 공통적인 특징이다.
ㄷ. A는 스스로 물질대사를 할 수 없다.

013 정답 ④

해설 ㄴ) 바이러스는 독립적으로 물질대사를 할 수 없어서 살아있는 숙주의 효소를 빌려 물질대사와 증식한다.

014 정답 ④

해설 ㄱ) 바이러스는 세포로 이루어져 있지 않으므로 세포분열을 하지 않는다.

ㄴ) 바이러스와 세포는 유전 물질로 핵산을 갖는다.
ㄷ) 바이러스의 유전자도 외부 환경이나 숙주 세포의 효소 이상으로 돌연변이가 발생할 수 있다.

015 정답 ③

해설 ㄱ) 독감 바이러스는 세균보다 크기가 작아서 세균여과기를 통과한다.
ㄴ) 바이러스는 생물체 밖에서는 핵산과 단백질 결정체로만 존재한다. 스스로 물질대사를 할 수 없다.

유형 003 ▶ 생명 과학의 탐구 방법

016 정답 ①

해설 ㄴ. (다)에서 대조 실험이 진행되지 않았다.
ㄷ. 가설설정을 하는 연역적 탐구방법이다.

017 정답 ③

해설 빛은 통제변인으로 일정해야 한다.

018 정답 ④

해설 ㄴ) 온도는 조작 변인이고, 부패 여부는 종속 변인이다.

019 정답 ⑤

해설 ㄱ) 구간 Ⅰ에서 A가 B보다 ⓐ의 생존 개체수가 낮은 것으로 보아 사망한 ⓐ의 개체 수는 A가 B보다 많다.
ㄴ) 그림을 통해 A가 B보다 생존 개체수가 50마리가 되는데 걸린 시간이 짧다는 것을 알 수 있다.
ㄷ) 이 실험에서의 인위적으로 조작을 가해준 조작 변인은 한 개체당 먹이 섭취량이고 종속 변인은 ⓐ의 생존 개체수이다.

020 정답 ②

해설 ㄱ) 독성이 있는 세균 A를 실험군에 접종한다. 만약 백신의 역할을 하는 독성이 제거된 세균 A를 실험군에 접종하면 폐렴 증상이 나타나지 않을 것이다.
ㄷ) 실험군과 대조군은 세균 A 접종 여부를 제외한 나머지 조건을 같게 통제해야 하므로 같은 조건의 장소에 격리해서 사육한다.

021 정답 ⑤

해설 ㄱ) 연역적 탐구 과정의 순서는 문제 인식→(다) 가설 설정→(라) 탐구 설계 및 수행→(나) 자료 수집 및 분석→(가) 결론 도출 및 일반화이다.

022 정답 ②, ⑤

해설 1) 실험 결과 분석을 토대로 가설을 판단하는 것은 탐구 결과 정리 및 해석 단계이다.
3) 어떤 현상을 관찰하여 의문을 품는 것은 문제 인식 단계이다.
4) 가설 확인을 위해 실험을 설계 및 수행하는 것은 탐구 설계 및 수행 단계이다.

023 정답 ①

해설 ㉠은 대조군, ㉡은 실험군이다.
ㄴ. ㉡에는 증류수+소화효소 X를 넣어야 한다.
ㄷ. ㉠에는 증류수를 넣어야 한다.

024 정답 ⑤

해설 ㄴ) 온도는 통제변인으로 A와 B 모두 동일하게 유지 해주어야한다.
ㄷ) 조작변인인 푸른곰팡이의 접종 여부에 따라 달라진 요인은 세균의 증식 여부이므로 이는 종속변인에 해당한다.

025 정답 ①

해설 (가)결론 도출, (나)가설 설정, (다)탐구 설계 및 수행, (라)자료 수집 및 해석.
ㄴ) (라)는 자료 수집 및 해석에 해당한다.
ㄷ) (다)에서 온도는 조작 변인이다.

026 정답 ②

해설 ㄱ) ㉠에서 변인 통제가 이루어진다.
ㄴ) ㉡에서 문제 인식이 이루어진다. 연역적 탐구 과정의 순서는 ㉡ 문제 인식→㉣ 가설 설정→㉠ 탐구 설계 및 수행→㉢ 자료 수집 및 결과 분석→결론 도출 및 일반화이다.

027 정답 ③

해설 3) 연역적 탐구 과정의 순서는 (라) 관찰→(나) 문제 인식→가설 설정→(가) 탐구 설계 및 수행→(마) 자료 수집 및 결과 분석→ (다) 결론 도출이다.

유형 004 ▶ 생명체의 구성 단계와 거대분자

028 정답 ⑤

해설 A는 상피조직, B는 자극을 받아 전달하는 신경조직, C는 근육조직이다. 사람의 위와 식물의 뿌리는 기관에 해당한다.

029 정답 ④

해설 A는 조직, B는 기관, C는 기관계이다. ① 식물도 세포 단계가 있다. ② A에 해당하는 단계는 조직이다. ③ 보호 상피, 힘줄, 심장근은 A에 속한다. ④ 비슷한 기능을 수행하는 기관들이 모여 C 단계를 이룬다. ⑤ 식물은 C 단계가 없다.

030 정답 ②

해설 (가)조직, (나)기관, (다)기관계, (나)의 기관에는 위, 심장, 폐 등이 속하며 혈액은 기관이 아닌 결합 조직에 속한다.

031 정답 ②

해설 (가)는 단백질, (나)는 녹말, (다)는 DNA이다.
ㄱ. 인체에서 가장 우선으로 소비되는 영양소는 탄수화물이다.
ㄴ. 효소, 항체의 주성분은 단백질이다.
ㄷ. DNA는 유전 정보를 저장하는 역할을 한다.

032 정답 ③

해설 A는 핵산, B는 단백질, C는 인지질이다.
ㄴ) 스테로이드와 인지질은 모두 지질에 속한다.

033 정답 ②

해설 ㄱ) (가)는 중성 지방이다. 세포막의 주요 구성 성분은 인지질과 단백질이다.
ㄴ) (다)는 포도당으로 구성된 글리코젠이다.

034 정답 ①

해설 1) (가)는 디옥시리보스, a는 타이민, b는 아데닌, c는 구아닌, d는 사이토신이다.

035 정답 ⑤

해설 A는 탄수화물, B는 핵산, C는 지질, D는 단백질이다.
ㄱ) 과당은 단당류이다. 포도당과 과당이 결합하여 설탕을, 포도당과 포도당이 결합하여 엿당을 이룬다.
ㄴ) 핵산의 염기에는 N(질소)가 포함되어 있지만 지질은 C(탄소), H(수소), O(산소)로 구성되어 있다.

유형 005 ▶ 현미경

036 정답 ①

해설 A는 광학현미경, B는 투과전자현미경, C는 주사전자현미경이다.
ㄴ) 시료의 표면을 관찰할 때는 주사전자현미경을 사용한다.
ㄷ) 현미경의 해상력은 사용하는 빛의 파장이 짧을수록 좋다.

037 정답 ③

해설 ㄴ) (나)에서 접안 마이크로미터 한 눈금의 길이는 $4\mu m$이므로 (나)에서 측정한 A의 길이는 $30눈금 \times 4\mu m = 120\mu m$이다. 150배에서 600배로 배율이 4배 커지면 접안 마이크로미터 한 눈금의 길이는 $\frac{1}{4}$배인 $1\mu m$가 되므로 A는 $30 \times 4 = 120$눈금과 겹친다.

038 정답 ④

해설 (가)는 광학 현미경, (나)는 주사 전자 현미경, (다)는 투과 전자 현미경이다.
ㄱ. 리보솜의 내부 구조를 관찰할 때 투과 전자 현미경을 사용한다.

유형 006 ▶ 세포 분획법

039 정답 ②

해설 ㄱ. 세포분획법을 이용한 분석이다.
ㄴ. 먼저 분리된 조직이 더 크고 무거운 조직이다.
ㄷ. 식물세포를 세포분획하면 세포벽, 핵, 엽록체 순으로 분리된다.

040 정답 ①

해설 ㄱ. ㉠은 핵으로, 핵의 인에서 rRNA가 합성된다.
ㄴ. ㉡은 엽록체로, 크리스타가 있다.
ㄷ. ㉢은 미토콘드리아로, 광합성 색소가 있는 것은 엽록체이다.

041 정답 ①

해설 A는 핵, B는 미토콘드리아, C는 소포체이다.
ㄴ) 더 가벼운 소기관을 분리하려면 회전 속도를 높여야 하므로 원심 분리 속도는 Ⅰ<Ⅲ<Ⅱ이다.
ㄷ) ㉠은 시료에 전자선을 투과시켜 단면을 얻는 투과전자현미경(TEM)이다. 시료에 전자선을 반사시켜 상을 얻는 현미경은 주사전자현미경(SEM)이다.

042 정답 ⑤

해설 ㄱ. ㉠은 핵이다.
ㄴ. ㉡은 미토콘드리아로 핵을 가진다.
ㄷ. ㉢은 리보솜으로 단백질을 합성한다.

유형 007 ▶ 자기 방사법

043 정답 ④

해설 ㄱ) 세포를 균질기로 부술 때 얼음으로 온도를 낮춰 균질기와의 마찰열에 의해 단백질이 변성되는 것을 막고 세포 파쇄 시 나오는 가수 분해 효소의 활성을 억제한다.

유형 008 ▶ 원핵 세포와 진핵 세포

044 정답 ④

해설 ㄱ. 원핵세포의 유전체는 원형 DNA로 구성된다.
ㄴ. 플라스미드는 원핵세포에 있다.
ㄷ. 진핵세포의 DNA는 히스톤 단백질과 결합하고 있다.

045 정답 ②

해설 (가)는 원핵세포인 대장균, (나)는 진핵세포인 생쥐의 간세포이다.
ㄱ) 원핵세포인 대장균에도 리보솜은 존재하므로 ⓑ는 '○'이다.
ㄷ) 엽록체가 없는 동물 세포인 A에서는 광합성이 일어날 수 없다.

046 정답 ③

해설 (가)는 원핵세포, (나)는 진핵세포이다.
3) 원핵세포의 경우 전사와 번역이 모두 세포질에서 일어난다.

047 정답 ④

해설 4) 사람의 유전체는 다른 종과의 유사성을 보이며, 약 76%가 RNA로 전사된다.

048 정답 ③

해설 (가)는 식물 세포, (나)는 세균이다.
3) 식물 세포는 진핵 세포이고, 세균은 원핵세포이다.

유형 009 ▶ 동물 세포와 식물 세포

049 정답 ①

해설 ① 리보솜은 (가)와 (나) 모두 있다.
② 선형의 DNA는 (가)에 있다.
③ 핵막과 세포벽을 모두 가지는 것은 (가)이다.
④ (가)의 세포벽 성분은 셀룰로스, (나)는 펩티도글리칸이다.
⑤ 막으로 둘러싸인 세포 소기관이 있는 것은 (가)이다.

050 정답 ③

해설 ㄷ) 대장균은 펩티도글리칸 성분의 세포벽을, 공변세포는 셀룰로스 성분의 세포벽을 갖는다.

051 정답 ③

해설 (가)~(다)는 순서대로 동물세포, 세균, 식물세포이다.
ㄱ. 동물세포는 세포벽이 없다.
ㄴ. 세균은 원핵세포로 핵막이 없다.
ㄷ. 식물세포는 액포가 있다.

052 정답 ②

해설 (가)는 식물 세포, (나)는 세균, (다)는 동물 세포이다.

ㄱ) (가)와 (나) 도두 세포막에 인지질 2중층 구조를 가지고 있다.
ㄴ) (나)는 막 구조물이 없다.
ㄷ) (다)에 있는 일부 자유 리보솜은 특정 세포 소기관 표면에 붙어 있지 않다.

053 정답 ⑤

해설 ㄱ. (가)와 (나)는 2중막 구조를 갖는다.
ㄴ. ㉠에서 탈탄산 작용이 일어난다.
ㄷ. ㉠과 ㉡에 DNA와 리보솜이 있다.

054 정답 ④

해설 A는 식물 세포, B는 세균, C는 동물 세포이다.
ㄴ) B는 막으로 둘러싸인 세포 소기관이 없는 원핵세포이다.

유형 010 ▶ 세포 소기관의 유기적 관계

055 정답 ⑤

해설 엽록체는 독자적인 DNA와 리보솜을 가지며 이중막 구조로 되어 있고 광합성을 통해 포도당을 합성한다.

056 정답 ⑤

해설 A는 골지체, B는 리보솜, C는 거친면 소포체, D는 중심체, E는 미토콘드리아이다.
① 세포내 소화를 담당하는 것은 리소좀이다.
② 리보솜은 단백질을 합성한다.
③ 거친면 소포체는 단일막이다.
④ 중심체는 미세 소관으로 구성된다.
⑤ 미토콘드리아는 동물, 식물 세포에 모두 존재한다.

057 정답 ⑤

해설 A는 리보솜, B는 핵, C는 미토콘드리아이다.
ㄱ) 리보솜은 핵산인 RNA와 단백질 덩어리이다.
ㄴ) ㄱ은 '크리스타 구조를 형성한다.', ㄴ은 '핵산이 있다.', ㄷ은 '이중막 구조를 가진다.'에 해당한다.
ㄷ) 미토콘드리아는 독자적인 DNA와 리보솜을 가지고 있어 스스로 복제하여 증식할 수 있다.

058 정답 ④

해설 ㄱ. 핵막은 인지질 이중층이 이중막을 이루고 있다.
ㄴ. A에는 염색질이 있는데, 염색질은 DNA와 히스톤 단백질로 구성된다.
ㄷ. 리소좀은 거친면 소포체의 리보솜에서 만들어진다.

059 정답 ①

해설 A는 매끈면 소포체, B는 리보솜, C는 미토콘드리아이다.
ㄱ. A는 인지질과 스테로이드의 합성에 관여한다.
ㄴ. B는 막성 세프 소기관이 아니다.
ㄷ. C의 내막 안쪽 공간은 기질이라고 한다.

060 정답 ⑤

해설 A는 골지체, B는 핵, C는 리소좀, D는 리브솜이다. 골지체는 분비 작용이 활발한 세포에 발달되어 있다. 핵에 존재하는 인에서 리보솜을 구성하는 rRNA가 합성된다.

061 정답 ⑤

해설 ㄱ. A는 엽록체이다.
ㄴ. C는 매끈면 소포체로, 칼슘 이온을 저장한다.
ㄷ. A는 엽록체, B는 핵으로, 모두 핵산을 가진다.

유형 011 ▶ 물질의 합성과 수송

062 정답 ③

해설 A는 소포체, B는 골지체, C는 리소좀, (가)는 세포 내 섭취(내포작용)이다.
ㄴ) 리소좀에 포함된 가수분해 효소는 거친면 소프체에 존재하는 리보솜에서 합성된 것이다.

유형 012 ▶ 에너지 전환

063 정답 ⑤

해설 ㄱ. (가)는 엽록체로, 빛에너지를 화학에너지로 전환시킨다.
ㄴ. (나)는 미토콘드리아로 식물세포가 가지고 있다.
ㄷ. 미토콘드리아에서 화학에너지가 ATP로 전환된다.

유형 013 ▶ 물질의 분해와 저장

064 정답 ④

해설 (가)는 세포 내 섭취(내포 작용) 과정이고, A는 거친면 소포체, B는 골지체, C는 리소좀이다.

ㄴ) 리소좀에 포함된 가수 분해 효소는 리보솜에서 합성된 것이다.

유형 014 ▶ 세포의 형태 유지와 운동

065 정답 ⑤

해설 A는 2차 세포벽, B는 1차 세포벽으로 1차 세포벽이 2차 세포벽보다 먼저 생기며, 더 얇고 유연하다. 1차 세포벽 안쪽에 물질이 축적되어 생기는 2차 세포벽은 1차 세포벽보다 두껍고 단단하다. 식물 세포의 세포벽은 물과 용질을 모두 통과시키는 전투과성이며 세포벽 안쪽 세포막에 의해 물질 출입이 조절된다.

066 정답 ④

해설 ㄱ) 굵기가 8nm～12nm인 중간 섬유, 25nm인 미세 소관, 7nm인 미세 섬유 중 미세 소관이 가장 두껍다.

ㄴ) 중간 섬유, 미세 소관은 세포의 형태 유지에 관여한다.

유형 015 ▶ 세포막의 구조와 특성

067 정답 ⑤

해설 A는 탄수화물, B는 단백질, C는 인지질, D는 콜레스테롤이다.

ㄱ) A는 탄수화물, B는 단백질이다.

ㄴ) C와 D는 지질에 속한다.

ㄷ) 세포막은 유동성을 가진다.

068 정답 ④

해설 4) 인지질의 친수성 머리가 바깥쪽, 소수성 꼬리가 안쪽을 향한다.

069 정답 ③

해설 A는 내부 공간, B는 리포솜이다.

ㄴ) 크기가 작고 지용성인 물질은 인지질 이중층을 통과할 수 있다. 리포솜 내부 공간에는 주로 수용성 물질이 담겨 운반된다.

070 정답 ④

해설 A는 탄수화물, B는 막단백질, C는 인지질이다.

ㄱ) 세포막의 주성분은 인지질과 단백질이다.

ㄴ) 세포막의 수송 단백질은 세포막을 통한 물질 이동에 관여한다.

유형 016 ▶ 세포막을 통한 물질 이동

071 정답 ③

해설 Ⅰ은 세포 내 섭취, Ⅱ는 단순 확산, Ⅲ는 촉진 확산이다.

ㄷ) Na^+-K^+pump를 통한 Na^+과 K^+의 이동 방식은 ATP가 소모되는 능동 수송에 해당한다.

072 정답 ⑤

해설 ㄱ) ㄱ에서 물은 저장액인 세포 안에서 고장액인 세포 밖으로 유출된다.

ㄴ) Ⅰ은 삼투, Ⅱ는 능동수송, Ⅲ은 세포 내 섭취에 해당한다.

ㄷ) 능동 수송과 세포 내 섭취에는 ATP가 소모되고, 삼투에는 ATP가 소모되지 않는다.

073 정답 ⑤

해설 ㄱ) A는 촉진 확산, B는 단수 확산, C는 능동 수송이고, a는 'O', b는 'X'이다.

074 정답 ③

해설 ㉠은 촉진 확산, ㉡은 능동 수송이다.

ㄱ) CO_2와 같은 저분자, 비극성 물질은 세포막을 직접 통과하여 단순 확산한다.

ㄴ) X가 막을 통해 고농도에서 저농도로 확산되어 세포 안팎의 농도가 같아진 것이다.

075 정답 ③

해설 ㉠은 저농도에서 고농도로 역행하여 에너지를 소

모하는 능동 수송이고, ㉡은 고농도에서 저농도로 이동하여 에너지를 소비하지 않는 촉진 확산이다.

ㄷ) Na^+-K^+펌프를 통한 Na^+의 이동 방식은 능동 수송(㉠)이다.

076 정답 ④

해설) ㄱ) 촉진 확산에는 단백질 통로가 사용된다. ATP를 소모하지 않으면서 막단백질은 사용하는 (가)는 촉진 확산, ATP를 소모하고 막단백질을 사용하는 (나)는 능동 수송이다. 시간이 흐르면 세포 안팎의 농도가 같아지는 X는 촉진 확산으로 이동하는 물질이다.

유형 017 ▶ 확산

077 정답 ④

해설) ㄱ. (가)는 촉진확산이다.

ㄴ. ㉠은 에너지를 사용하지 않고 이동한다.

ㄷ. 산소, 이산화탄소같이 크기가 작고 비극성인 분자는 단순확산으로 이동한다.

유형 018 ▶ 삼투

078 정답 ③

해설) A는 삼투압, B는 팽압, ㉠은 팽윤 상태, ㉡은 원형질 분리 상태이다.

ㄷ) 세포의 부피가 커질수록 팽압이 증가하므로 이 세포의 팽압은 V_1일 때가 V_2일 때보다 작다.

079 정답 ①

해설) ㄱ. A는 액포이다.

ㄴ. 삼투압=흡수력+팽압이므로 5기압니다.

ㄷ. t_2에서 t_3가 될 때 세포 크기가 커지고 액포도 커진다.

080 정답 ①

해설) 세포 안과 밖의 용질의 농도가 같아질 때까지 반투과성을 막을 경계로 용질의 농도가 낮은 곳에서 용질의 농도가 높은 곳으로 용매가 이동한다.

081 정답 ③

해설) ㄱ) 물은 반투과성 막을 통과하지만 설탕은 통과하지 못한다.

ㄹ) 시간이 지나면 저농도에서 고농도로 물이 이동하여 반투과성 막을 경계로 설탕의 농도 차이는 작아진다.

082 정답 ④

해설) A는 고장액, B는 등장액, C는 저장액에 넣었을 때이다.

ㄴ) 동물의 체액보다 사람의 체액 삼투압이 더 높다. 고장액에 넣었을 때 물이 적혈구에서 세포 밖으로 이동하므로 적혈구가 쭈그러든다.

083 정답 ①

해설) ㄴ) 설탕은 반투과성 막을 통과할 수 없으므로 A에서 2g, B에서 1g이다.

ㄷ) 물과 포도당은 A에서 B로도 이동하지만 B에서 A로 이동하는 물과 포도당의 양이 더 많아서 A의 수면이 상승한다.

084 정답 ①

해설) A는 흡수력, B는 팽압이다.

ㄴ) V_1일 때 삼투압이 팽압보다 크니까 흡수력이 0보다 큰 것이다.

ㄷ) 최대 팽윤 상태인 V_2일 때 식물 세포에서 물의 유입량과 유출량이 같다.

유형 019 ▶ 능동 수송

085 정답 ①

해설) (가)는 단순 확산, (나)는 촉진 확산, (다)는 능동 수송이다.

ㄱ. (가)는 분자 크기가 작을수록, 온도가 높을수록 이동 속도가 빠르다.

ㄴ. (나)는 물질의 농도 차가 커질수록 이동 속도가 계속 증가하지 않고 일정해진다.

ㄷ. (다)는 세포 안팎의 농도를 같게 해주지 않는다.

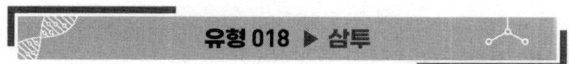

유형 020 ▶ 세포내 섭취와 세포외 배출

086 정답 ④

해설 (가)는 능동 수송, (나)는 세포 외 배출이다.
ㄱ) 능동 수송은 물질의 농도 기울기를 역행하여 물질을 운반한다.

087 정답 ④

해설 (가)는 세포외 배출, (나)는 세포내 섭취다.
ㄱ) Na^+-K^+펌프는 능동 수송의 예이며 능동 수송, 세포외 배출, 세포내 섭취 모두 에너지를 소모하는 물질 이동 방법이다.
ㄴ) (나)인 세포내 섭취가 식세포 작용과 음세포 작용으로 나눌 수 있다.

088 정답 ④

해설 ㉠은 거친면 소포체, ㉡은 골지체, ㉢은 리소좀이다.
ㄱ. ㉠은 거친면 소포체이다.
ㄴ. ㉢에는 가수 분해 효소가 들어 있다.
ㄷ. 과정 A는 세포 내 섭취이다.

유형 021 ▶ 효소의 작용과 특성

089 정답 ③

해설 ㄱ) 생성물이 반응물보다 에너지 수준이 낮으므로 발열 반응이다.
ㄹ) 생성물과 반응물의 에너지 차이인 반응열은 효소의 유무에 상관없이 일정하다.

090 정답 ⑤

해설 5) 반응물보다 생성물의 에너지가 큰 흡열 반응의 그래프이다. 가수 분해 반응은 생성물보다 반응물의 에너지가 큰 발열 반응이다.

091 정답 ④

해설 ㉠~㉣은 순서대로 주효소, 보조인자, 기질, 생성물이다.
ㄱ. 주효소는 단백질 성분으로 열에 약하다.
ㄴ. 효소 기질 복합체를 형성하면 생성물을 생성할 수 있다.
ㄷ. 보조인자가 주효소에 결합하여 전효소가 된다.

092 정답 ①

해설 ㄱ. ㉠은 기질, ㉡은 효소, ㉢은 효소기질복합체이다.
ㄴ. 효소의 양과 활성화 에너지는 관계가 없다.
ㄷ. 효소가 없을 때 활성화 에너지는 B+C였다.

093 정답 ②

해설 ㄱ) ㉠은 효소-기질 복합체, ㉡은 생성물, ㉢은 유리된 상태의 효소이다.
ㄷ) A는 t_1, B는 t_2에 해당한다. t_2일 때, 기질을 첨가하면 ㉡ 생성물이 다시 증가한다.

유형 022 ▶ 효소의 구성과 종류

094 정답 ④

해설 A는 기질, B는 보조 인자, C는 주효소이다.
ㄷ) 기질인 A는 재사용되지 않는다.

095 정답 ③

해설 ㄱ과 A는 기질, ㄴ과 D는 주효소, ㄷ은 보조 인자, ㄹ과 C는 효소-기질 복합체, ㅁ과 B는 생성물이다.
ㄱ) 반응 결과 수소가 제거되므로 X는 탈수소 효소이다.
ㄴ) $\frac{\text{주효소}}{\text{효소}-\text{기질 복합체}}$는 t_1일 때보다 t_2일 때가 더 크다.

096 정답 ②

해설 ㄱ) A에 포함된 주효소는 단백질로 구성되어 있어 열과 pH에 의해 쉽게 변성된다.
ㄷ) 보조인자만으로는 효소 활성을 나타낼 수 없다.

097 정답 ④

해설 ㄱ) A는 기질, B는 비단백질 부분인 보조 인자, C는 단백질 부분인 주효소, D는 효소-기질 복합체이다. 단백질은 pH와 온도의 영향을 많이 받는다.

098 정답 ①

해설 ㄱ) 이 효소는 가수 분해 효소이다.
ㄷ) 이 효소에 의한 반응의 활성화 에너지는 ㉠에서 반응열을 뺀 값이다.

099 정답 ⑤

해설 A는 주효소, B는 보조인자이다.
ㄱ) 주효소는 있고 보조인자가 없는 실험 1에서 효소 반응이 일어나지 않았다. 주효소는 보조인자가 있어야 기질과 결합하여 효소로서의 작용을 할 수 있다.

유형 023 ▶ 효소의 작용에 영향을 미치는 요인

100 정답 ④

해설 ㄱ. 기질의 농도가 증가해도 효소가 포화되면 더 이상 속도가 증가하지 않는다.
ㄴ. S_1일 때 기질 농도가 증가하면 초기 반응 속도가 증가한다.
ㄷ. S_2일 때 효소가 포화된 상태이므로 효소를 더 넣어주면 반응 속도가 증가한다.

101 정답 ⑤

해설 ㄱ. A는 효소가 포화되지 않은 상타로, S_1이다.
ㄴ. S_2는 효소가 포화된 상태이므로 효소인 말테이스를 더 넣어주면 초기 속도가 증가한다.
ㄷ. 엿당농도가 S_2이상이면 반응 초기 속도는 효소의 농도에 영향을 받는다.

102 정답 ③

해설 ㄷ) (나)에서 사용된 효소는 최적 pH가 7인 B이다.

103 정답 ③

해설 ㄱ) ㉠첨가 후 반응이 종료된 t_2에서보다 t_3에서 생성물의 총량이 증가했으므로 ㉠은 기질이다.
ㄴ) 반응 속도는 시간에 따른 생성물의 양의 증가량과 같으므로 그래프의 기울기와 같다. 따라서 그래프가 가장 가파른 t_1의 반응 속도가 가장 빠르다.
ㄷ) 효소-기질 복합체의 양은 효소 반응이 끝나 생성물의 총량이 더 이상 증가하지 않는 t_2와 t_3에서 모두 0이다.

104 정답 ④

해설 ㄱ) ㉠은 기질, ㉡은 효소, ㉢은 효소·기질 복합체이다.

유형 024 ▶ 저해제가 효소의 작용에 미치는 영향

105 정답 ①

해설 ㄴ) (나)에서 A는 기질이다. 효소를 추가했다면 생성물의 총량이 증가하지는 않았을 것이다.
ㄷ) (나)에서 효소-기질 복합체의 양은 반응이 끝난 t_3에서보다 반응이 활발하게 일어나고 있는 t_1에서 더 많다.

106 정답 ③

해설 ㄷ) S_1일 때 $\frac{\text{기질과 결합한 X의 수}}{\text{X의 총 수}}$는 초기 반응속도가 빠른 Ⅰ이 Ⅱ보다 더 크다. Ⅰ은 저해제를 첨가하지 않은 경우, Ⅱ는 경쟁적 저해체를 첨가한 경우, Ⅲ은 비경쟁적 저해제 ㉠을 첨가한 경우를 나타낸 그래프이다.

107 정답 ②

해설 ㄱ) 효소의 변성 정도가 심할수록 (가)효소-기질 복합체의 생성 속도가 감소한다. 따라서 말테이스의 입체 구조는 포도당 생성속도가 가장 빠른 C보다 D에서 더 많이 변한다.
ㄷ) 말테이스는 엿당과만 반응하는 기질특이성이 있으므로 설탕을 추가하더라도 포도당의 생성속도가 증가하지 않는다.

108 정답 ①

해설 ㄱ) 석신산의 농도가 증가하면 옥살아세트산의 저해 효과는 감소한다.
ㄴ) 석신산 탈수소 효소는 산화 환원 효소이다.
ㄷ) 옥살아세트산은 경쟁적 저해제이다.

109 정답 ②

해설 ㄱ. A는 전이 효소가 아니라 분해 효소이다.
ㄴ. Ⅰ은 저해제가 있을 때이다.
ㄷ. 효소 반응의 활성화 에너지는 Ⅰ와 Ⅱ에서 같다.

110 정답 ②

해설 ㄱ. ㉠은 Ⅰ이다.
ㄴ. X는 A의 활성 부위에 결합한다.
ㄷ. S_1일 때 $\frac{\text{기질과 결합하지 않은 A의 수}}{\text{기질과 결합한 A의 수}}$는 Ⅱ에서가 Ⅰ에서보다 크다.

111 정답 ②

해설 ㉠은 활성 부위가 아닌 곳에 결합해 활성 부위를 변화시키는 비경쟁적 저해제이다. 기질 ㉡과 생성물 ㉢은 화학식이 같고 구조가 다른 이성질체이므로 효소 X는 이성질화 효소이다.

유형 025 ▶ 물질대사와 에너지, 미토콘드리아, 호흡개

112 정답 ②

해설 (가)는 ATP 분해 과정이고, ⓐ는 ATP, ⓑ는 ADP이다.
ㄷ) 아데노신에 붙은 두 번째, 세 번째 인산결합이 고에너지 결합이이며 ATP가 ADP로 분해될 대 하나의 고에너지 인산 결합이 분해되므로
$\frac{\text{ADP에 있는 고에너지 인산 결합의 수}}{\text{ATP에 있는 고에너지 인산 결합의 수}} = \frac{1}{2}$이다.

113 정답 ③

해설 A는 미토콘드리아 기질, B는 미토콘드리아 외막, C는 내막이다. 탈탄산 효소가 작용하는 곳은 TCA회로가 진행되는 미토콘드리아 기질이고, 전자 전달계 효소가 작용하는 곳은 내막이다.

114 정답 ⑤

해설 미토콘드리아의 기질에는 탈탄산 효소와 탈수소 효소가, 내막에는 ATP 합성 효소가 존재한다.

115 정답 ②

해설 ㉠은 ATP, ㉡은 열, ㉢은 O_2, ㉣은 CO_2이다.
ㄱ) 세포 호흡 결과 발생하는 에너지의 34%정도만 ATP에 저장된다.
ㄴ) CO_2는 세포에서 포도당이 합성될 때 이용된다.

유형 026 ▶ 해당 과정

116 정답 ⑤

해설 세포질에서 산소 없이 진행되는 해당 과정은 거의 모든 생물에서 공통적으로 일어난다. 2분자의 ATP가 공급되어 포도당이 과당 2인산으로 활성화되고, 과당 2인산이 2분자의 피루브산으로 분해될 때 탈수소 효소의 작용으로 방출된 수소가 $2NAD^+$와 결합하여 2NADH가 생성되고, 기질 수준 인산화로 4ATP가 생성된다.
* 해당 과정(기질 수준 인산화)
$C_6H_{12}O_6 \rightarrow 2C_3H_4O_3 + 2NADH + 2H^+ + 2ATP$

117 정답 ③

해설 (가)는 에너지 투자기로 2분자의 ATP가 공급되어 포도당이 과당 2인산으로 활성화된다. (나)는 에너지 회수기로 과당 2인산이 2분자의 피루브산으로 분해될 때 탈수소 효소의 작용으로 $2NAD^+$가 환원되어 2NADH가 생성되고, 기질 수준 인산화로 4ATP가 생성된다.

118 정답 ③

해설 ㄱ) 구간 Ⅰ은 에너지 투자기로 2분자의 ATP가 공급되어 포도당이 과당 2인산으로 활성화된다.
ㄴ) 구간 Ⅱ는 에너지 회수기로 과당 2인산이 2분자의 피루브산으로 분해될 때 탈수소 효소의 작용으로 방출된 수소가 $2NAD^+$와 결합하여 2NADH가 생성되고, 기질 수준 인산화로 4ATP가 생성된다.

119 정답 ④

해설 ㄷ) 초기에 2ATP가 투입된 후, 4ATP가 생성되므로 포도당 1분자로부터 ATP 2분자를 얻을 수 있다.

유형 027 ▶ 피루브산의 산화와 TCA 회로

120 정답 ④

해설 A는 5탄소 화합물, B는 시트르산, C는 옥살아세트산, D는 4탄소 화합물(석신산)이다.
ㄱ. C는 옥살아세트산이다.
ㄴ. 회로는 ⓑ 방향으로 진행한다.
ㄷ. 과정 Ⅰ와 Ⅲ에서 탈수소 반응이 일어난다.

121 정답 ③

해설 ㄱ) 미토콘드리아 기질에서 피루브산이 아세틸-CoA로 산화되면서 CO_2와 NADH를 생성한다.

ㄴ) (나) 과정에서 기질수준 인산화가 일어나 1ATP가 생성된다.

ㄷ) 전체 과정에서 탈탄산 반응이 3번 일어나 CO_2 3분자가 빠져나온다.

122 정답 ④

해설 ㄴ) 옥살아세트산(C4)이 아세틸 CoA(C2)와 결합하여 시트르산(C6)이 될 때는 탈탄산 반응이 일어나지 않는다.

123 정답 ④

해설 ㄷ) 석신산(C_4)은 탈수소 효소의 작용으로 $FADH_2$를 생성한 후 푸마르산(C_4)이 되고, 푸마르산(C_4)은 H_2O이 첨가되어 말산이 된다. 시트르산(C_6)이 α -케토글루타르산(C_5)이 될 때, α -케토글루타르산(C_5)이 석신산(C_4)이 될 때 탈탄산 반응이 일어나 CO_2가 방출된다.

124 정답 ③

해설 ㄱ. ㉠ 과정에서 탈탄산 반응과 탈수소 반응이 모두 일어난다.

ㄴ. ㉡ 과정에서 기질 수준 인산화가 일어난다.

ㄷ. ㉢과정에서는 FAD가, ㉣과정에서는 NAD^+가 환원된다.

125 정답 ②

해설 ㄱ) (나)에서는 NAD^+가 환원되지 않는다.

ㄷ) (가)~(다)는 모두 미토콘드리아 기질에서 일어난다.

유형 028 ▶ 산화적 인산화

126 정답 ①

해설 ㄴ) ATP가 합성될 때 틸라코이드 내부의 pH는 스트로마보다 낮다.

ㄷ) 고에너지 전자가 전자 전달계를 거치면서 방출한 에너지에 의해 H^+가 미토콘드리아 기질에서 막 사이 공간으로 능동 수송된다.

127 정답 ②

해설 ㄱ) 고에너지 전자가 전자 전달계를 거치면서 H^+를 (가) 미토콘드리아 기질에서 (나) 막 사이 공간으로 능동 수송한다.

ㄹ) ㉠ATP 합성 효소를 통한 H^+의 이동 방식은 화학 삼투적 확산이다.

128 정답 ③

해설 ㄱ. ㉠>㉡이다.

ㄴ. ⓐ는 '소모 안 됨'이다.

ㄷ. (다)에서 Ⅰ의 미토콘드리아에서 CO_2가 발생하지 않는다.

129 정답 ①

해설 (가)기질, (나)막 사이 공간, ㉠$FADH_2$, ㉡NADH.

ㄴ) 1NADH는 약 2.5ATP를 합성할 수 있는 H^+ 농도 기울기를 형성하고, $1FADH_2$는 약 1.5ATP를 합성할 수 있는 H^+ 농도 기울기를 형성한다.

ㄷ) H^+이 고농도인 막 사이 공간에서 저농도인 기질로 촉진 확산될 때 산화적 인산화가 일어나 ATP가 합성된다.

130 정답 ④

해설 (가)는 막 사이 공간, (나)는 미토콘드리아 기질이다.

ㄱ) ㉠은 NADH, ㉡은 $FADH_2$이다.

131 정답 ⑤

해설 ㉠은 $FADH_2$이고, ㉡은 NADH이다. ⓐ은 미토콘드리아 기질, ⓑ는 미토콘드리아 내막과 외막 사이 공간이다.

ㄱ. 구간 Ⅰ에서 ㉠으로부터 생성되는 ATP의 양은 ㉡으로부터 생성되는 ATP의 양보다 적다.

ㄴ. 단위 시간당 전자 전달계를 통해 이동하는 전자의 수는 구간 Ⅰ에서가 Ⅱ에서보다 많다.

ㄷ. $\frac{ⓐ\text{에서의 pH}}{ⓑ\text{에서의 pH}}$는 구간 Ⅱ에서가 구간 Ⅲ에서보다 크다.

유형 029 ▶ 세포 호흡의 에너지 효율, 호흡기질과 호흡률

132 정답 ③

해설 ㄱ. A는 지방산으로 글리세롤과 함께 중성 지방을 이룬다.
ㄴ. 단백질은 탈아미노화(질소 성분 제거) 후에 세포호흡에 사용된다.
ㄷ. 호흡률은 탄수화물(1)>단백질(0.8)>지방(0.7)이다.

133 정답 ②

해설 A는 아미노산, B는 지방산이다.
ㄱ) 아미노산이 산화될 때 해당과정을 거치지 않고 바로 TCA회로로 들어간다.
ㄷ) 아미노산에만 질소가 포함되어 있다.

134 정답 ⑤

해설 (가)는 아미노산, (나)는 지방산, (다)는 포도당이다.
ㄱ. (가)는 아미노산이다.
ㄴ. 과정 ㉠에서 탈탄산 반응이 일어난다.
ㄷ. (나)의 호흡률은 (다)의 호흡률보다 작다.

135 정답 ③

해설 3) 해당 과정과 TCA 회로에서 생성되는 ㉠은 NADH, TCA 회로에서 생성되는 ㉡은 $FADH_2$, 전자 전달계의 최종 전자 수용체인 ㉢은 O_2이다.

136 정답 ④

해설 1) (가) 해당 과정은 세포질, (나) TCA 회로와 (다) 산화적 인산화는 미토콘드리아에서 일어난다.
2) (가) 해당 과정에서는 탈탄산 반응이 일어나지 않는다.
3) (다) 산화적 인산화가 진행되지 않으면 (가) 해당 과정은 진행되지만 (나) TCA 회로는 작동하지 않는다.
5) (가) 해당 과정과 (나) TCA 회로에서는 기질 수준 인산화가 일어나지만 (다) 산화적 인산화에서는 기질 수준 인산화가 일어나지 않는다.

유형 030 ▶ 엽록체의 구조와 기능

137 정답 ⑤

해설 A는 내막, B는 스트로마, C는 틸라코이드막이다. 내막과 틸라코이드막은 모두 인지질 이중층 구조이다. 탄소 고정 반응이 일어나는 스트로마에 포도당 합성 효소가 존재한다. 틸라코이드막에 광인산화를 일으키는 ATP 합성 효소가 존재한다.

138 정답 ①

해설 ㄴ) 틸라코이드막(C)에서 명반응이 일어난다.
ㄷ) 스트로마(B)에서 탄소 고정반응이 일어난다. C는 내막이다.

유형 031 ▶ 광계와 광합성 색소

139 정답 ⑤

해설 ㄱ. ㉠은 스트로마로 암반응이 일어난다.
ㄴ. ㉡은 물의 광분해가 일어나므로 틸라코이드 내막이다.
ㄷ. 그림의 광계는 광계 II로 반응 중심 색소는 엽록소 a이다.

140 정답 ③

해설 ㄱ) 광계의 반응 중심 색소는 엽록소 a(㉠)이다. ㉡은 안테나 색소인 엽록소 b이다.

141 정답 ②

해설 A는 그라나, B는 스트로마이다.
ㄱ) (나)에서 단위 시간당 ATP 합성 효소를 통해 이동하는 H^+의 양은 550nm보다 450nm인 빛에서 더 많다.
ㄷ) 광합성에서 물의 광분해는 틸라코이드 막에 존재하는 광계 II에서 일어난다.

142 정답 ①

해설 식물, 광독립영양 원생생물(조류 등)이 공통적으로 가지는 색소는 엽록소a로, 엽록체의 반응중심색소이다.

유형 032 ▶ 광합성 과정 개요

143 정답 ③

해설 (가)는 명반응, (나)는 탄소 고정 반응이다. 3) O_2는 명반응 과정에서 물의 광분해에 의해 나온 산물일 뿐이다. 포도당을 합성할 때 이용되는 것은 명반응 산물 중에서도 ATP와 NADPH이다.

유형 033 ▶ 광합성 명반응

144 정답 ②

해설 ㄷ) 순환적 광인산화에는 광계 Ⅰ만 관여한다. 광계 Ⅰ과 Ⅱ가 모두 관여하는 것은 비순환적 광인산화 작용이다.

145 정답 ③

해설 ㄱ) ⓐ는 O_2, ㉠은 옥살산 철(Ⅲ), ㉡은 옥살산 철(Ⅱ)이다. 옥살산 철(Ⅲ)은 물의 광분해로 옥산산 철(Ⅱ)로 환원된다.

$2H_2O + 2Fe^{3+} \rightarrow 2Fe^{2+} + O_2$

146 정답 ⑤

해설 ㄱ. 엽록체는 틸라코이드 막 내부의 수소 이온 농도를 높이고 밖으로 ATP 합성 효소를 통해 내보내면서 ATP를 합성하기 때문에 ⓐ<ⓑ이다.
ㄴ. (나)에서 수소이온 농도 기울기가 형성된다.
ㄷ. (다)에서는 화학 삼투에 의한 인산화가 일어난다.

147 정답 ①

해설 ㄴ) (나)는 시험관에 남아있던 CO_2와 O_2를 모두 제거하는 과정이다.
ㄷ) (다)에서 물의 광분해로 발생한 O_2는 광계 Ⅱ에서 생성된 것이다.

148 정답 ②

해설 ㄷ) ㄱ은 $^{18}O_2$, ㄴ은 O_2이다. 이를 통해 광합성에서 발생하는 O_2는 H_2O로부터 유래함을 알 수 있다.

149 정답 ⑤

해설 1) 전자의 최종 수용체는 $NADP^+$이다.
2) 광계 Ⅱ의 반응중심색소는 P_{680}이다. 3)NADPH는 비순환적 광인산화에서 생성된다.
4) 비순환적 광인산화 과정에는 광계Ⅰ과 광계 Ⅱ가 모두 관여한다.

150 정답 ③

해설 ㉠은 pH4.8, ㉡은 pH3.8이다. ATP 합성 효소는 H^+ 농도 기울기로 인한 확산에 의해 ATP를 합성하므로 H^+의 농도 차이가 클수록 ATP 합성량이 많다. (다)의 ⓒ에서는 X가 작용하여 전자가 전자전달계에서 광계 Ⅰ로 이동하지 못하지만 틸라코이드 내부와 스트로마 사이에 H^+농도 기울기가 형성되어 있으므로 ATP는 합성된다.

151 정답 ⑤

해설 ㄱ. (가)는 스트로마인 ㉠에서 일어난다.
ㄴ. (나)반응은 물의 광분해로, 틸라코이드 막 내부인 ㉡에서 일어난다.
ㄷ. 광계 Ⅰ은 700nm, 광계 Ⅱ는 680nm의 빛을 가장 잘 흡수한다.

유형 034 ▶ 암반응 탄소 고정 반응

152 정답 ①

해설 ㉠은 3PG, ㉡은 PGAL, ㉢은 포도당이다.
ㄱ. 3PG가 PGAL이 될 때 NADPH가 사용된다.
ㄴ. 1분자 당 탄소 수는 3PG는 3개, 포도당은 6개이다.
ㄷ. 1분자 당 에너지 함량은 ㉢>㉡>㉠이다.

153 정답 ③

해설 3) 광합성의 탄소 고정 반응에서 RuBP와 CO_2로부터 최초로 생성되는 물질은 3PG이다.

154 정답 ②

해설 (가)는 탄소 고정 과정, (나)는 3PG 환원 과정, (다)는 RuBP 재생과정이다.

155 정답 ③

해설 ㄴ) 최초의 CO_2 고정 산물은 3PG이다. A는 3PG, B는 RuBP이다.

유형 035 ▶ 명반응과 탄소 고정 반응의 관계

156 정답 ②

해설 ㄱ) 빛이 차단되면 명반응 산물인 ATP와 NADPH가 생성되지 않으므로 3PG가 PGAL로 환원될 수 없어 3PG가 축적되고 RuBP는 고갈된다.
ㄷ) ㉠은 NADPH, ㉡은 ATP이다. 3PG가 ATP로부터 인산기를 받아 DPGA가 되고, DPGA가 NADPH로부터 수소를 받아 PGAL로 환원된다.

157 정답 ①

해설 ㄴ) NADPH가 $NADP^+$로 산화된 구간은 CO_2를 환원해 포도당을 합성하는 탄소 고정 반응이 일어나는 C와 F이다. NADPH, ATP가 없는 A와 D에서는 탄소 고정 반응이 일어나지 않는다.
ㄷ) PGAL 2분자가 6탄소 화합물을 생성한 구간은 포도당이 합성된 C와 F이다.

158 정답 ②

해설 ㄱ) t_1일 때는 명반응과 탄소 고정 반응이 모두 일어나지 않고, t_2에서는 탄소 고정 반응만 일어난다.
ㄴ) 명반응이 일어나는 구간 Ⅰ에서 O_2가 생성된다.

유형 036 ▶ 광합성과 세포 호흡의 비교

159 정답 ④

해설 ㉡에서 양성자가 이동할 때에는 촉진확산을 통한다.

160 정답 ②

해설 엽록소에서는 틸라코이드 막(B), 미토콘드리아에서는 내막(E)에서 전자전달이 일어난다.

161 정답 ②

해설 ㄱ. 광합성에 사용되는 ATP는 광합성 명반응을 통해 합성됨.
ㄴ. 광합성 결과 생성된 포도당은 세포호흡의 에너지원임.
ㄷ. NAD^+,$NADP^+$는 모두 수소와 함께 전자를 운반하는 역할임.

유형 037 ▶ 염색체의 구조

162 정답 ③

해설 ㄱ. ㉠은 염색 분체이다.
ㄴ. 세포 주기의 M기에 염색사가 염색체로 응축된다.
ㄷ. ㉢은 DNA이며 당으로 디옥시리보스를 갖는다.

163 정답 ③

해설 ㄱ) ㉠은 하나의 염색체, ㉡은 뉴클레오솜, ㉢은 DNA이다.
ㄴ) 염색사와 염색체를 구성하는 기본 단위인 뉴클레오솜은 간기에도 존재한다.

164 정답 ④

해설 ㄱ) 염색분체는 유전자 구성이 같으므로 ㉠의 대립유전자는 A이다. ㉡은 뉴클레오솜, ㉢은 DNA이다.

165 정답 ④

해설 A는 뉴클레오솜, (나)는 ㉠ DNA를 구성하는 기본 단위인 뉴클레오타이드, ㉡은 히스톤 단백질이다. DNA는 이중 나선 구조이다.

166 정답 ③

해설 A는 염색분체, B는 동원체, C는 염색사, D는 히스톤 단백질, E는 DNA이다.

167 정답 ④

해설 ㄱ. DNA의 기본 단위는 뉴클레오타이드이다.
ㄴ. DNA와 염색체에는 모두 당이 존재한다. 뉴클레오타이드는 인산-당-염기로 이루어져 있기 때문이다.
ㄷ. 유전자는 염색체의 특정 위치에 존재한다.

유형 038 ▶ 핵상과 핵형

168 정답 ①

해설 ㄴ) 염색분체 Ⅰ에는 M이 있다.
ㄷ) S기에 복제된 염색분체 Ⅱ와 Ⅲ의 대립유전자 구성은 동일하다.

169 정답 ①

해설 ㄴ. 핵형 분석으로는 염색체의 수, 모양, 크기 등을 알 수 있다. 유전자 이상 질병은 핵형 분석으로 알아낼 수 없다.
ㄷ. ㉠과 ㉡은 DNA가 복제되어 형성된 염색분체 관계로, 기원이 같으며 유전자 구성도 동일하다.

170 정답 ①

해설 ㄱ. Ⅰ은 염색체의 DNA 복제에 의해 만들어진 염색분체이므로 A와 B를 갖는다.
ㄷ. 이 핵형 분석 결과에서 관찰되는 상염색체는 44개(22쌍)이고, DNA 복제가 일어나 각 염색체에 염색분체가 2개씩 존재하는 상태이므로 총 염색분체 수는 88개이다.

171 정답 ③

해설 ㄱ) (가)의 핵상은 2n이고, (나)의 핵상은 n이다.
ㄴ) 성염색체 구성이 XY인 동물 A는 수컷이고 (나)는 감수 1분열까지 마친 제2정모세포, (다)는 정세포, 정자이다.

172 정답 ④

해설 (가)와 (다)가 A의 세포, (나)가 B의 세포이다.
ㄱ) (나)의 핵상은 n, (다)의 핵상은 2n이다.
ㄷ) B는 2n=8이다.

173 정답 ②

해설 A뉴클레오솜, B염색체.
ㄱ) 세포분열 전기에 염색사가 염색체로 응축된다.
ㄷ) 정자에는 염색분체가 한 가닥씩 존재한다.

174 정답 ①

해설 ㄴ) 핵형 분석을 통해 염색체 이상 돌연변이는 알 수 있지만 유전자 조성을 알 수 없다. 따라서 ABO식 혈액형도 알 수 없다.
ㄷ) 상염색체 수는 45개이고, 상염색체의 염색분체 수는 90개이다.

175 정답 ①

해설 ㄴ) ㉡은 중기 상태이다.
ㄷ) 핵형 분석으로 염색체 구조 이상, 수 이상 돌연변이는 진단할 수 있지만 ABO식 혈액형은 알 수 없다.

176 정답 ①

해설 ㄱ) 이 사람은 성염색체 구성이 XXY인 클라인펠터 증후군이다.
ㄴ) 페닐케톤뇨증과 같은 유전자 돌연변이는 핵형분석으로 알 수 없다.
ㄷ) 상염색체의 염색분체 수는 88개, X염색체의 염색체 수는 2이므로 $\frac{\text{상염색체의 염색분체 수}}{\text{X염색체의 염색체 수}} = 44$다.

유형 039 ▶ 염색체와 유전자, 염색체 구조

177 정답 ③

해설 ㄴ) 모양과 크기가 다른 (가)와 (나)염색체는 성염색체이다.

178 정답 ⑤

해설 ⓐ와 ⓑ는 각각 상동 염색체를 가리키고 있다. 염색체의 기본 단위는 뉴클레오솜으로 히스톤과 DNA로 이루어져 있다. 대립유전자는 상동 염색체의 같은 위치에 놓여 있다.

유형 040 ▶ 세포 주기

179 정답 ④

해설 ㄴ) ㉠은 M기, ㉡은 G_1기, ㉢은 S기이다. ⓐ와 ⓑ는 S기에 복제되어 유전적으로 동일한 염색분체이다. 핵막은 분열 전기에 소실된다.

180 정답 ①

해설 ㄴ) 21번 염색체가 비분리되어 나타나는 다운증후군이다.

ㄷ) 낫모양 적혈구 빈혈증과 같은 유전자 돌연변이에 의한 유전병은 핵형분석만으로 알 수 없다.

181 정답 ①, ④

해설 ㉠은 G_1기, ㉡은 S기, ㉢은 G_2기이다.
2) 암세포의 세포주기에도 S기가 있다.
3) 방추사는 분열 전기에 형성된다.
5) 암세포의 세포주기가 정상세포보다 짧아서 세포 수가 가파르게 증가하는 것이다.

182 정답 ②

해설 A는 G_2기, B는 S기, C는 G_1기이다.
ㄱ) 핵막은 분열 전기에 사라진다.
ㄴ) 세포주기는 ㉠방향으로 진행되며 체세포 분열 시 핵상은 계속 2n으로 유지된다.

183 정답 ①

해설 ㄱ. ㉠은 G_1기이며 간기에 속한다.
ㄴ. ㉡은 S기이다.
ㄷ. ㉢ 시기는 G_2기이며 핵막이 소실되는 것은 M기이다.

유형 041 ▶ 체세포 분열

184 정답 ②

해설 ㄱ) B시기는 G_2기와, 분열 전기, 중기, 후기를 포함한다. 세포질 분열은 말기에 일어난다.
ㄷ) A는 S기로 DNA양이 2배로 증가한다. 그러나 세포질의 양은 G_1기와 G_2기를 포함하여 간기 전반에 걸쳐 증가한다.

185 정답 ⑤

해설 ㄱ) 구간 Ⅰ에는 핵막을 가진 S기의 세포가 존재한다.
ㄴ) 구간 Ⅱ에는 (나)와 같이 체세포 분열 중기의 세포가 존재한다.
ㄷ) G_1기 세포에 머무는 세포의 수가 G_2기 세포에 머무는 세포의 수보다 더 많으므로 $\frac{G_1\text{기 세포 수}}{G_2\text{기 세포 수}}$의 값은 1보다 크다.

186 정답 ②

해설 ㉠은 M기, ㉡은 G_1기, ㉢은 S기이다.
ㄱ) (나)는 감수 2분열 후기이므로 체세포 분열에서 관찰할 수 없다.
ㄴ) G_2기는 G_1기에 비해 염색분체 수가 2배로 증가하지만 염색체 수는 변하지 않는다.

187 정답 ①

해설 ㉠은 S기, ㉡은 G_2기, ㉢은 M기이다.
ㄴ. ⓐ는 중심립이며, 동원체는 염색체에 있는 방추사가 붙는 부위이다.
ㄷ. (나)는 ㉢ 시기에 관찰되는 세포이다.

188 정답 ③

해설 ㉠과 ㉡은 염색분체이고, A는 DNA, B는 염색사, C는 염색체이며, Ⅰ 시기는 S기이다.
ㄴ) 세포분열 전기에 염색사가 염색체로 응축된다.

유형 042 ▶ 생식세포 분열

189 정답 ①

해설 ㄴ) 감수 2분열이 완료된 B의 핵상은 n이다.
ㄷ) $\frac{\text{B의 핵 1개당 DNA양}}{\text{A의 핵 1개당 DNA양}} = \frac{1}{4}$이다.

190 정답 ⑤

해설 t_1은 (나), t_2는 (라), t_3은 (다), t_4는 (가)에 해당한다.
ㄱ) ㉠과 ㉡은 모두 2이다.

191 정답 ①

해설 ㄴ) $\frac{\text{DNA양}}{\text{염색체 수}}$의 값은 (가)에서 $\frac{4}{4}$, (나)에서 $\frac{2}{2}$로 같다.
ㄷ) 생식세포 형성과정에서 (가)에서 상동염색체가 분리된 후, (나)에서 염색분체가 분리된다.

유형 043 ▶ 체세포 분열과 감수 분열의 비교

192 정답 ④

해설 4) 생식세포 분열 결과 생성되는 딸세포의 DNA 양은 G_1기 세포의 절반이다.

유형 044 ▶ 생식세포와 유전적 다양성

193 정답 ⑤

해설 상동 염색체가 분리되는 ㉠은 감수 1분열이고, 염색분체가 분리되며 분열 이후 상동 염색체가 둘 다 존재하는 ㉡은 체세포 분열이다.

194 정답 ⑤

해설 유성 생식의 경우 상동 염색체의 무작위 분리, 정자와 난자의 무작위 수정 등에 의해 자손의 유전적 다양성이 증가한다. 무성 생식을 하는 개체는 환경이 적합하면 유전적으로 동일한 자손을 빠르게 생산한다. 유성 생식을 하는 개체는 짝을 찾는 등 생식에 시간과 비용이 많이 들고, 자신이 지닌 유전자의 절반만 갖는 생식 세포를 형성하여 자손에게 물려준다.

유형 045 ▶ 사람의 유전 연구

195 정답 ②

해설 ㄱ) 하나의 수정란이 둘로 나뉘어 발생한 1란성 쌍둥이는 유전적으로 동일하다.
ㄷ) 2개의 난자가 배란된 후 각각 다른 정자와 수정되어 발생한 2란성 쌍둥이는 유전적으로 다르다.

196 정답 ②, ④

해설 1) 반성 우성 유전병의 경우 어머니(X^AX^a)가 유전병이라도 아들(X^aY)은 정상일 수 있다.
3) 반성 열성 유전병의 경우 아들($X'Y$)이 유전병이더라도 아버지(XY)는 열성 유전자가 없을 수 있다.
4) 우성 형질을 나타내는 사람의 경우 유전자형이 순종인지 잡종인지 확실히 알 수 없다.

197 정답 ②

해설 핵형분석으로 태아의 성별, 염색체 이상 돌연변이는 알 수 있지만 유전자 구성까지 알 수는 없다. 따라서 태아의 혈액형과 낫모양 적혈구 빈혈증 여부는 알 수 없다.

유형 046 ▶ 상염색체 유전

198 정답 ⑤

해설 귀지 유전자는 상염색체 위에 있으며 축축한 귀지가 마른 귀지에 대해 우성 형질이다. 잡종인 축축한 귀지와 열성 순종인 마른 귀지 부모로부터 잡종인 축축한 귀지 자손이 나올 수 있으므로 ㉠은 ○이다. 열성 순종인 마른 귀지 부모로부터 축축한 귀지 자손은 나올 수 없으므로 ㉡은 ×이다.

199 정답 ⑤

해설 ㄱ) 유전병 부모로부터 정상 딸이 태어났으므로 유전병 ㉠은 상염색체 우성 유전병이다.
ㄴ) 1과 2는 유전자형이 A^*A이다.
ㄷ) 유전자형이 A^*A인 3과 정상인 남자(AA)사이에서 유전병 ㉠을 갖는 딸이 나올 확률은
$\frac{1(A^*)}{2(A^*, A)} \times \frac{1(XX)}{2(XX, XY)} = \frac{1}{4}$이다.

유형 047 ▶ 성염색체 유전

200 정답 ②

해설 ㄱ) 정상인 1과 2로부터 적록색맹에 걸린 4가 나왔으므로 적록색맹 유전자는 정상 유전자에 대해 열성이다.
ㄷ) 유전자형이 확실하지 않은 사람은 3뿐이다. 정상 남자인 9의 유전자형은 XY이다.

201 정답 ③

해설 초파리의 눈 색 유전자는 X염색체 위에 존재하며 붉은 눈(X^R)이 우성이다.
ㄷ) F_1의 붉은 눈 암컷의 유전자형은 모두 이형접합(X^RX^r)이다.

202 정답 ③

해설 ㄴ) 적록색맹은 반성 열성 유전병이다. 정상 아버지(7)로부터 정상 X염색체를 물려받는 딸이 적록색맹일 확률은 0%이다.

203 정답 ②

해설 색맹은 반성 열성 유전병이다.

ㄱ) A가 보인자일 확률은 $\frac{1(X)}{2(X,Y)} \times \frac{1(X')}{2(X,X')} = \frac{1}{4}$이다.

ㄷ) 딸이 색맹이면 딸에게 X'를 물려준 아버지도 반드시 색맹이다.

유형 048 ▶ 복대립 유전

204 정답 ①

해설 ㄴ) B와 C은 공동 우성이다.

ㄷ) ㉠에서 표현형이 부모와 같고 유전자형이 AC일 확률은 $\frac{2}{3}$이다.

205 정답 ②

해설 영희는 AO유전자를 가지고 있고, 혈액형 유전자는 복대립 유전으로 같은 유전자 자리에 있다.

206 정답 ③

해설 ㉠의 유전자형은 GW, ㉡의 유전자형은 BW, ㉢의 유전자형은 BG 또는 BW, ㉣의 유전자형은 BG, ㉤의 유전자형은 GW이다.

유형 049 ▶ 다인자 유전

207 정답 ③

해설 ㄴ) F_2에서 대문자가 0~8개가 나올 수 있으므로 가능한 표현형은 9가지이다.

208 정답 ⑤

해설 ㄴ) 유전자형이 DdEeFf인 개체에서 생성된 생식세포는 DEF, DEf, DeF, dEF, deF, dEf, Def, def의 8종류이다.

209 정답 ①

해설 (가)의 유전자형은 AaBbDd이다.

ㄱ) (가)에서 생성되는 생식 세포의 유전자형은 최대 $2^3 = 8$가지이다.

ㄴ) 털색이 같으려면 유전자형이 같아야 하므로 (가)와 (나) 사이에 태어나는 자손의 털색 유전자형이 (가)와 같을 확률은 $\frac{1}{2} \times \frac{1}{2} \times \frac{1}{2} = \frac{1}{8}$이다.

유형 050 ▶ 복합적 가계도 분석

210 정답 ①

해설 ㉠은 반성 우성 유전병이고, 적록색맹은 반성 열성 유전병이다.

ㄴ) 7은 외할아버지로부터 $X^{\overset{a}{b}}$를 물려받았다.

ㄷ) 감수 2분열 시 X염색체가 비분리된 난자(n+1=22+$X^{\overset{a}{b}}X^{\overset{a}{b}}$)와 성염색체가 없는 정자(n−1=22)가 수정되어 적록색맹인 딸(2n=44+$X^{\overset{a}{b}}X^{\overset{a}{b}}$)이 태어났다.

211 정답 ⑤

해설 유전병 (가)는 반성 열성 유전병이고, 유전병 (나)는 상염색체 열성 유전병이다. 4(X^AX^abb)와 5(X^aYBb) 사이에서 아들(X^aYbb)이 나올 확률은

$\frac{1(aY)}{4(Aa, AY, aa, aY)} \times \frac{1(bb)}{2(Bb, bb)} = \frac{1}{8}$이다.

유형 051 ▶ 유전병의 원인

212 정답 ⑤

해설 ㄱ) 유전자 돌연변이 중에는 헌팅턴 무도병이나 피부 얼룩증처럼 우성으로 유전되는 형질도 있다.

213 정답 ③

해설 ㉠은 낫모양 적혈구 빈혈증, ㉡은 페닐케톤뇨증, ㉢은 다운 증후군이다.

ㄷ. ㉢은 21개 염색체가 3개인 염색체 수 이상에 의해 발생한다.

유형 052 ▶ 염색체 수 이상에 의한 유전병

214 정답 ②

해설 ㄱ) (가)는 양수 검사이다.
ㄴ) (나)를 통해 21번 염색체가 3개임을 확인하여 다운 증후군임을 알 수 있다.
ㄷ) (나)를 통해 염색체 이상을 확인할 수 있지만 유전자 이상은 알 수 없다.

215 정답 ①

해설 ㄴ) (가)에게서 생성된 정자가 정상 난자와 수정하면 클라인펠터 증후군인 남자 아이 또는 터너증후군인 여자 아이가 태어난다.
ㄷ) (나)에서 생성되는 정자의 성염색체 구성은 n+1=22+XX, n−1=22, n=22+Y이므로 정상 난자(n=22+X)와 수정하면 초여성 증후군인 아이(2n+1=44+XXX), 정상 남자 아이(2n=44+XY)가 태어난다.

216 정답 ③

해설 ㄱ) 이 사람은 클라인펠터증후군인 남자이다.
ㄴ) 클라인펠터증후군은 염색체가 비분리되어 발생한 염색체 수 이상 돌연변이이다.

유형 053 ▶ 염색체 구조 이상에 의한 유전병

217 정답 ②

해설 ㄱ) 낫모양 적혈구 빈혈증과 같은 유전자 돌연변이는 핵형 분석으로 판단할 수 없다.
ㄴ) B에서 결실과 전좌는 발생하였으나 역위는 발생하지 않았다.

218 정답 ①

해설 ㄴ) ⓒ은 정상이고, ⓒ의 염색분체에서 a의 중복이 발생했다.
ㄷ) 감수 2분열이 완료된 (다)에 상동염색체가 존재하므로 감수 1분열 때 비분리가 발생했음을 알 수 있다.

219 정답 ④

해설 ㄱ) (가)와 ⓒ은 비상동염색체 사이에서 유전자 교환이 일어나는 전좌가 발생했다. ㉠은 c가 중복되었고, ㉡은 bcde가 역위되었다.

220 정답 ⑤

해설 아버지는 ABO식 혈액형 대립유전자를 3개 갖고 있으며 하나의 염색체 위에 A와 B가 함께 존재한다. 철수는 AB형이고, 할아버지도 AB형이다. 철수가 O형인 여성과 결혼하면 O형 자손을 가질 수 있다.

유형 054 ▶ 유전자 이상에 의한 유전병

221 정답 ①

해설 ㄴ) 염석체의 일부가 끊어져 비상동 염색체에 붙는 현상을 전좌라고 한다. 상동 염색체 사이의 유전자 교환은 교차라고 한다.
ㄷ) 고양이 울음 증후군 환자의 체세포 핵형은 5번 염색체가 결실되어 있어 정상인과 다르다.

222 정답 ⑤

해설 헌팅턴 무도병은 뇌 신경계 퇴행성 질환이며 유전자 이상에 의한 유전병이다.
ㄴ. 신경계가 점진적으로 파괴되면서 머리와 팔다리의 움직임이 통제되지 않고 기억력과 판단력이 없어지는 지적 장애가 나타난다.
ㄷ. 대부분 35세 이후 증세가 나타나기 시작하므로 생식 연령이후에 증상이 나타나 사라지지 않고 있다.

223 정답 ③

해설 ㄱ. 이 유전병은 낫 모양 적혈구 빈혈증에 대한 설명이다.
ㄴ. 낫 모양 적혈구는 정상 헤모글로빈의 염기 서열이 달라진 경우이다.
ㄷ. 핵형 분석을 통해 이 유전병을 확인할 수 없다.

224 정답 ④

해설 ㄱ) 낫모양 적혈구 빈혈증은 남성과 여성 모두에서 나타날 수 있는 상염색체 유전자 돌연변이이다.

유형 055 ▶ 유전 물질의 확인

225 정답 ⑤

해설 이 실험에 사용된 방식은 '자기 방사법'으로, 특정 물질을 방사선 동위원소로 표지하여 그 위치를 추적하는 기술이다. P의 동위원소(^{32}P)는 DNA를, S의 동위 원소(^{35}S)는 단백질을 표지할 수 있다. 파지의 DNA는 대장균 내부로 들어가 침전물에 존재하고 DNA는 ^{32}P에 의해 표지되므로, A가 B보다 많은 양의 방사선을 방출한다.

226 정답 ②

해설 Ⅰ은 독성이 강한 S형균, Ⅱ는 R형균이다.
ㄱ) ㉠은 DNA 분해 효소이고, ㉡이 단백질 분해 효소이다.
ㄷ) ⓐ에 있던 S형균의 DNA는 DNA 분해 효소에 의해 분해되었다.

227 정답 ①

해설 ㄱ) A에는 열에 강한 유전물질이 남아 R형균을 S형균으로 형질전환 시켰다.
ㄴ) ㉠이 RNA 분해 효소, ㉡이 RNA 분해 효소이다.

228 정답 ①

해설 ㄱ. 파지는 바이러스이다.
ㄴ. ^{35}S는 파지의 단백질 껍질을, ^{32}P는 파지의 DNA를 표지하고, 파지의 단백질 껍질은 원심분리시 상층액에, 파지의 DNA는 대장균에 들어가서 하층액에 존재하게 되므로 A, D에서 방사능이 검출된다.
ㄷ. B, D같은 침전물에는 주로 대장균이 존재한다.

229 정답 ④

해설 (가)는 S형균, (나)는 R형균이다.
ㄴ) (가)의 DNA에 의해 (나)가 형질 전환되었다.

230 정답 ⑤

해설 (나) 1865년 멘델이 완두를 연구해 우열 법칙, 분리 법칙, 독립 법칙을 제시했다. (가) 1941년 비들과 테이텀이 1유전자 1효소설을 발표했다. (다) 1953년 왓슨과 크릭이 DNA 구조를 규명한 후 니런버그와 마테이가 유전부호를 해독한 것은 1960년이다.

231 정답 ②

해설 ㄱ. A, D에서 방사능이 검출된다.
ㄴ. 단백질은 S, DNA는 P를 함유하므로 각각 방사성 동위원소 S, P가 표지에 사용된다.
ㄷ. 침전물 B에는 방사성 동위원소가 없으므로 새로 생긴 파지에서는 방사능이 검출되지 않는다.

유형 056 ▶ DNA의 구성과 구조

232 정답 ④

해설 4) 사이토신과 타이민은 하나의 고리 구조를 갖는 피리미딘 구조이고, 구아닌과 아데닌이 2개의 고리 구조를 갖는 퓨린 구조이다.

233 정답 ①

해설 ㄱ은 A, ㄴ은 T이고, ㄷ과 ㄹ은 C와 G 중 하나이다.
ㄴ) (가)에서 G의 수는 30, (나)에서 C의 수는 45이므로 합하면 75이다.
ㄷ) A와 T의 이중 수소 결합보다 C와 G의 삼중 수소 결합이 더 안정적이므로 C와 G가 더 많은 (나)가 (가)보다 더 안정적이다.

234 정답 ④

해설 ㄷ) (마)의 결과 흰색 DNA가 아니라 메틸렌 블루로 염색된 DNA를 볼 수 있다.

235 정답 ④

해설 ㉠20, ㉡30, ㉢30, ㉣1.5.
3) 타이민의 비율은 동물 Ⅰ에서 28%, 동물 Ⅱ에서 20%이다.
5) 전체 염기쌍의 수는 50개, 3개의 수소 결합을 하는 염기쌍의 수는 G나 C의 수와 같으므로 메뚜기에서 $\frac{20}{50}$, 동물 Ⅰ에서 $\frac{22}{50}$이다.

236 정답 ⑤

해설 ㄱ) ⓐ는 염기와 염기 사이의 거리로 0.34㎚이다.

237 정답 ①

해설 ㄴ) 샤가프의 법칙에 따르면 이중가닥 X의 퓨린계 염기(A, G)의 양과 피리미딘계 염기(T, C)의 양은 동일하므로 ⓐ$=90$, ⓑ$=110$, ⓒ$=60$, ⓓ$=50$이다.

ㄷ) $\frac{\text{퓨린계열 염기의 수}}{\text{피리미딘계열 염기의 수}}$는 X에서 $\frac{A+G}{T+C}=1$이고, Y에서 $\frac{30+60}{60+50}=\frac{9}{11}$이다.

238 정답 ⑤

해설 ㄴ) ㉠은 디옥시리보스, ㉡은 구아닌(G)이다. A=T=60, C=G=40이다.

유형 057 ▶ DNA 복제 모델

239 정답 ③

해설 ㄱ. 세대가 지날수록 하층액에 DNA 띠가 발견되므로 ㉡은 ^{15}N이다.

ㄴ. 3세대 DNA의 상층: 중층: 하층의 비율은 0:1:3이다.

ㄷ. 분산적 복제를 한다면 DNA는 원심 분리 결과 하나의 층에 분포할 것이다.

240 정답 ①

해설 ㄴ) G_1까지의 결과만으로는 반보존적 복제 가설이 맞는지, 분산적 복제 가설이 맞는지 확인할 수 없다.

ㄷ) G_1 이후로는 C층에 DNA가 관찰되지 않는다.

241 정답 ①

해설 24시간마다 분열하는 대장균에 대해 처음 배양하기 시작한 세대를 부모세대라고 하면 72시간 후에는 3세대 대장균이 생겨난다. 부모 세대 대장균, 1세대, 2세대, 3세대 대장균의 DNA 조성 비($^{15}N-{}^{15}N$: $^{15}N-{}^{14}N$: $^{14}N-{}^{14}N$)는 순서대로

1:0:0, 0:1:0, 0:1:1, 0:1:3이다.

유형 058 ▶ DNA의 반보존적 복제 과정

242 정답 ②

해설 1) A는 지연 가닥이다.

3) A는 불연속적으로 합성된다.

4) A의 합성 과정에서 오카자키 단편이 나타난다.

5) ㉠은 3′ 말단이다.

243 정답 ①

해설 ㄴ) (가)는 이중 나선 DNA를 단일 가닥으로 풀어주는 헬리케이스이다.

ㄷ) (나)는 DNA 중합효소로 뉴클레오타이드 당의 3번 탄소에 있는 OH기와 새로운 뉴클레오타이드의 인산기가 인산디에스테르 결합을 형성케 한다. (다)는 DNA 연결 효소이다.

244 정답 ④

해설 ㄱ) DNA 복제는 5′→3′로 진행된다. ㄱ은 선도가닥, ㄴ은 프라이머, ㄷ은 지연 가닥이다.

245 정답 ①

해설 (가)는 헬리케이스, (나)는 DNA 중합효소, (다)는 DNA 연결효소이다.

ㄴ) DNA 중합효소는 복제 주형 가닥을 따라 3′→5′로 이동한다.

ㄷ) DNA 연결효소는 a의 3′ 말단과 b의 5′ 말단을 연결한다.

246 정답 ③

해설 5′-CGTTAGA-3′와 상보적인 DNA서열은 5′-TCTAACG-3′이다.

247 정답 ④

해설 ㄱ. (가)는 염기 간 수소결합이다.

ㄴ. ㉠은 구아닌(G)이다.

ㄷ. 가닥 I 와 II는 서로 상보적인 서열을 갖고 수소결합한다.

유형 059 ▶ 유전자와 단백질

248 정답 ①

해설 ㄴ) 곰팡이 X는 효소 3에만 돌연변이가 일어났으므로 최소배지로부터 시트룰린까지는 합성되므로 시트룰린이 축적된다.

ㄷ) 생장에 필수적인 아르지닌을 합성할 수 없는 곰팡이 X를 최소배지에서 배양하면 생장하지 못한다.

249 정답 ④

해설 유전자 A, B, C는 각각 글루탐산, 오르니틴, 시트룰린을 기질로 갖는 효소를 암호화하고 있다.
ㄱ) 유전자 B는 오르니틴을 기질로 하는 효소의 유전 암호다.

250 정답 ⑤

해설 Ⅰ은 유전자 A, Ⅱ는 유전자 B, Ⅲ은 유전자 C에 돌연변이가 일어났다. ㄱ은 아르지닌, ㄴ은 시트룰린, ㄷ은 오르니틴이다. 붉은빵 곰팡이가 생장하려면 아르지닌이 필요하다.

251 정답 ③

해설 3) 비들과 테이텀은 붉은빵곰팡이 실험으로 1유전자 1효소설을 주장했다.

유형 060 ▶ 유전 정보의 흐름

252 정답 ⑤

해설 ㄱ은 복제, ㄴ은 전사, ㄷ은 번역이다.
ㄴ) 복제와 전사는 핵 안에서 일어나고, 번역은 세포질에서 일어난다.

253 정답 ②

해설 (가)는 RNA, ㉠은 DNA 복제, ㉡은 전사, ㉢은 번역이다.
2) 진핵 생물의 경우 DNA 복제와 전사는 핵 안에서, 번역은 세포질에서 이루어진다.

254 정답 ③

해설 (가)는 복제, (나)는 전사 과정이다. 두 과정은 모두 핵 안에서 일어나는데, (가)의 프라이머는 RNA로 이루어져있다.
ㄷ) 폴리뉴클레오타이드 중 ㉢의 신장방향은 그림의 왼쪽→오른쪽 방향이다.

255 정답 ②

해설 1) tRNA에는 안티코돈이, mRNA에는 코돈이 있다.
3) tRNA의 3' 말단의 OH기에 아미노산이 결합한다.
4) 코돈이 5'-ACG-3' 이면 안티코돈은 5'-CGU-3'이다.
5) 원핵생물에는 핵막이 없다.

유형 061 ▶ 전사

256 정답 ⑤

해설 ㄱ. mRNA는 5' 말단에서부터 합성되므로 ㉠은 3' 말단이다.
ㄴ. 전사는 핵에서 일어나는 과정이다.
ㄷ. ⓐ는 RNA 합성에 사용되는 뉴클레오타이드이므로 리보스를 구성 당으로 가진다.

257 정답 ①

해설 ㄱ) 전사 과정이므로 DNA에 RNA 중합 효소가 결합한다. 따라서 프로모터에는 U염기가 없다.
ㄴ) RNA 중합 효소는 DNA 중합 효소와 달리 프라이머가 필요하지 않다.
ㄷ) 대장균은 원핵생물로 핵이 존재하지 않는다.

258 정답 ②

해설 ㄷ) RNA가 합성될 때, RNA는 합성되는 가닥 3' 말단에 있는 OH기에 새로운 뉴클레오타이드의 인산기가 인산디에스테르 결합을 형성하면서 5'→3' 말단 방향으로 신장된다.

259 정답 ①

해설 ㄴ) 전사에 이용된 주형 가닥은 ㉡이다.
ㄷ) (나)를 구성하는 당은 리보스이다. Ⅰ에 프라이머가 위치하고 있으며, (가)는 RNA 중합 효소, (나)는 리보뉴클레오타이드이다.

유형 062 ▶ 번역

260 정답 ②

해설 1) ㉠은 메싸이오닌이다.
3) A는 리보솜의 P자리에 결합되어 있다.

4) B의 안티코돈은 아미노산 ⓛ을 지정하는 코돈과 결합되어 있다. 종결 코돈은 아미노산을 지정하지 않는다.
5) mRNA의 유전 정보는 (가) 5'→(나) 3' 방향으로 번역된다.

261 정답 ①

해설 ㄱ) 리보솜의 E자리는 mRNA의 5'방향에 위치한다. 따라서 리보솜은 (가)방향으로 이동한다.
ㄴ) ㉠을 지정하는 트리플렛 코드는 5'−GCA−3'이다.
ㄷ) tRNA는 폴리펩타이드와의 연결이 끊어진 이후에 E자리로 이동하여 방출된다.

262 정답 ⑤

해설 1) tRNA에 안티코돈, mRNA에 코돈이 존재한다.
2) 개시 단계에서 첫 번째 tRNA는 리보솜의 P자리에 붙는다.
3) 신장 단계에서 비어 있는 A자리에 충전된 tRNA가 들어온다.
4) 단백질 합성에는 rRNA로 구성된 리보솜이 꼭 필요하다.

263 정답 ④

해설 ㄴ) 분기점에서 더 멀리 떨어져 있는 ⓒ는 ⓑ보다 mRNA에 나중에 결합했다. (가)와 ㉠은 5' 말단, (나)는 3' 말단이다.

264 정답 ①

해설 ㄴ) 리보솜은 ㄱ에서 ㄴ 방향으로 3염기씩 이동한다. 번역은 5'→3' 방향으로 일어나므로 ㄱ은 5' 말단, ㄴ은 3' 말단이다.
ㄷ) a와 tRNA 사이의 결합이 먼저 끊어지면서 a와 b가 결합한 후, b와 tRNA 사이의 결합이 그 이후에 끊어진다.

265 정답 ②

해설 ㄱ) 리보솜은 rRNA를 구성 성분으로 갖는다.
ㄷ) 리보솜에서 P자리에 결합하고 있는 tRNA ⓑ가 A자리에 있는 tRNA ⓐ보다 먼저 방출된다.

266 정답 ②

해설 ㄱ) 번역 과정에서 리보솜은 mRNA의 5'→3' 방향으로 이동한다.
ㄷ) 한 유전자를 구성하는 이중 가닥 중 한 가닥만 전사 과정에서 주형으로 이용된다.

267 정답 ③

해설 ㄱ) 아미노산 1은 2보다 나중에 리보솜으로 운반되었다.
ㄴ) ㉠은 mRNA의 5' 말단이다.

268 정답 ③

해설 ㄷ) 리보솜은 (나) 5'→ (가) 3' 방향으로 이동한다. 새로 추가되는 아미노산을 운반해 온 tRNA는 A자리에 결합한다.

269 정답 ②

해설 ㄱ) mRNA의 코돈 5'−GUU−3'가 암호화하는 아미노산 (가)는 발린이다.
ㄷ) mRNA의 염기서열은 5'−AUGGUUUUA−3'이다.

270 정답 ③

해설 3) mRNA의 코돈은 64종류며, 이 중 61종류가 아미노산을 지정하고 3종류는 아미노산을 지정하지 않는 종결코돈이다. 워블 짝짓기(Wobble base pair)로 인해 tRNA의 안티코돈은 45종류이다.

271 정답 ③

해설 3) DNA의 3염기 조합의 염기 서열 CAA에 상보적인 mRNA의 염기 서열은 GUU이다.

272 정답 ②

해설 2) mRNA의 코돈 UUA에 상보적인 안티코돈의 염기 서열은 tRNA의 AAU이다.

유형 063 ▶ 원핵생물의 유전자 발현 조절

273 정답 ⑤

해설 Ⅰ은 조절 유전자, Ⅱ는 작동 부위, Ⅲ은 구조 유전자가 결실된 대장균이다. 조절 유전자가 결실되면 억제 단백질이 합성되지 않으므로 Ⅰ은 항상 젖당 분해 효소를 생산한다. 작동 부위가 결실된 Ⅱ는 젖당의 유무와 관계없이 억제 단백질과 작동 부위가 결합할 수 없다.

274 정답 ①

해설 A는 조절유전자, B는 프로모터이다.
ㄴ) B는 프로모터이다.
ㄷ) 조절 유전자는 젖당 오페론에 포함되지 않으며 오페론은 프로모터, 작동부위, 구조 유전자로 구성된다.

275 정답 ③

해설 ㄱ) ㉠은 RNA 중합 효소가 결합하는 프로모터이고, ㉡이 억제 단백질이 결합하는 작동 부위이다.
ㄴ) ㉢은 lacZ(β갈락토시데이스 유전자), lacY(투과 효소 유전자), lacA(아세틸 전이 효소 유전자)가 암호화되어 있는 구조 유전자이다.

276 정답 ③

해설 ㄱ. A는 조절유전자이다.
ㄴ. B는 프로모터이므로 이것이 결실되면 항상 구조유전자가 발현될 수 없다.
ㄷ. D는 구조유전자로, 원핵생물의 유전자 발현 과정 중 인트론 가공은 없다. 인트론은 진핵생물이 가지는 특징이다.

277 정답 ⑤

해설 전사와 번역이 동시에 일어나는 것으로 보아 세포 A는 원핵세포이다. 전사되는 mRNA는 5′말단에서 3′말단으로 전사되므로 (가)는 5′말단이다.

278 정답 ③

해설 A는 조절 유전자, B는 프로모터, C는 작동 부위, D는 구조 유전자이다.
ㄷ) 젖당이 있어도 프로모터가 없으면 구조 유전자는 발현되지 않는다.

279 정답 ②

해설 ㄷ) 젖당이 있을 때, 젖당 유도체는 억제 단백질과 결합하여 작동 부위에 결합할 수 없도록 변형시킨다.

280 정답 ③

해설 ㄱ. ⓐ는 RNA 중합효소가 결합하는 프로모터이다.
ㄴ. ⓑ는 작동부위로 ㉠억제단백질이 결합하면 구조 유전자가 전사되지 못한다.
ㄷ. 젖당 유도체가 억제단백질에 결합하면 작동 부위에 결합하지 못한다.

281 정답 ③

해설 ㄴ) (가)의 구조 유전자에는 젖당 이용에 관련된 효소가 암호화되어 있다. 억제 단백질은 조절 유전자에 암호화되어 있다.

282 정답 ⑤

해설 진핵생물에서는 RNA 중합 효소 단독으로 전사를 시작할 수 없고, 여러 전사 인자들과 함께 프로모터에 결합하여 전사 개시 복합체를 형성해야 전사를 시작할 수 있다. 전사 전 조절로는 염색질 응축이 있는데 염색질이 응축될수록 RNA 중합 효소가 접근하기 어려워지므로 전사가 억제된다. 전사 후 조절로는 RNA 가공이 있는데 인트론을 제거하고 핵막을 통과할 수 있도록 변형시켜 유전자 발현을 조절할 수 있다.

283 정답 ③

해설 ㄱ. ㉠은 전사인자로, 주성분은 단백질이다.
ㄴ. ㉡은 RNA 중합효소로 전사인자들과 결합하여 전사 개시 복합체를 만든다.
ㄷ. 전사개시 복합체와 관련된 유전자 발현 조절은 진핵세포, 오페론은 원핵세포의 특징이다.

284 정답 ③

해설 ㄷ) (다) RNA 가공 과정에서 ㉠ 인트론이 제거된다. (가)는 전사 전 조절, (나)는 전사 조절, (다)는 전사 후 조절(RNA 가공), (라)는 번역 조절 과정이고, ㉠은 인트론이다.

285 정답 ③

해설 ㄴ) 과정 Ⅰ이 전사, Ⅱ는 전사 후 가공, Ⅲ은 번역 과정이다.
ㄷ) ㉠은 전사 후 번역되기 전 제거되므로 폴리펩타이드로 번역되지 않는다.

286 정답 ④

해설 ㄱ) ⓐ는 전사 인자 ㉠과 결합하여 개시를 촉진하는 조절 부위이다. ㉡은 RNA 중합 효소이다.

유형 064 ▶ 유전자 발현 조절 비교

287 정답 ②

해설 ㄱ) 전사가 종료되기 전에 번역이 시작되는 것은 원핵생물만의 특징이다.
ㄷ) RNA 가공에 의해 인트론이 제거되는 것은 진핵생물만의 특징이다.

유형 065 ▶ 세포 분화와 유전자 발현 조절

288 정답 ④

해설 1) 핵심 조절 유전자는 유전자 x이다.
2) 유전자 x는 근육 세포에서만 발현된다.
3) 전사 인자 Y는 DNA의 마이오신 유전자와 액틴 유전자 부위에 결합해 발현을 촉진한다.
5) 근육 모세포가 분화되는 과정은 유전자의 발현에 달려 있는 것이지 다른 유전자가 제거되는 것은 아니다.

289 정답 ②

해설 ㄱ) 전사 인자 X를 암호화하는 유전자는 모든 세포에 존재하나 근육 모세포에서 발현될 뿐이다.
ㄷ) 전사 인자는 RNA 중합 효소와 프로모터의 결합을 돕는다.

290 정답 ①

해설 ㄴ) 한 생물체의 체세포는 모두 동일한 유전자를 가지므로 X유전자를 갖는다고 해서 모두 근육 세포는 아니다.
ㄷ) 액틴의 아미노산 서열은 액틴 유전자에 의해 결정된다.

291 정답 ④

해설 ㄱ. 마이오디 유전자는 모든 세포에 존재한다.
ㄴ. 전사 인자의 연속적인 작용에 따라 세포 분화가 일어난다.
ㄷ. 마이오디 유전자는 다른 조절 유전자를 활성화시키는 핵심 조절 유전자의 역할을 한다.

292 정답 ⑤

해설 ㄱ, ㄴ. 모든 세포에는 마이오딘 유전자, 케라틴 유전자가 있다.
ㄷ. 근육세포에는 마이오신 유전자 전사에 필요한 전사인자가 있어 마이오신이 전사, 번역된다.

유형 066 ▶ 발생과 유전자 발현 조절

293 정답 ③, ⑤

해설 3) 초파리의 혹스 유전자는 3번 염색체 위에 나란히 배열되어 있으며, 인간의 경우에도 4개의 염색체 위에 혹스 유전자 세트가 반복하여 배열되어 있다.
5) 혹스 유전자들은 각각의 유전자가 기능을 결정할 체절들과 같은 순서로 배열되어 있다.

294 정답 ④

해설 4) 초파리 배아의 각 위치에 있는 세포들은 모두 같은 혹스 유전자를 가지고 있으나 발현되는 유전자가 달라서 서로 다른 세포로 분화하는 것이다.

295 정답 ②

해설 ㄱ) DNA가 많이 응축될수록 RNA 중합 효소가 프로모터에 결합하기 어려우므로 전사가 잘 일어나지 않는다.
ㄴ) ㉠은 인트론으로부터 합성되었다.

유형 067 ▶ 유전자 재조합 기술

296 정답 ⑤

해설 ㄱ. 제한효소의 종류에 따라 각각 인식하는 염기부위가 다르다.
ㄴ. 제한효소는 특정 서열의 유전자를 자를 수 있다.
ㄷ. 인식부위와 절단 양상이 같은 모든 DNA를 절단할 수 있다.

297 정답 ②

해설 대장균 Ⅰ은 플라스미드가 도입되지 못해 항생제 내성이 없으므로 배지에서 사멸해 군체를 형성하지 못한다. 대장균 Ⅱ는 재조합된 플라스미드 가져 효소 A는 만들지 못하므로 흰색 군체를 생성한다. 대장균 Ⅲ은 재조합되지 않은 플라스미드를 가지므로 효소 A에 의해 푸른색 군체를 생성한다.

3) 흰색 군체의 대장균은 재조합된 플라스미드를 가지나 대장균은 단세포 생물이므로 선별 후 조직 배양 과정 없이 증식 과정을 거쳐 인슐린을 대량으로 생산할 수 있다.

298 정답 ①

해설 ㄱ) DNA (가)는 제한 효소에 의해 2곳이 잘렸다.
ㄴ) ㉠은 인슐린 유전자가 재조합되지 않았기 때문에 *lacZ*가 발현되어 푸른색을 띤다. 물질 X는 X−gal로 *lacZ*로부터 만들어진 젖당 분해 효소와 반응하여 푸른색을 띠는 염색약이다.

299 정답 ①

해설 ㄱ) PCR은 한 주기마다 DNA를 2배로 증폭시킬 수 있으며, PCR을 n번 진행하면 2^n배로 증폭시킬 수 있다.
ㄴ) PCR에 이용되는 DNA 중합효소는 표적 DNA를 분리하는 높은 온도에서도 변성되지 않아야 한다.
ㄷ) 프라이머 1과 2는 표적 DNA에 상보적인 것을 이용하며, 표적 DNA의 두 말단의 염기 서열이 동일할 경우 프라이머 간 서열이 동일할 것이다.

300 정답 ②

해설 ㄱ) 실험에서 사용한 숙주 대장균에는 앰피실린 저항성 유전자가 없으므로, A는 앰피실린 포함 배지에서 생존하지 못한다.
ㄴ, ㄷ) B는 재조합된 플라스미드를, C는 재조합되지 않은 플라스미드를 갖는다. 따라서 B는 인슐린은 만들지만 젖당 분해 효소는 못 만들고, C는 젖당 분해 효소를 만들고 인슐린을 만들지 못한다.

301 정답 ②

해설 ㄱ) (가)에서 제한 효소는 X-gal(X)을 분해하여 푸른색을 나타나게 하는 β −galactosidase를 암호화하는 유전자를 자른다.
ㄷ) 숙주 대장균에는 항생제 내성 유전자나 효소 A유전자가 재조합된 플라스미드가 없다.

302 정답 ①

해설 (가)는 DNA 변성, (나)는 프라이머 결합, (다)는 DNA 합성 과정이다.
ㄴ) 프라이머가 결합할 때의 온도가 가장 낮다.
ㄷ) PCR을 10회 반복하면 DNA의 양은 2^{10}배로 증가한다.

303 정답 ④

해설 ㄴ) ㉠은 ㉢과 상보적이지 않아 완전한 재조합 플라스미드가 되지 않으며 ㉢과 상보적인 ㉡을 절단부위에 삽입하면 완전한 재조합 플라스미드를 형성할 수 있다. ㉠은 5′−CTAGT−3′를 인식하는 제한효소로 절단한 절편이고, ㉡과 ㉢은 5′−CTAGT−3′와 5′−GATCC−3′를 인식하는 제한효소로 절단한 절편이다.

304 정답 ③, ⑤

해설 ① (가)는 항생제 내성 유전자이다.
② (나)는 제한효소, (라)는 연결효소이다.
④ (다)는 혈액응고 유전자이다.

305 정답 ①

해설 (가)는 약 90℃, (나)는 약 55℃, (다)는 약 72℃에서 진행된다.
ㄴ) (나)과정에서 프라이머는 주형가닥의 3′말단에 결합해 5′→3′방향으로 DNA중합이 일어날 수 있도록 한다.
ㄷ) 가장 낮은 온도는 (나)과정이다.

유형 068 ▶ 복제와 관련된 생명 공학 기술

306 정답 ⑤

해설 ㄴ) (나)에서는 서로 다른 두 종류의 세포를 융합시켜 잡종 세포를 만드는 세포 융합 기술이 사용되었다.

307 정답 ①

해설 2) 복제양 돌리의 경우 체세포의 핵을 제공한 양과 핵 DNA가 같고, 무핵 난자를 제공한 양과 미토콘드리아가 같지만, 대리모로부터는 DNA를 물려받지 않았다.
3) 체세포의 핵을 무핵 난자에 이식한다.
4) 환자의 체세포를 이용하여 얻은 줄기세포도 하나의 완전한 개체로 발생할 수 있었기에 윤리적인 문제에서 자유롭지 않다.
5) 결함이 있는 유전자를 가진 사람을 치료하는 데는 유전자 재조합 기술이 사용된다.

308 정답 ③

해설 ㄱ. D는 A를 복제한 것이다.
ㄴ. ㉠의 핵에는 A의 유전정보만이 있다.

ㄷ. 동물 복제 기술을 이용해 멸종 위기 동물의 보존에 활용할 수 있다.

309 정답 ④

해설) 복제 양 D의 핵 DNA는 A와 동일하고 미토콘드리아 DNA는 B와 동일하다.
ㄱ) 세포 융합 기술이 아닌 핵치환 기술이 이용되었다.

310 정답 ⑤

해설) (가)에서 미분화된 세포 덩어리인 캘러스가 형성된다. 당근 뿌리의 체세포에는 완전한 배 발생에 필요한 유전자가 모두 들어있다. 조직 배양 기술을 이용하면 우수한 형질의 식물을 대량 생산할 수 있다.

311 정답 ①

해설) ㄱ) 유전자 재조합 기술을 활용했으므로 제한 효소, DNA 연결 효소가 필요하다.
ㄴ) 유전자 재조합 기술을 활용해 항원 단백질을 대량 생산하는 효모를 만들었다.
3) 효모는 숙주 세포로서 사용되었다.

312 정답 ④

해설) ㄱ) A에서 채취한 체세포의 핵상은 2n이다.

313 정답 ③

해설) ㄱ) 플라스미드에 인슐린 유전자를 삽입하는 재조합 기술이 활용되어 인슐린을 합성하는 대장균이 만들어졌다.

314 정답 ⑤

해설) ㄱ) 재조합되기 전인 플라스미드 ㉠에는 아직 인슐린 유전자가 없다.

유형 069 ▶ 영양소와 소화,순환계,호흡계,배설계

315 정답 ⑤

해설) 1) 무기염류는 에너지원이 아니다.
2) 비타민 A는 지용성 영양소이다.
3) 탄수화물은 4kcal/g의 에너지를 낸다.
4) 지방은 탄소, 수소, 산소로 구성된다.

316 정답 ④

해설) 4) 이자에서 형성된 아밀레이스, 트립신, 라이페이스가 이자관을 통해 소장(십이지장)으로 분비되어 탄수화물, 단백질, 지방을 분해하고 소장에서 최종 소화되어 흡수된다.

317 정답 ③

해설) 1) 입에서 분비되는 소화효소는 녹말을 엿당으로 분해한다.
2) 위에서 분비되는 소화효소는 펩신이다.
4) 이자에서 생성되어 십이지장으로 분비되는 소화효소는 아밀레이스, 트립신, 라이페이스이다.
5) 소장의 장샘에서 분비되는 소화효소는 영양소를 포도당, 아미노산, 지방산, 글리세롤로 분해한다.

318 정답 ④

해설) 4) 수용성 영양소의 흡수경로는 소장 융털의 모세혈관→간문맥→간→간정맥→하대정맥→심장→온몸이다.

319 정답 ①

320 정답 ⑤

321 정답 ②

322 정답 ①

323 정답 ①

해설) 1) 수용성 영양소는 융털의 모세혈관으로 흡수되고, 지용성 영양소는 융털의 암죽관으로 흡수된다.

324 정답 ①

해설) A: 폐동먹, B: 폐정맥, C: 간정맥, D: 간문맥, E: 콩팥정맥, F: 콩팥동맥, G: 온몸의 모세혈관.
1) 혈액의 요소 농도는 콩팥 동맥이 콩팥 정맥보다 높다.

325 정답 ④

해설 A: 펩신, B: 펩티데이스, C: 아밀레이스, D: 말테이스, E: 라이페이스.

1) (가)는 단백질, (나)는 녹말, (다)는 지방이다.

2) 펩신은 위에서 생성되지만 펩티데이스는 소장액에 포함되어 있다.

3) 소장에서 작용하는 아밀레이스는 이자에서 생성된 것이다.

5) 말테이스는 소장액에 포함되어 있다. 라이페이스는 이자에서 생성된다.

326 정답 ③

해설 (가)포도당.

ㄷ) 쓸개즙에는 소화효소가 없다. 라이페이스는 이자액에 포함되어 있다.

327 정답 ①

해설 ㉠아밀레이스, ㉡말테이스, A: 암죽관, B: 모세혈관.

ㄴ) ㉡은 말테이스이다.

ㄷ) 모세혈관으로 흡수된 수용성 영양소는 간을 거치고 암죽관으로 흡수된 지용성 영양소는 간을 거치지 않는다.

328 정답 ⑤

해설 ㉠폐동맥, ㉡폐정맥, ㉢대정맥, ㉣대동맥.

5) 체순환 경로는 좌심실→㉣대동맥→조직 모세 혈관→㉢대정맥→우심방이다.

329 정답 ①

해설 ㄴ) B보다 C에서 이산화탄소 분압이 낮다.

ㄷ) 혈액과 폐포 사이의 기체교환은 에너지가 들지 않는 확산에 의해 이루어진다.

330 정답 ②

해설 ㉠폐동맥, ㉡폐정맥, A: 소장, B: 콩팥.

ㄴ) A에서 흡수된 모든 지용성 영양소는 림프관으로 이동하지만 수용성 영양소는 간문맥을 타고 간으로 이동한다.

331 정답 ⑤

332 정답 ②

333 정답 ②

해설 A: 지방, B; 단백질, D: 탄수화물.

ㄱ) 수용성 영양소인 아미노산과 포도당이 흡수되는 ㉠은 모세혈관이고, 지용성 영양소인 지방산과 모노글리세리드가 흡수되는 ㉡은 암죽관이다.

ㄹ) 위에서의 소화가 완료된 C를 최종 분해하는 효소는 장액의 펩티데이스이며 이자에서 분비하는 트립신도 단백질을 폴리펩타이드로 분해한다.

334 정답 ①

해설 1) 산소의 분압은 폐포보다 대기에서 더 높다.

335 정답 ①

해설 ㄴ) 단백질은 크기가 커서 사구체에서 보먼주머니로 여과되지 않는다.

ㄷ) 요소는 콩팥에서 농축되어 방광에 일시 저장되었다가 체외로 배설된다.

336 정답 ④

해설 A: 간정맥, B: 간문맥.

ㄱ) 지방은 라이페이스에 의해 지방산과 모노글리세리드로 분해되어 소장의 상피세포로 흡수된 후 다시 지방으로 합성되어 심장으로 이동한다.

337 정답 ③

해설 A: 폐동맥, B: 폐정맥, C: 간정맥, D: 소장동맥, E: 콩팥정맥, F: 콩팥동맥.

1) 폐동맥에는 산소가 적은 정맥혈이 흐른다.

2) 암모니아는 간에서 요소로 전환되므로 간정맥에서 암모니아 성분이 감소한다.

4) 요소가 콩팥에서 걸러지므로 콩팥정맥에는 요소 성분이 적다.

5) 콩팥동맥에는 질소 노폐물이 많다.

338 정답 ②

해설 ㄴ) (나)에서 기체의 이동 원리는 에너지가 필요 없는 확산이다.

ㄹ) (라)의 과정이 잘 일어나지 않으면 혈액에 독성 질소 노폐물이 증가하므로 생명을 유지할 수 없다.

339 정답 ⑤

유형 070 ▶ 특이적 방어 작용

340 정답 ③

해설 비특이적 방어작용인 염증반응의 과정을 나타낸 것이다. 병원체가 체내로 침입하면 손상된 부위의 비만 세포에서 히스타민이 분비되어 주변 모세혈관을 확장시킨다.
ㄷ. 식균작용은 비특이적 면역 반응이다.

341 정답 ③

해설 ㄴ) 비특이적 방어 작용은 병원체를 종류를 가리지 않고 나타나는 방어 작용이다.

342 정답 ①

해설 ㄴ) 세포 B는 식균 작용을 담당하는 대식세포이다. 항체를 만드는 것은 형질세포이다.
ㄷ) 염증 반응은 병원체의 종류를 가리지 않는 비특이적 방어 작용에 해당한다.

유형 071 ▶ 특이적 방어 작용

343 정답 ④

해설 ㄱ) 세포 ㉠은 T 림프구로 골수에서 형성되어 가슴샘에서 성숙한다.
ㄴ) 식균 작용에 의한 비특이적 면역 반응이다.

344 정답 ④

해설 (가)체액성 면역, (나)세포성 면역, ⓐ형질세포(B림프구), ⓑ세포독성 T림프구.
ㄱ) (가)는 형질세포가 생성한 항체에 의한 체액성 면역이다.
ㄷ) ⓑ는 골수에서 생성되어 흉선(가슴샘)에서 성숙한다.

345 정답 ①

해설 1) T림프구와 B림프구는 모두 골수에서 생성된다. A는 가슴샘, B는 골수, ㄱ은 T림프구, ㄴ은 B림프구, ㄷ은 보조 T림프구이다.

346 정답 ③

해설 ㉠은 대식세포, ㉡은 보조 T림프구, ㉢은 B림프구이다. 보조 T림프구는 골수에서 생성되어 가슴샘에서 성숙한다.
ㄷ) B림프구에 의한 면역 반응은 체액성 면역이다.

347 정답 ①

해설 ㄴ) 세포독성 T림프구에 의한 방어 작용은 세포성 면역이다.
ㄷ) 보조 T림프구의 자극으로 B림프구가 형질세포와 기억세포로 분화한다. 형질세포는 분화가 완료된 세포이다.

348 정답 ③

해설 ㄱ) ㉠은 보조 T 림프구이고 ㉡은 B 림프구이고 성숙 장소는 다르나 모두 골수에서 생성된다.
ㄴ) 항체 Y는 항원 X에 특이적으로 결합하여 활성을 억제한다.
ㄷ) 항원 X가 2차 침입하면 기억세포인 ㉣으로부터 다시 형질 세포로 분화하여 항체 Y를 생성한다.

349 정답 ③

해설 1) 염증 반응은 비특이적인 1차 방어 작용이다.
2) 림프구에서 만들어지는 물질은 항체이다.
4) 한 종류의 항체는 한 종류의 항원과 특이적으로 결합한다.
5) 독성 T림프구가 병원체에 감염된 세포를 직접 제거하는 면역 반응을 세포성 면역이라고 한다.

유형 072 ▶ 1차 면역 반응과 2차 면역 반응

350 정답 ③

해설 ㄷ) 보조 T림프구는 B림프구가 형질 세포로 분화해 항체를 생산하도록 돕는다.

351 정답 ②

해설 ㄱ) 구간 I 에도 A에 대한 기억세포가 존재하기 때문에 2차 주사 시 2차 면역 반응이 일어나 A에 대한 항체가 급증한 것이다.
ㄴ) 구간 II 에서 B에 대한 항체 농도 증가 양상이 B의 최초침입 때와 같으므로 기억세포가 생성되지 않은 것이다. 구간 II 에서는 B에 대한 1차 면역 반응이 일어났다.

352 정답 ③

해설 ㄴ) 구간 II에서 항원 B에 대한 1차 면역 작용이 일어난다.

353 정답 ②

해설 ㄱ) ㉠에는 X에 대한 기억세포가, ㉡에는 X에 대한 항체가 들어있다.
ㄴ) 구간 I에서 기억세포가 형질세포로 분화하여 다량의 항체를 신속하게 생산하는 2차 면역 반응이 일어난다.

354 정답 ①

해설 ㄴ)ⓐ는 D이고, ⓑ는 C이며, ㉡항원은 Y이다.
ㄷ) 혈구를 제거한 혈청 ㉠에는 X에 대한 형질 세포가 존재하지 않는다.

유형 073 ▶ 백신의 작용 원리

355 정답 ①

해설 ㄴ) 혈청에는 혈구가 존재하지 않는다. ㉡에는 A에 대한 항체가 들어있다.
ㄷ) A는 III와 IV 모두에게 항원으로 작용하였다.

356 정답 ②

해설 ㄱ. ⓐ는 혈청이기 때문에 기억세포가 없고 B에 대한 항체가 들어있다.
ㄴ. (마)의 V에서 세균 B에 대한 1차 면역반응이 일어났다.

유형 074 ▶ 면역 관련 질병

357 정답 ①

해설 ㄴ. 항체는 꽃가루 ⓐ를 항원으로 인식한다.
ㄷ. (가)가 일어나기 전에 A는 꽃가루 ⓐ에 노출된 적이 있기 때문에 항체가 형성되어 있다.

358 정답 ②

해설 ㄱ) 후천성 면역 결핍 증후군을 일으키는 HIV의 숙주는 보조 T림프구이다.
ㄴ) 라이소자임은 세균의 세포벽을 분해하는 비특이적 1차 방어 작용에 관여하는 효소이다.

유형 075 ▶ 혈액의 응집 반응과 혈액형

359 정답 ⑤

해설 ㄴ) (다)의 적혈구에 존재하는 응집원이 (가)의 혈장에 존재하는 응집소와 응집하므로 (다)는 (가)에게 소량 수혈도 할 수 없다. (가)의 혈장에 존재하는 응집소를 α 라고 가정하면, (가)는 B형, (나)는 AB형, (다)는 A형이고, ㉠은 '+', ㉡은 '−'이다.

360 정답 ①

해설 ㄴ) 응집원 ㉠을 응집원 B, 응집원 ㉡을 응집원 A, 응집소 ㉢을 응집소 α , ㉣을 응집소 β 라고 가정하면 A형이 35명, AB형이 10명, O형이 29명, B형이 26명이다.
ㄷ) 항 A혈청 속 α 와 응집되는 AB형과 A형은 45명, 항 B혈청 속 β 와 응집하지 않는 A형과 O형은 64명이다.

유형 076 ▶ 질병과 병원체의 종류와 특성

361 정답 ②

해설 그림은 바이러스를 나타낸 것이다. 이질은 세균에 의한 경우가 많고, 말라리아는 원생생물에 의해 발병하는 질병이다.

362 정답 ①

해설 ㄴ) 프라이온은 단백질이므로 분열할 수 없다. 변형된 프라이온이 정상 프라이온을 변형시킨다.
ㄷ) 변형된 프라이온이 쌓여야 광우병으로 발병하므로 잠복기가 수십 년이다.

363 정답 ①

해설 핵산과 단백질로만 구성되어 세균보다 작고 기생을 하는 바이러스는 소아마비의 원인이 된다. 결핵은 세균, 무좀은 곰팡이, 말라리아는 진핵생물, 광우병은 프라이온에 의해 발병한다.

364 정답 ①

해설 ㄱ. 결핵을 일으키는 병원균은 세균으로 항생제를 이용한 치료를 한다.

ㄴ. 스스로 물질대사를 한다는 ⓒ에 해당한다.
ㄷ. 세포로 되어 있다는 ⓒ에 해당한다.

365 정답 ①

해설 ㄴ) A는 독감, B는 무좀, C는 결핵이고, ㉠은 '병원체가 세균이다.', ㉡은 '병원체가 세포로 되어 있다.', ⓒ은 '병원체가 유전 물질을 가진다.'에 해당한다.
ㄷ) 무좀은 곰팡이에 의해 발병하는 질병이다.

366 정답 ③

해설 A는 바이러스에 의해 발병하는 간염, B는 세균에 의해 발병하는 폐렴이다.
1) 바이러스는 핵산과 단백질 덩어리로 세포 구조가 아니다.
2) 항생제는 세균성 질병을 치료하고 항바이러스제는 바이러스성 질병을 치료한다.
4) 바이러스는 스스로 물질대사를 할 수 없다.
5) 핵산과 단백질로 구성된 것은 폐렴균이 아니라 간염 바이러스이다.

367 정답 ③

해설 '비감염성 질병이다.'는 고혈압, '병원체가 바이러스이다'는 독감, '병원체가 원생생물이다.'는 말라리아, '병원체가 단백질을 갖는다.'는 결핵, 말라리아, 독감, '병원체가 세포 구조로 되어있다'는 결핵, 말라리아, '병원체가 독립적으로 물질대사를 한다.'는 결핵, 말라리아의 특징이다. 따라서 A는 고혈압, B는 독감, C는 결핵, D는 말라리아이고, ㉠은 2, ㉡는 4이다.
ㄴ. B는 독감으로, 독감을 일으키는 바이러스는 항생제로 제거할 수 없다. 항생제는 세균을 제거한다

368 정답 ⑤

해설 ㄱ) 곰팡이와 세균은 세포 구조이고, 바이러스와 프라이온은 세포 구조가 아니다.
ㄴ) 곰팡이, 세균, 바이러스는 핵산을 가지고 프라이온은 단백질로만 구성된다.
ㄷ) 곰팡이만 핵막을 갖는다.

369 정답 ④

해설 (가)는 곰팡이, (나)는 세균, (다)는 바이러스에 의해 발병하는 감염성 질병이다.
ㄷ) 홍역은 공기로 감염되지만, 콜레라와 소아마비는 수인성 감염병이고, 파상풍은 접촉성 감염병이다.

유형 077 ▶ 호르몬과 신경의 특성

370 정답 ③

해설 ㄷ) 척추동물 사이에서 호르몬은 항원으로 작용하지 않으므로 종특이성이 없다.

유형 078 ▶ 사람의 내분비샘과 호르몬

371 정답 ②, ④

해설 1) 오줌에 포도당이 섞여 나오는 질병이 당뇨병이다.
3) II형 당뇨병은 인슐린 분비량은 정상이지만 인슐린 수용체 감수성이 떨어져서 발생한다.
5) 인슐린 수용체의 인슐린 저항성이 커져서 발병하는 II형 당뇨병은 인슐린 주사로는 증상이 완화되지 않는다.

372 정답 ⑤

해설 A는 뇌하수체, B는 갑상샘, C는 부신, D는 이자이다.
ㄱ. A에서는 B를 자극하는 호르몬인 TSH가 분비된다.
ㄴ. C에서는 혈당량을 증가시키는 호르몬인 에피네프린이 분비된다.
ㄷ. 혈당량을 조절하는 호르몬 중에서 C에서 분비되는 에피네프린은 간에서 글리코젠을 포도당으로 분해하고, D에서 분비되는 인슐린은 간에서 포도당을 글리코젠으로 합성시며 길항 작용을 한다. 에피네프린과 인슐린은 혈당량에 대해서 길항 작용을 한다.

유형 079 ▶ 항상성 유지의 원리

373 정답 ③

해설 ㄴ) ㉠은 TRH, ㉡은 TSH이고, (가)는 시상 하부, (나)는 뇌하수체, (다)는 갑상샘에 이상이 생겨 티록신이 과다 분비되는 사람이다.

374 정답 ⑤

해설 티록신 분비 조절은 음성 피드백에 의해 이루어진다.

ㄱ) 갑상샘을 제거하면 티록신은 감소하고 티록신이 부족하므로 TRH와 TSH는 증가한다.
ㄴ) TRH 분비가 증가하면 TSH와 티록신의 분비량이 증가한다.
ㄷ) 티록신 분비가 늘면 음성피드백에 의해 TRH와 TSH의 분비가 억제된다.

375 정답 ①

해설 ㄱ. 뇌하수체에서 갑상샘을 자극하는 TSH가 분비된다.
ㄴ. 아이오딘이 체내에 결핍된 경우 티록신이 합성되지 않아 정상보다 산소 소비량이 줄어들어 C와 같은 결과가 나타난다.
ㄷ. 혈중 티록신 농도가 높아지면 음성 피드백 조절로 인해 갑상샘이 정상보다 작아지게 된다.

376 정답 ④

해설 Ⅰ은 시상하부에 이상이 있고, Ⅱ은 뇌하수체 전엽에 이상이 있고, Ⅲ은 부신 겉질에 이상이 있다.
ㄱ. CRH의 표적기관은 뇌하수체 전엽이다.
ㄴ. Ⅱ는 뇌하수체 전엽에 이상이 생겨서 CRH의 분비량이 적음에도 불구하고 ACTH의 분비량이 많다.
ㄷ. Ⅲ은 음성피드백은 정상이지만 부신 겉질에 이상이 있어서 ACTH의 분비량이 적음에도 불구하고 당질 코르티코이드의 분비량이 많다.

377 정답 ⑤

해설 뇌하수체를 제거하지 않은 A에서만 ㉠의 농도가 높은 것으로 보아 ㉠은 TSH이다. TSH 농도가 높을 때 분비되는 티록신 농도가 높고 TRH의 농도는 낮으므로 생쥐에게 주사한 ㉡=ⓑ=티록신이다. 따라서 ㉢=ⓐ=TRH이다. 티록신의 분비는 TRH, TSH에 의한 음성 피드백에 의해 조절되며, A에서 TSH의 분비가 증가하면 티록신의 분비가 증가하여 TRH의 분비량은 감소한다.

유형 080 ▶ 혈당량 조절

378 정답 ③

해설 (나)는 인슐린 분비가 부족해 발병하는 제1형 당뇨병이고, (다)는 표적세포가 인슐린에 반응하지 않는 인슐린 저항성으로 인해 발병하는 제2형 당뇨병이다.
ㄴ) 식습관과 생활 습관의 변화로 비만이 증가함에 따라 제2형 당뇨병에 걸리는 사람이 급증하고 있다.

379 정답 ④

해설 ㉠은 글루카곤, ㉡은 인슐린이고, A는 제2형 당뇨병, B는 제1형 당뇨병 환자이다.
ㄴ) 인슐린이 부족해서 발병하는 제1형 당뇨병 환자 B에게 ㉡인슐린을 처방하면 혈당량을 낮출 수 있다.

380 정답 ①

해설 ㉠은 인슐린, ㉡은 글루카곤이다.
ㄱ. (가)에서 혈당량은 120분에서 180분으로 갈수록 점점 낮아진다.
ㄷ. 교감 신경이 흥분하면 글루카곤의 분비가 촉진된다.
ㄹ. ㉠과 ㉡은 서로 길항적으로 작용한다.

381 정답 ③

해설 ㄷ) 당뇨병 환자의 오줌에서 당이 검출되는 이유는 혈당량이 높아서 여과된 포도당이 100% 재흡수되지 못하기 때문이다.

382 정답 ②

해설 A는 인슐린, B는 글루카곤, ㉠은 포도당, ㉡은 글리코젠이다.
ㄱ) 인슐린은 이자의 β 세포에서 분비된다.
ㄷ) 당질 코르티코이드는 지방이나 단백질의 분해를 촉진하여 혈당량이 높아지도록 한다.

383 정답 ①, ②, ⑤

해설 A는 제1형 당뇨병 환자, B는 정상인이고, X는 인슐린이다.
3) 인슐린은 이자의 β 세포에서 분비된다.
4) 정상인의 혈당이 정상보다 상승하면 부교감 신경이 흥분하여 인슐린 분비를 촉진해 혈당을 낮춘다.

유형 081 ▶ 체온 조절

384 정답 ①

해설 ㄴ) 혈중 티록신의 농도는 고온 자극이 주어진 구간 Ⅰ이 저온 자극이 주어진 구간 Ⅱ보다 낮다.
ㄷ) 고온 자극이 주어진 (가)의 구간 Ⅰ에서 (나)의 B와 같이 피부 모세혈관이 확장되어 열 발산량이 증가한다.

385 정답 ⑤

해설 ㄱ. 열 방출량을 감소시켜서 체온을 증가시킨다.
ㄴ. 경로 (다)는 신경에 의한 것이고, 경로 (가)는 호르몬에 의한 것이다. 따라서 경로 (다)의 전달 속도가 더 빠르다.
ㄷ. (나)는 교감 신경에 의해 부신 속질이 자극되어 에피네프린을 분비하는 경로이다. 에피네프린은 세포의 물질대사를 촉진시켜서 열 발생량을 증가시킨다.

유형 082 ▶ 삼투압 조절

386 정답 ①

해설 ㉠은 전체 혈액량이고, ㉡은 혈장 삼투압이다.
ㄴ) B에서 오줌의 삼투압은 혈장 삼투압이 낮은 P_1일 때보다 P_2일 때 더 높다.
ㄷ) C에서 콩팥의 단위 시간당 수분 재흡수량은 ADH 농도가 낮은 P_1에서가 P_2에서보다 적다.

387 정답 ④

해설 호르몬 X는 ADH이다.
ㄱ. 체내 수분량은 t_3일 때 오줌을 배설하므로 t_1일 때 더 많다.
ㄴ. 땀을 흘리면 체내의 혈장 삼투압이 증가하므로 ADH의 농도가 증가한다.
ㄷ. t_2에서는 혈장의 삼투압이 물 섭취 시보다 낮은 상태이므로 콩팥에서 단위 시간당 수분 재흡수량이 물 섭취 시보다 적다.

388 정답 ②

해설 ㄱ. ㉠은 오줌이다.
ㄴ. 혈중 ADH농도가 낮을수록 오줌 생성량이 늘어나므로 시간당 오줌 생성량은 S1에서가 S2에서보다 많다.

389 정답 ⑤

해설 X는 항이뇨 호르몬(ADH)이다. P_1에 비해 ADH 농도가 높은 P_2일 때 소량의 진한 오줌이 생성된다. 혈장 삼투압이 높을 때 분비가 촉진되는 ADH는 콩팥에서 물의 재흡수를 촉진하여 혈장 삼투압을 낮춘다.

390 정답 ⑤

해설 1) A는 증류수, B는 소금물, C는 ADH를 주입한 것이다.
2) A에서 혈액 내 ADH 농도는 t_1일때가 주입 전보다 낮다.
3) t_1일 때 혈장 삼투압은 A에서가 B에서보다 낮다.
4) 혈장 삼투압은 세포막을 사이에 둔 두 용액의 농도 차이에 비례한다.

391 정답 ①

해설 ㄴ. 호르몬 X는 에피네프린이고, 호르몬 Y는 티록신이다. 이 호르몬들은 체온을 증가시키는 같은 역할을 한다.
ㄷ. t_3일 때는 체온이 높아 시상 하부 설정 온도를 높게 설정해 체온을 낮추는 중이므로 단위 시간당 피부로 가는 혈액의 양이 많다. 즉 열 발산량이 많다.

유형 083 ▶ 삼투압 조절

392 정답 ④

해설 물 섭취 후에 증가하는 ㉠은 단위 시간당 오줌 생성량이고, 감소하는 ㉡은 혈장 삼투압이다. ㉢ 동맥 혈압이 감소하면 혈중 ADH 농도가 증가하고, ㉣ 혈장 삼투압이 증가하면 혈중 ADH 농도가 증가한다.

393 정답 ③

해설 ㄴ) t_2일 때 X의 분비를 억제하는 물질을 투여하면 콩팥에서 물의 재흡수가 감소하므로 혈장 삼투압이 높아진다.

따라서 $\frac{\text{콩팥에서 단위 시간당 수분 재흡수량}}{\text{㉡혈장 삼투압}}$의 값은 감소한다.

유형 084 ▶ 뉴런의 구조와 기능

394 정답 ④

해설 ㄹ) 랑비에 결절인 D에서는 세포막 안팎으로 이온이 이동할 수 있다. A는 가지 돌기, B는 신경 세포체, C는 축삭 돌기, D는 랑비에 결절이다.

395 정답 ②

해설 ㄱ. 그림에는 뉴런 2개, 슈반세포 5개 총 7개의 세포가 있다.
ㄷ. (나)의 C 지점은 말이집이며 전기적 절연체이므로 활동 전위가 발생하지 않는다.

유형 085 ▶ 뉴런의 종류

396 정답 ②

해설 ㄱ) (가)는 운동뉴런, (나)는 연합뉴런, (다)는 감각뉴런이다. 감각기의 자극을 중추로 전달하는 것은 감각뉴런이다.
ㄷ) 자극은 (다)감각뉴런→(나)연합뉴런→(가)운동뉴런으로만 전달된다.

397 정답 ④

해설 (가)는 구심성 뉴런, (나)는 연합 뉴런, (다)는 원심성 뉴런이다.
ㄱ) (가)는 구심성 뉴런인 감각 뉴런이다.
ㄴ) 연합 뉴런은 중추 신경계를 구성한다.
ㄷ) 자극의 이동 경로는 (가) → (나) → (다) 순서로 이동한다.

유형 086 ▶ 흥분의 전도

398 정답 ②

해설 ㄱ. 모든 시점에서 $\frac{\text{세포안의농도}}{\text{세포밖의농도}}$는 Na^+이 K^+보다 작다.
ㄴ. Ⅰ은 랑비에 결절이므로 활동 전위가 발생했다.
ㄷ. Ⅱ는 말이집으로 슈반세포로 구성되어 있다.

399 정답 ①

해설 ㄴ) 탈분극 상태인 Ⅱ에서 ㉠Na^+의 확산이 일어난다. 재분극 상태인 Ⅲ에서는 ㉡K^+의 확산이 일어난다.
ㄷ) 흥분의 전도 방향은 Ⅲ→Ⅱ→Ⅰ이다.

400 정답 ①

해설 Ⅰ은 세포 안, Ⅱ은 세포 밖이다.
ㄴ) K^+이 세포 밖으로 확산될 때 ATP가 소모되지 않는다.
ㄷ) Na^+-K^+펌프에 의해 Na^+은 세포 밖으로, K^+은 세포 안으로 능동 수송된다.

401 정답 ⑤

해설 5) (가)Na^+-K^+펌프는 K^+을 세포 밖에서 안으로 ATP를 소모하여 운반한다. K^+의 확산은 재분극인 경우 일어난다.

402 정답 ②

해설 ㄱ) (가)의 측정 결과 신경 세포(A)의 휴지 전위는 -70㎷정도임을 알 수 있다.
ㄷ) (가)에서 세포막 밖의 미세 전극 ⓑ를 화살표 방향으로 이동하여 측정해도 휴지막 전위는 변하지 않는다.

유형 087 ▶ 흥분의 전달

403 정답 ④

해설 4) 자극이 주어진 뉴런 내에서 양방향으로 전도되며, 자극이 주어진 시냅스 전 뉴런의 축삭 말단에서 시냅스 후 뉴런의 가지 돌기로만 전달되므로 B, C, D, E에서 활동전위가 발생한다.

404 정답 ⑤

해설 ㄱ) 시냅스 소포는 가지 돌기(a)보다 축삭 말단(b)에 많다.
ㄴ) 전 구간에서 Na^+의 농도는 세포 밖이 세포 안보다 더 높다. B의 막전위 변화는 (나)의 Ⅱ에 해당한다. A는 Ⅲ, C는 Ⅰ에 해당한다.

405 정답 ④

해설 ㄷ) 활동 전위는 시냅스 전 뉴런의 축삭 말단인 A가 시냅스 후 뉴런의 가지 돌기인 B보다 먼저 형성된다.

406 정답 ②

해설 ㄱ) t_1일 때 A에서는 K^+이 세포 밖으로 유출되어 재분극이 일어나고 있다.

ㄷ) 흥분의 이동 속도는 A~B구간이 시냅스가 있는 B~C 구간보다 빠르다.

유형 088 ▶ 약물의 영향

407 정답 ④

해설 ㄱ) (가)는 각성제로 니코틴, 카페인, 코카인 등이 있다. 아편은 진정제에 해당한다.

ㄴ) (나)는 진정제로 시냅스에서 일어나는 신호전달을 억제하여 긴장과 통증을 완화시키거나 수면을 유도하므로 임상과 치료에 활용할 수 있다.

유형 089 ▶ 근수축 운동

408 정답 ⑤

해설 ㄱ) ㉠은 I대, ㉡은 H대, ㉢은 A대이다. I대와 H대는 근수축 시 길이가 감소한다.

ㄴ) ㉠과 ㉡은 X가 이완할 때 길이가 증가한다.

ㄷ) 근육의 원섬유 마디에서 A대는 어둡게 보인다.

409 정답 ③

해설 t_1이완, t_2수축.

ㄱ) ㉢은 마이오신 필라멘트만 존재하는 H대로 근육이 수축하면 짧아진다.

ㄴ) (나)는 굵은 마이오신 필라멘트가 존재하는 ㉡지점에서의 횡단면 변화이다.

410 정답 ④

해설 ㄴ) 근육이 수축하더라도 마이오신 필라멘트의 길이인 A대의 길이는 변하지 않는다.

411 정답 ④

해설 ㄱ) 액틴 필라멘트보다 마이오신 필라멘트의 두께가 더 굵으므로 ㉠은 액틴 필라멘트, ㉡은 마이오신 필라멘트이다.

412 정답 ①

해설 ㉠은 크레아틴 인산, ㉡은 젖산, ㉢은 ADP+Pi, ㉣은 ATP이다.

ㄴ) 포도당은 산소가 있을 때 이산화 탄소와 물로 완전 분해되지만 산소가 없으면 젖산으로 불완전 분해된다.

ㄷ) 근수축에 즉시 사용될 수 있는 에너지원은 ATP이다. 크레아틴 인산으로부터 인산기를 제거하여 ATP를 합성한다.

413 정답 ③

해설 ㄴ) 근육 섬유 다발은 동물의 구성 단계 중 근육 조직에 해당한다. ㉠은 액틴 필라멘트로만 구성된 I대, ㉡은 액틴과 마이오신 필라멘트가 겹치는 부위, ㉢은 마이오신 필라멘트만으로 구성된 H대이다.

414 정답 ④

해설 근 수축 시 H대와 I대, Z선과 Z선 사이인 근절은 짧아지지만 마이오신과 액틴의 길이는 변하지 않는다.

유형 090 ▶ 중추 신경계

415 정답 ①

해설 이 환자는 대뇌의 기능이 상실되었다.

ㄴ. 대뇌의 기능이 정상이더라도 동공의 크기는 의식적으로 조절할 수 없다.

ㄷ. 이 사람은 뇌줄기를 포함한 부분은 손상되지 않았으므로 식물 인간 판정을 받을 것이다.

416 정답 ②

해설 A는 간뇌, B는 연수, C는 척수, D는 대뇌이다.

ㄱ) 대뇌와 소뇌가 수의 운동을 조절한다.

ㄷ) 척수의 속질과 대뇌의 겉질에 신경 세포체가 존재한다.

417 정답 ③

해설 A는 연수, B는 간뇌이다.
ㄷ) 감각령, 연합령, 운동령으로 분업화되어 있는 곳은 대뇌 겉질이다.

418 정답 ④

해설 ㄱ) A는 측두엽, B는 후두엽에 해당한다.
ㄴ) 대뇌 겉질의 기능에 따른 분업화에 대한 내용이다.
ㄷ) 활성화되는 부위에서는 에너지가 많이 필요하므로 물질대사가 비교적 활발하다.

419 정답 ①

해설 ㄴ) 측두엽이 손상되면 단어를 들을 수 없다.
ㄷ) 단어를 보고 인식하는 기능은 주로 신경 세포체가 모여 있는 후두엽의 겉질에서 담당한다.

유형 091 ▶ 말초 신경계

420 정답 ⑤

해설 (가)는 심장, (나)는 골격근이, A는 부교감 신경, B는 교감 신경, C는 운동 신경이다. A와 C에서 반응기로 분비되는 신경 전달 물질은 아세틸콜린으로 같다. 교감 신경의 시냅스 이전 뉴런의 신경 세포체는 척수의 속질에 존재한다.

421 정답 ③

해설 ㄱ) ㉠은 척수이고, 척수의 겉질은 백색질이다.
ㄴ) 뇌 신경은 말초 신경계에 속한다.

422 정답 ④

해설 A는 후근을 구성하는 감각 신경, B는 전근을 구성하는 운동 신경이다.
ㄴ) 감각 신경은 구심성 뉴런에 속하며 자율 신경은 교감 신경과 부교감 신경이다.

423 정답 ①

해설 1) 감각 신경은 자극을 중추로 전달하는 구심성 신경이다.

유형 092 ▶ 의식적 반응과 무의식적 반사

424 정답 ②

해설 ㄱ) 깜깜한 방에서 손을 더듬으며 스위치를 찾을 때 반응 경로는 ㄴ→뇌→Q이다.
ㄷ) 밝은 빛에 의한 동공 반사의 중추는 중뇌이다.

425 정답 ⑤

해설 ㄱ) Na^+-K^+pump은 Na^+을 세포 밖으로, K^+을 세포 안으로 능동 수송한다. 신경 a는 감각 뉴런이고 신경 b는 운동 신경이며, ㉠은 오금근이다. 운동 신경은 도약 전도가 일어나는 말이집 신경이다. 무릎 반사가 일어나는 동안 ㉠은 이완되어 I대의 길이가 늘어나고, A대의 길이는 변하지 않으므로 $\frac{\text{A대의 길이}}{\text{I대의 길이}}$가 작아진다.

426 정답 ①

해설 A는 감각 신경, B는 운동 신경, ㉠은 오금근이다.
ㄴ) 운동 신경은 체성 신경계에 속한다.
ㄷ) 무릎 반사가 일어나는 동안 오금근의 근절은 짧아지지만 마이오신 필라멘트의 길이는 변하지 않는다.

427 정답 ②

해설 ㄱ) 흥분 전달 경로는 A→E→D이다.
ㄴ) 감각에 대한 정보는 척수를 통하거나 직접 뇌로 전달된다.
ㄷ) 신경 D는 원심성 뉴런으로 척수의 전근을 이룬다.

428 정답 ⑤

해설 ㄱ) Na^+-K^+펌프가 작동하여 K^+을 세포 안으로 운반한다.
ㄴ) 운동신경은 말이집 신경이므로 도약전도가 일어난다.
ㄷ) ⓐ가 일어날 때 ㉠은 이완하므로 I대의 길이가 증가한다. 따라서 $\frac{\text{A대의 길이}}{\text{I대의 길이}}$가 감소한다.

유형 093 ▶ 교감 신경과 부교감 신경의 작용

429 정답 ①

해설 ㄱ) (가)의 반사 중추는 척수이다.
ㄷ) A의 신경절 이전 뉴런은 척수의 연합 뉴런이며 민말이집 신경이다.

430 정답 ③

해설 3) 교감 신경이 흥분하면 방광이 이완되고, 부교감 신경이 흥분하면 방광이 수축한다.

431 정답 ②

해설 A는 교감 신경, B는 부교감 신경, C는 감각 신경, D는 부교감 신경이다.
ㄱ) 교감 신경이 흥분하면 침 분비가 억제된다.
ㄷ) B와 D가 연결된 중추는 연수이다.

432 정답 ②

해설 ㄱ) A는 교감 신경이고, B는 부교감 신경이며 모두 원심성 뉴런이다.
ㄷ) 부교감 신경과 교감 신경의 신경절 이전 뉴런 말단에서 아세틸콜린이 분비되고, 교감 신경의 신경절 이후 뉴런 말단에서 노르에피네프린이 분비된다.

433 정답 ①

해설 ㄱ) A는 교감 신경으로 활동 전위의 빈도가 증가하면 동공이 확장된다.
ㄴ) B는 교감 신경으로 활동 전위의 빈도가 증가하면 심장 박동이 촉진된다.
ㄷ) D는 부교감 신경의 신경절 이후 뉴런으로 축삭 돌기 말단에서 아세틸콜린이 분비된다.

434 정답 ①

해설 (가)는 부교감 신경이고, (나)는 교감 신경이며, A는 노르에피네프린이다.
ㄱ) 교감 신경의 시냅스 후 뉴런의 말단에서는 노르에피네프린이 분비된다.
ㄴ) 교감 신경과 부교감 신경은 대뇌의 지배를 받지 않는다.

435 정답 ④

해설 ㄱ) ㉠은 연수로 기침, 재채기의 반사 중추이다.
ㄴ) 부교감 신경인 B의 축삭 돌기 말단에서 분비되는 신경 전달 물질은 아세틸콜린으로 심장 박동 속도를 감소시킨다.
ㄷ) 신경절 이전 뉴런에서 분비되는 신경 전달 물질은 교감 신경과 부교감 신경에서 아세틸콜린으로 같다.

436 정답 ①

해설 A는 감각 신경, B는 부교감 신경, C는 교감 신경이다.
ㄱ) 감각 신경은 체성 신경계에 속한다.
ㄷ) 혈중 이산화탄소 농도가 높아지면 교감 신경의 신경절 이후 뉴런의 축삭돌기 말단에서 아드레날린이 분비된다.

유형 094 ▶ 신경계 질환

437 정답 ③

해설 우울증은 신경 전달 물질의 화학적 불균형으로 나타나는 중추 신경계 질환이다. 중추 신경계 질환으로 우울증 외에 알츠하이머병, 파킨슨병이 있다. 길랭·바레 증후군은 몸의 면역계가 말이집을 손상시킴으로써 나타나며, 근위축성 축삭 경화증(루게릭병)은 운동 신경의 파괴로 나타나는 말초 신경계 질환이다.

438 정답 ④

해설 4) 백혈병은 백혈구에 발생한 암으로서 비정상적인 백혈구가 과도하게 증식하여 정상적인 백혈구와 적혈구, 혈소판의 생성을 억제한다. 정상적인 백혈구가 감소하면 면역력이 저하되어 사망에 이를 수 있다.

유형 095 ▶ 생물과 환경의 상호 작용

439 정답 ①

해설 ㄴ. 비생물적 환경 요인이 생물에 영향을 주는 것을 작용이라고 한다.
ㄷ. 종 A는 연속적인 암기가 ⓐ보다 길 때 개화하는 단일식물이다.

440 정답 ④

해설 ① 음지식물이 양지식물보다 빛의 세기가 약한 곳에서 잘 자란다.
② 광포화점보다 강한 빛에서는 총 광합성량이 더 이상 증가하지 않는다.
③ 음지식물의 보상점보다 약한 빛에서 양지식물은 살 수 없다.
⑤ 음지식물의 잎은 음엽이다.
〈교학사, 미래엔, 천재 교과서에서 나오는 내용입니다. 확인 후 학습해 주세요.〉

441 정답 ③

해설 ㄴ. 삼투압이 높을수록 어는점이 낮아져 잎이 잘 얼지 않는다.
ㄷ. 상록수 잎의 삼투압과 가을 보리의 춘화 현상에 영향을 미치는 환경 요인은 온도로 같다.

442 정답 ⑤

해설 ㄱ. (가)는 보상점과 광포화점이 높으므로 양지식물이며, (나)는 보상점과 광포화점이 낮으므로 음지 식물이다.
ㄴ. 빛의 세기가 A와 B의 중간일 때 (나)에서는 보상점 이상의 빛이 주어지는 것이며, 따라서 (나)의 순생산량이 더 크므로 생장 속도는 (나)가 더 빠르다.
ㄷ. A 지점은 (나)의 보상점으로 이산화 탄소 흡수량과 방출량이 같은 지점이다. 이때 총광합성량과 호흡량이 같으므로 외관상 기체 출입이 없는 것처럼 나타난다.

유형 096 ▶ 개체군의 특성

443 정답 ⑤

해설 A는 영양염류이고, 겨울철 돌말 개체군의 성장을 저해하는 제한요인은 적은 빛의 세기와 낮은 수온이다. 여름철 돌말 개체군의 성장을 저해하는 제한요인은 영양염류의 양이 부족하기 때문이므로 영양염류가 공급된다면 돌말 개체 수가 급증한다.

444 정답 ⑤

해설 A는 이론적인 생장 곡선, B는 실제 생장 곡선이다. 개체수가 많을수록 개체군 밀도와 환경 저항이 증가한다.

445 정답 ③

해설 ㄹ. 생존 곡선은 동시에 출생한 일정 수의 개체에 대해 상대 연령에 따른 생존 개체수를 그래프로 나타낸 것이다.

446 정답 ②

해설 ㄱ. ㉠은 한 서식지에서 증가할 수 있는 개체수의 한계에 해당하는 환경 수용력이다.
ㄴ. 실제 생장 곡선인 ⓑ의 경우 모든 구간에서 환경 저항이 작용한다.

447 정답 ②

해설 ㄱ. A는 이론적 생장 곡선, B가 실제 생장 곡선이다.
ㄴ. 개체군의 밀도는 개체군이 서식하는 공간의 면적에 대한 개체군을 구성하는 개체 수이므로 밀도는 개체 수에 비례한다.
ㄷ. t_2는 환경 수용력에 근접해지면서 증가율이 크게 줄어들고 있으므로 t_1에서 증가율이 더 크다.

448 정답 ③

해설 ㄱ. 이론적 생장 곡선과 실제 생장 곡선이 차이나는 이유는 환경 저항 여부이다.
ㄴ, ㄷ. 개체군의 밀도가 커질수록 환경 저항은 커진다.

유형 097 ▶ 군집의 천이

449 정답 ②

해설 A는 양수림, B는 음수림, ㉠은 음수, ㉡은 양수이다.
ㄱ. 양수림에서 양수인 종 ㉡이 우점종이다.
ㄴ. 구간 I 의 밀도 변화는 A에서 나타난다.
ㄷ. 극상에서는 음수의 비율이 높기 때문에 ㉠의 밀도가 높다.

450 정답 ①

해설 A: 양수림, B: 음수림.
ㄴ. 잎의 평균 두께는 A가 B보다 두껍다.
ㄷ. 산불이 난 후 건성 2차 천이가 진행될 때 개척자는 초원이다. 지의류는 건성 1차 천이의 개척자이다.

451 정답 ⑤

해설 ㄱ. (가)의 경우 2차 천이가 시작되어 음수림 극상에 도달했으나, (나)의 경우 습성 1차 천이가 진행도다 양수림이 우점한 상황이라 아직 음수림의 극상에 도달하지 못했다.

452 정답 ③

해설 ㄱ. A는 양수림, B는 음수림이다.
ㄴ. 산불이 일어난 후 다시 천이가 진행되므로(2차 천이) C는 초원이고 개척자는 초본 식물이다. 지의류는 1차 천이의 개척자이다.
ㄷ. (가) 과정에서 지표면에 도달하는 빛의 양은 점점 감소하므로 음지에서도 잘 자라는 음수의 묘목이 경쟁에서 유리해진다.

유형 098 ▶ 군집 내 개체군의 상호 작용

453 정답 ①

해설 떡갈나무는 음수이며, 소나무는 양수이다. 떡갈나무와 같은 음수가 우점종인 숲을 음수림, 소나무와 같은 양수가 우점종인 숲을 양수림이라 한다.
ㄱ. 천이 과정의 순서는 양수림→혼합림→음수림이다.
ㄴ. 음수는 약한 빛에서도 잘 자라고 양수는 강함 빛에서 잘 자랄 수 있다. 약한 빛에서는 음수인 떡갈나무의 성장 속도가 더 빠르다.
ㄷ. 표와 같은 군집의 천이는 숲의 하층부에 도달하는 빛의 세기에 따라 좌우된다. 토양의 생성 정도와 수분함량에 따라 좌우되는 것은 천이 초기 단계이다.

454 정답 ④

해설 먹이의 양은 환경 수용력을 결정하는 요인 중 하나이다. 먹이의 양을 두 배로 늘린다면 환경 수용력은 증가한다. (나)에서 A종과 B종 간의 경쟁의 결과로 B종이 사라진 것은 경쟁배타가 일어났기 때문이다.
ㄱ. A가 받는 환경 저항은 개체수가 증가중인 t_1일 때보다 개체수가 증가하지 않는 t_2일 때 크다.

455 정답 ⑤

해설 ㄱ. 환경저항이 존재하므로 A의 실저 생장곡선은 S자형이다.
ㄴ. 생태적 지위가 중복될수록 경쟁이 심하므로 B와 C가 D와 E보다 경쟁이 약하다.
ㄷ. D와 E는 생태적 지위가 완전히 겹치므로 경쟁 배타가 일어날 것이다.

456 정답 ④

해설 ㄱ. 단독배양을 하는 (가)와 (나)에서도 A종과 B종은 환경저항을 받는다.

457 정답 ⑤

해설 A는 포식자, B는 피식자이다.
ㄱ. B는 피식자이다.

458 정답 ③

해설 ㄷ. 구간 II에서 종 B의 개체 수가 줄어들고 있는 것은 종 A와의 경쟁에서 밀려 경쟁 배타가 일어났기 때문이다. (나)는 경쟁, (다)는 상리 공생이다.

유형 099 ▶ 여러 가지 상호 작용

459 정답 ②

해설 ㄱ. 빛에너지를 통해 유기물을 합성하는 것은 광합성으로 은행나무만 가능하다.
ㄴ. 온도와 토양은 생물을 둘러싼 환경으로 생물의 생존에 영향을 미치는 비생물적 요인이다.
ㄷ. (나)는 피식과 포식 관계로 생물적 요인 간의 상호 작용이다.

460 정답 ①

해설 A는 상리 공생이고, B는 포식과 피식이다.
ㄴ. 포식자와 피식자는 먹이 지위가 다르다. 생태적 지위가 유사하면 경쟁 배타가 일어난다.
ㄷ. 하나의 나무에서 공간을 분리해 서식하는 여러 종의 솔새 사례는 분서에 해당한다.

461 정답 ④

해설 A는 상리 공생, B는 포식과 피식, C는 경쟁
㉠과 ㉡은 손해.
ㄷ. 개와 벼룩의 상호작용은 기생이다.

462 정답 ④

해설 A와 B는 경쟁, A와 C는 상리공생 관계이다.
ㄱ. (나)에서는 생태적 지위가 중복되는 A와의 경쟁에서 밀린 B가 사라지는 경쟁 배타가 발생했다.

유형 100 ▶ 물질 순환

463 정답 ④

해설 ㄷ. ⓒ에서 탈질화 세균이 작용한다. 질화 세균은 암모늄이온이 질산이온으로 산화될 때 작용한다.

464 정답 ④

해설 (가): 탈질산화 작용, (나): 질산화 작용, (다): 질소 고정 작용.
ㄷ. 지표면에 도달하는 빛의 세기는 초본이 우점하는 Ⅱ보다 우거진 나무가 우점하는 Ⅳ에서 감소한다.

465 정답 ①

해설 (가): 질소 고정(공중 방전), (나): 질산화 작용, (다): 질소 고정
ㄴ. 뿌리혹박테리아는 질소 고정 세균이다.
ㄷ. 질소 고정 세균이 사라지더라도 공중 방전에 의해 형성된 질산을 식물이 이용할 수 있다.

466 정답 ③

해설 (가)는 질소 고정 작용, (나)는 질산화 작용, (다)는 탈질소 작용이다.
ㄷ. (다)는 탈질소 세균에 의해서 일어나는 탈질소 작용이다.

467 정답 ③

해설 사체나 배설물에 포함된 유기질소화합물은 분해자에 의해 무기물인 질산 이온이나 암모늄 이온으로 분해되어야 식물이 흡수할 수 있다.

468 정답 ④

해설 ㄷ. 뿌리혹박테리아는 콩과식물과 공생하면서 질소 기체를 암모늄이온으로 전환하는 (다)질소 고정 작용을 한다.
(가)는 탈질소 작용, (나)는 질화 작용, (다)는 질소 고정 작용이다.

유형 101 ▶ 진화의 증거

469 정답 ③

해설 ㄷ) 잠자리의 날개와 박쥐의 날개는 해부학적 구조와 발생 기원은 다르지만, 생김새와 기능이 비슷한 상사기관이다.

470 정답 ⑤

해설 5) 척추동물의 발생 초기 모습이 유사하며 혹스 유전자를 가지고 있다는 것은 진화발생학적 증거에 해당한다.

471 정답 ⑤

해설 5) 분자진화학적 증거인 DNA, RNA의 염기서열이나 단백질의 아미노산 서열을 비교하여 생물 간의 유연관계와 진화 과정을 유추할 수 있다. 진화하는 동안 발생한 돌연변이는 유전자의 염기 서열에 축적되므로 공통 조상으로부터 갈라진지 오래된 생물 종 간에는 유전자의 염기 서열이나 단백질의 아미노산 서열의 차이가 크다.

472 정답 ④

해설 헤모글로빈의 아미노산 서열 차이는 분자생물학적 증거에 해당되며, 유연관계가 가까울수록 차이나는 정도가 작다. 따라서 아미노산이 1개 차이나는 고릴라가 사람과 가장 유연관계가 가까운 종이다.

473 정답 ①

해설 ㄴ) (나)는 형태와 기능은 비슷하지만 발생기원이 다른 상사기관이다.
ㄷ) (가)와 (나)는 진화에 대한 비교해부학상의 증거이다.

유형 102 ▶ 진화의 원리와 하이바인베르크 법칙

474 정답 ③

해설 (가)는 용불용설, (나)는 자연선택설이다.
ㄷ) (가)와 (나)는 모두 종의 형질이 변할 수 있다는 주장이다.

475 정답 ①

해설 1) 상염색체 열성 유전병인 유전병 X 유전자의 빈도는 $q^2 = \frac{4}{100}$, $q = 0.2$이고 정상 유전자의 빈도는 $p = 1 - 0.2 = 0.8$이다. 이 집단에서 정상인 중 유전병 X의 유전자를 가진 사람의 비율은 $\frac{2 \times 0.8 \times 0.2}{1 - 0.04} = \frac{32}{96} = \frac{1}{3}$ 이다.

476 정답 ③

해설 3) 하디-바인베르크 법칙을 적용할 수 있는 멘델 집단에서는 개체 간에 생존력이 같다고 가정한다.

477 정답 ⑤

해설 회색몸 표현형의 유전자형은 Dd, 흰색 몸 표현형의 유전자형은 dd이다. 개체수의 빈도 중, 회색몸 개체수가 2Dd, 흰색몸 개체수가 dd를 만족시키는 것은 그룹 Ⅰ, Ⅳ이다. 이 두 그룹은 유전적 평형이 이루어지는 멘델 집단이다.
ㄴ) Ⅲ에서 대립유전자 d의 빈도는 0.6이다.

유형 103 ▶ 유전자풀의 변화 요인

478 정답 ①

해설 1) DNA 염기 서열에 변화가 생겨 부모에게 없던 새로운 형질이 나타나는 현상을 돌연변이라고 한다.

479 정답 ④

해설 돌연변이 발생, 자연선택, 개체 간 번식력 차이, 이주 등은 모두 유전자풀을 변화시키는 요인이 된다.

480 정답 ②

해설 원래 존재했던 핀치새의 유전자풀에서 중간 크기의 부리를 가진 핀치새는 도태되고 작거나 큰 부리를 가진 핀치새의 개체수가 늘었으므로 기존의 유전자풀에서 특정한 형질을 가진 개체가 생존한 그림이 답이다.

유형 104 ▶ 종분화

481 정답 ④

해설 X_1에서 ㉠이 형성되는 과정은 이소적 종분화이므로 ㉠이 X_3이다. ㉠에서 동소적 종분화가 일어나 ㉡이 형성되므로 ㉡이 X_2이다.
ㄷ) ㉠과 X_1은 서로 다른 종이므로 ㉠의 한 개체가 ⓐ로 이입된다고 해서 ⓐ의 유전자풀이 변화되지는 않는다.

482 정답 ⑤

해설 ㄱ) 동소적 종 분화는 동물에서가 아닌 식물에서 비정상적인 감수분열과 자가수분 등을 통해 급격하게 일어난다.

483 정답 ④

해설 ㄷ) ㄷ은 공통 조상종으로부터 G, C, C 3개의 염기가 결실되었다.

484 정답 ④

해설 4) 자연선택에 의해 특정 유전자를 가진 개체가 생존 경쟁에서 살아남아 더 많은 자손을 남기므로 시간이 지나면 집단에서 그 대립 유전자의 빈도가 증가한다.

485 정답 ②

해설 2) 질병, 산불, 자연재해 등에 의해 집단의 크기가 급격히 줄어들면서 유전자풀이 변하는 병목현상은 유전적 부동에 포함된다.

유형 105 ▶ 계통 분류와 계통수

486 정답 ②

해설 ㄱ. 광대버섯은 균류로 엽록체가 없으므로 특징A에 엽록체가 있다는 적절하지 않다.

ㄴ. 쇠뜨기는 양치식물, 소철은 겉씨식물, 은행나무는 속씨식물로 모두 관다발이 있으므로 B가 적절하다.

ㄷ. 소철은 겉씨식물로 씨방을 가지지 않으므로 C에 적절하지 않다.

유형 106 ▶ 생물의 분류

487 정답 ①

해설 ㉠은 '펩티도글리칸 성분을 포함한 세포벽이 없다'이고 ㉡은 '핵막이 없다'이고, A는 호열성 고세균, B는 남세균이다.

ㄴ) 호열성 고세균이 아니라 남세균이 엽록소를 가지고 있다.

ㄷ) B는 남세균이다.

488 정답 ①

해설 (가)는 원생생물계, (나)는 있음이다.

ㄴ) (나)는 '핵막이 있음'이 들어간다.

ㄷ) 균계는 (다)종속영양을 하며, 아메바류는 원생생물계에 해당된다.

489 정답 ①

해설 1) 동물계와 가장 유연관계가 가까울 생물은 균계이다.

490 정답 ④

해설 균계는 포자로 번식하며 균사로 이루어져 있고 엽록체가 없어 종속영양생활을 하는 생물들의 집합이다.

491 정답 ②

해설 ㉠은 고사리, ㉡은 효모, ㉢은 젖산균, ㉣은 장미이다.

ㄱ) 빛에너지를 이용하여 유기물을 합성하는 것은 효모가 아니라 장미이다.

ㄴ) 젖산균의 세포벽은 펩티도글리칸 성분으로 되어 있다.

492 정답 ⑤

해설 ㄱ) 메테인 생성균은 고세균계에 속하며 세포벽을 가진다.

ㄴ) 효모는 진핵생물역 균계에 속한다.

ㄷ) 메테인 생성균이 속한 고세균역은 대장균이 속한 진정세균역보다는 고사리가 속한 진핵생물역과 유연관계가 더 가깝다.

유형 107 ▶ 식물의 분류

493 정답 ①

해설 (가)비종자 관다발 식물, (나)겉씨식물, (다)쌍떡잎식물. A: 관다발이 없음. B: 종자의 유무, C: 씨방의 유무, D: 떡잎의 수.

ㄱ) (가)는 비종자 관다발 식물로 석송류와 양치식물을 포함하므로 양치식물인 고사리가 속한다.

ㄴ) (나)는 겉씨식물로 밑씨가 드러나 있으며 (다)는 쌍떡잎식물로 속씨식물에 속해 밑씨가 씨방에 싸여있다.

ㄷ) B에서 종자의 유무에 따라 나눌 수 있으며 (가)는 종자가 없고 (나), 외떡잎식물, (다)는 종자가 있다.

494 정답 ③

해설 계통수에서 A가 가장 먼저 분리되므로 선태식물인 솔이끼이고, B와 고사리의 유연관계가 가장 가까우므로 같은 양치식물인 쇠뜨기이다. C에는 씨방을 갖지 않는 겉씨식물인 소나무와 씨방을 갖는 속씨식물인 장미가 속하며 C의 공통점은 종자로 번식한다는 것이다.

495 정답 ⑤

해설 X는 양치식물, Y는 겉씨식물이다. 소나무는 겉씨식물에 속한다. 선태식물을 제외한 나머지 식물은 관다발을 갖는다.

496 정답 ②

해설 ㄱ) 광대버섯은 균류에 속하며 엽록체가 없다.

ㄷ) 겉씨식물인 소철과 은행나무는 씨방이 없어 밑씨가 노출되어 있다.

유형 108 ▶ 동물의 분류

497 정답 ④

해설 가재는 절지동물, 거북이는 척삭동물, 문어는 연체동물에 속한다.

ㄴ) 가재뿐 아니라 거북이와 문어도 모두 진체강이 형성된다.

498 정답 ④

해설 (가)극피동물, (나)선형동물, (다)절지동물, (라)환형동물, (마)연체동물. 체절이 있고 폐쇄혈관계를 가지며, 담륜자 유생 시기를 거치는 동물은 환형동물로 (라)에 해당된다.

499 정답 ③

해설 3) 동물 (다)는 거미이며 다리가 8개이므로 곤충강이 아니라 거미강에 속한다.

500 정답 ④

해설 4) (가)는 연체동물인 오징어, (나)는 환형동물인 지렁이, (다)는 절지동물인 거미, (라)는 극피동물인 불가사리이다.

편입생물 비밀병기
청킹 시리즈 유형별 문제집 시즌1

2025년 4월 10일 초판 발행

저 자 노용관
발 행 인 김은영
발 행 처 오스틴북스
주 소 경기도 고양시 일산동구 백석동 1351번지
전 화 070)4123-5716
팩 스 031)902-5716
등록번호 제396-2010-000009호
e-mail ssung7805@hanmail.net
홈페이지 www.austinbooks.co.kr

I S B N 979-11-93806-79-1 (13470)
정 가 20,000원

* 이 책은 저작권법에 따라 보호받는 저작물이므로 무단 전재와 무단 복제를 금합니다.
* 파본이나 잘못된 책은 교환해 드립니다.
※ 저자와의 협의에 따라 인지 첩부를 생략함.